ALIMENTOS PARA VIVIR SANO

Serie: MEDICINA, 84

Luis Roman, Daniel Antonio de

Alimentos para vivir sano / Daniel Antonio de Luis Román.
Valladolid : Universidad de Valladolid, 2024

371 p. ; 24 cm. – (Medicina ; 84)
ISBN : 978-84-1320-242-6

1. Alimentos naturales. 2. Enfermedades de la nutrición. 3.
Hábitos alimentarios. 4. Nutrición. I. Universidad de Valladolid, ed. II. Serie

612.39
613.2
978-84-1320-242-6

DANIEL ANTONIO DE LUIS ROMÁN

ALIMENTOS PARA VIVIR SANO

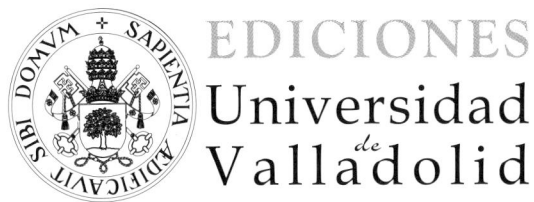

EDICIONES
Universidad de Valladolid

© DANIEL ANTONIO DE LUIS ROMÁN. Valladolid, 2024

© EDICIONES UNIVERSIDAD DE VALLADOLID

Preimpresión: Ediciones Universidad de Valladolid

ISBN-978-84-1320-242-6

Diseño de cubierta: Ediciones Universidad de Valladolid

Fotografia de cubierta: Manuela Román y Daniel de Luis

Colaboracion tablas de alimentos: Olatz Izaola Jauregui y David Primo Martin

Dep. Legal: VA 12-2024

Imprime: ANGELMA. Artes Gráicas. Valladolid.

INDICE

PRÓLOGO. Un prólogo que son dos preguntas. Juan Luis Arsuaga 13
LA DIETA EQUILIBRADA COMO FUENTE DE SALUD 17

VERDURAS 19
   1. Acelga: una verdura rica en fibra y potasio 20
   2. Algas: un nuevo invitado en la mesa 20
   3. Ajo: un alimento más de la dieta mediterránea 21
   4. Alcachofa: una fuente de prebióticos 22
   5. Apio: una hortaliza muy especial 23
   6. Batata: un complejo antioxidante 23
   7. Berenjena: herencia musulmana 23
   8. Berros: la ensalada de los riachuelos 24
   9. Berza: la verdura cargada de vitaminas 25
  10. Borraja: una verdura con sorpresa 26
  11. Brócoli: un vegetal singular 26
  12. Calabacín: verdura light 27
  13. Calabaza: con "ca" de carotenos 28
  14. Canonigo: yodo y vitaminas 28
  15. Cardo: una hortaliza amiga de nuestro intestino 29
  16. Cebolla: un bulbo de grandes propiedades 30
  17. Coles: una verdura con apellido ilustre 30
  18. Coliflor: fuente de vitamina C 31
  19. Endivia: un tesoro de vitaminas bajo tierra 32
  20. Escarola: una ensalada muy especial 33
  21. Esparrago: verdura con sorpresa 34
  22. Espinacas: más que una fuente de hierro 34
  23. Grelos: mucha vitamina A 35
  24. Guisante: realmente una leguminosa 36
  25. Judía verde: mezcla de verdura y legumbre 37
  26. Lechuga: un vegetal con historia 38
  27. Lombarda: vitamina C y antioxidantes 38
  28. Nabo: concentrado de fitonutrientes 39
  29. Patata: un regalo Americano 40

30. Pepino: muy bajo en calorías 41

31. Perejil: un amigo en la cocina 41

32. Pimiento: un concentrado de antioxidantes naturales 42

33. Puerro: un pariente muy especial del ajo y la cebolla 43

34. Rabano: vitamina C y compuestos azufrados 43

35. Remolacha: una raíz muy nutritiva 44

36. Repollo: vitamina C y fibra 44

37.   Setas: el secreto de nuestros bosques.. 45

38. Tomate: una despensa de vitaminas y minerales.................................... 46

39. Zanahoria: una dosis de carotenos para nuestros ojos 47

LEGUMBRES... 49

40. Altramuces: más que un aperitivo 49

41. Alubia: almacén de proteínas vegetales 50

42. Frijol: una leguminosa interesante.. 50

43. Garbanzo: legumbre muy nutritiva 51

44. Lenteja: legumbre mediterránea 52

45. Soja: una leguminosa diferente... 52

CARNES Y EMBUTIDOS 55

46. Avestruz: proteinas y hierro... 55

47. Caballo: una carne magra 56

48. Cabrito: una carne especial para nuestra dieta....................................... 56

49. Capón: fosforo y proteínas 57

50. Cecina: un embutido muy especial 58

51. Cerdo: una carne con mucho recorrido... 58

52. Chorizo: pimentón y carne de cerdo todo un manjar 59

53. Ciervo: muchos minerales y vitaminas 60

54. Cochinillo: un manjar nutricional 60

55. Codorniz: carne de caza muy saludable.. 61

56. Conejo: un alimento para pacientes con enfermedades cardiovasculares 62

57. Cordero: un alimento con variadas propiedades nutricionales...................... 62

58. Faisan: niacina y proteínas.. 63

59. Gallina: sabor intenso.. 64

60. Jabali: una carne magra 65

61. Jamón serrano: un alimento de primera 65

62. Lacón: un brazuelo nutritivo.. 66

63. Pato: una carne en alza 66

64. Pavo: una carne baja en colesterol y grasas... 67

65. Perdiz: proteínas y muchos minerales 68

66. Pollo: un alimento con una proteína de alto valor biológico económica............ 68

67. Salchichón: un embutido muy nuestro.. 69

68. Ternera: el filete de toda la vida... 70

PESCADOS, CRUSTACEOS Y MOLUSCOS 71
69. Abadejo: fuente de selenio y yodo.. 71
70. Almeja: fuente de yodo y hierro.. 72
71. Anchoa: un tesoro del mar lleno de omega 3. 72
72. Anguila: fuente de vitamina D 73
73. Arenque: omega 3 y vitamina D 74
74. Atun: una despensa de ácidos omega 3 cardiosaludables 74
75. Bacalao: el pescado de Castilla y León 75
76. Berberecho: hierro y yodo a partes iguales..................................... 76
77. Besugo: un pescado muy especial 76
78. Bigaro: mucho magnesio 77
79. Bogavante: el rey de los crustáceos 77
80. Boqueron: omega 3 y muchas vitaminas 78
81. Buey de mar: una sorpresa nutricional... 79
82. Caballa: despensa de vitaminas liposolubles y grasas saludables 79
83. Cabracho: el pescado magro 80
84. Calamar: fuente de vitamina B12 80
85. Cangrejo de mar: energía y proteínas.. 81
86. Cangrejo de rio: un crustáceo con muchas proteínas y pocas grasas 81
87. Caviar: el secreto del esturión 82
88. Cazón: rico en fósforo y vitaminas del grupo B 83
89. Chicharro: grasas saludables, minerales y vitaminas a partes iguales...... 83
90. Cigala: rica en selenio 84
91. Congrio: proteínas y vitamina D 84
92. Dorada: un pescado completo 85
93. Fletan: un pescado interesante 86
94. Gallo: un pescado muy completo 86
95. Gamba: proteínas y omega 3 87
96. Langosta: aporta zinc 87
97. Langostino: un alimento ligero 88
98. Lenguado: bajo en grasa 88
99. Lubina: un regalo en la mesa 89
100. Merluza: para incorporar en cualquier dieta 90
101. Mero: rico en vitamina B12 90
102. Mejillones: sorpresa nutricional de nuestros mares 91
103. Ostras: proteínas y zinc 92
104. Palometa: aporta vitamina B12 92
105. Percebes: todo un lujo culinario 93
106. Pescadilla: pescado de régimen 93
107. Pez Espada: vitaminas y minerales a partes iguales 94
108. Pulpo bajo en colesterol... 94
109. Rape: un pescado blanco muy nutritivo 95
110. Raya: Fosforo y Selenio 96
111. Rodaballo: pescado de fácil digestion... 96
112. Salmon: el pescado azul por excelencia... 97

113. Sardina: fuente de ácidos grasos omega 3 98
114. Sepia: el calamar light 98
115. Trucha: tesoro azul de nuestros ríos 99
116. Vieira: sabor a mar 100

FRUTAS 101
117. Aguacate: una fruta con historia 101
118. Albaricoque: pocas calorias, muchas vitaminas y minerales 102
119. Arándano: un antibiótico natural 102
120. Caqui: fibra soluble y vitaminas 103
121. Cereza: una fruta con sorpresa 104
122. Chirimoya: la fruta de los Andes 104
123. Ciruela: reguladora de nuestro intestino 105
124. Coco: Minerales y grasa 106
125. Datil: una despensa de energía 106
126. Endrina: una baya con mucha fibra y vitamina C 107
127. Frambuesa: antioxidante de nuestros bosques 107
128. Fresas: explosión de sabor en la boca 108
129. Granada: un concentrado de polifenoles 108
130. Guayaba: pura vitamina C 109
131. Higo: un fruto diferente 110
132. Kiwi: una fruta joven pero ilustre 110
133. Lima: vitamina C y acido citrico a partes iguales 111
134. Mandarina: un regalo de la China 112
135. Mango: un concentrado de antioxidantes 113
136. Manzana: la fruta más antigua 113
137. Melocotón: una fuente de potasio y caroteno 114
138. Melón: bajo en calorías 115
139. Membrillo: alto poder astringente 115
140. Mora: regalo de nuestros campos 116
141. Naranja y limón: más que un premio 117
142. Nectarina un primo del melocotón 118
143. Nispero: fruta astringente con alto contenido en fibra 118
144. Papaya: un aliado de nuestros ojos 119
145. Pera: una fruta especial 119
146. Pétalos: además de decorativos aportan micronutrientes 120
147. Piña: una fruta digestiva 121
148. Plátano: muy energético 121
149. Pomelo: fibra, vitamina C y sabor 122
150. Sandía: aporta licopeno y citrulina 123
151. Tamarindo: un fruto exótico 123
152. Uva: llena de resveratrol 124

FRUTOS SECOS 125
153. Almendra: fibra y grasas insaturadas a partes iguales 125

154. Anacardo: cardiosaludable hasta en el nombre 126

155. Avellana: fruto seco polivalente 126

156. Cacahuete o mani: fruto seco con sorpresa 127

157. Castaña: poca grasa y mucha fibra 128

158. Nuez: amiga de nuestro corazón 129

159. Nuez de Macadamia: aporta grasas monoinsaturadas y antioxidantes 130

160. Nuez Moscada: la nuez de la discordia 130

161. Pasas: energía 131

162. Piñón: el fruto seco castellano 131

163. Pistacho: un fruto seco que hechiza 132

164. Sesamo: antioxidante natural... 133

LÁCTEOS 135

165. Cuajada: un falso probiótico 135

166. Flan: concentrado de proteínas y calcio 136

167. Kefir: un probiótico con doble fermentación 136

168. Leche: un alimento muy completo 137

169. Nata: energía y vitamina D.. 137

170. Natilla: un postre especial 138

171. Queso: derivado lácteo con grandes propiedades 139

172. Requeson: concentrado de suero lácteo 139

173. Yogur: el mejor probiótico 140

BEBIDAS 141

174. Agua: indispensable para la vida 141

175. Café: más que un aroma 142

176. Cerveza: bebida fermentada saludable 142

177. Infusiones: un amplio abanico.. 143

178. Sidra: un zumo de manzana fermentado 144

179. Vino: "in vino veritas".. 144

OTROS ALIMENTOS 147

180. Aceite de Girasol: el zumo de las pipas 147

181. Aceite de oliva: oro líquido en nuestra dieta.. 148

182. Aceituna: grasas monoinsaturada y fibra 148

183. Arroz: un alimento de oriente 149

184. Azafran: mas que un colorante 150

185. Canela: un condimento muy especial 151

186. Chía: el cereal de moda.. 152

187. Chocolate: un regalo de los dioses 152

188. Galleta: cada vez más saludable 153

189. Helado: un regalo en la dieta 154

190. Huevo: un alimento de referencia 155

191. Jengibre: un tubérculo muy especial 155

192. Maíz: un cereal que llego de América para quedarse 156

193. Miel: el tesoro de las colmenas 157

194. Mostaza: minerales y vitaminas 158

195. Pan: el cereal hecho arte 159

196. Pimenton: oro rojo 159

197. Pimienta: oro negro 160

198. Sal: al hablar como al guisar su granito de sal 160

199. Tomillo: sabor 161

200. Vinagre: Aroma en nuestra dieta 162

ANEXOS TABLAS DE COMPOSICIÓN NUTRICIONAL DE ALIMENTOS 163

EJEMPLO DE DIETA EQUILIBRADA CON SUS ALIMENTOS 365

Un prólogo que son dos preguntas

Juan Luis Arsuaga

He preferido escribir este prólogo antes de leer el libro de Daniel de Luis Román. He leído ya otros libros del mismo autor, pero supongo que el nuevo será distinto. Y diré a lo largo de estas breves líneas por qué he preferido escribir el prólogo que me ha pedido Daniel antes de leer su libro. No ha sido por falta de interés. Se trata de un experimento.

He tenido también ocasión de entrevistar a Daniel para mi programa de Radio Nacional de España "El placer de admirar". Se llama así el programa porque procuro llevar a personas sabias como Daniel que nos iluminan con su conocimiento y que por ello merecen nuestra admiración. En nuestro país la admiración no es el sentimiento más en forma, si es que uno puede entrenar los sentimientos. Como mucho declaramos los españoles sentir una envidia sana por alguien. Pero la envidia no puede ser nunca sana. O es envidia o es admiración, como la que yo le profeso a Daniel.

Hace mucho tiempo, cuando el mundo era joven (en 2002), yo mismo escribí un libro titulado *Los Aborígenes* sobre la alimentación en la evolución humana, que ganó un premio de literatura gastronómica, el Sent Soví. Este premio lleva el nombre del primer recetario medieval de la cocina española, escrito en catalán por un autor anónimo. Pero no pretendía hablar de mí, solo quería decir que mis preocupaciones por la dieta son anteriores a la proliferación reciente de libros sobre la llamada dieta paleolítica.

Entonces, cuando yo escribía *Los Aborígenes*, y ahora, que la dieta ancestral está de moda, se me planteaban dos grandes preguntas en torno a la alimentación humana: desde cuándo consumimos de manera regular alimentos procesados por medio del fuego, y de dónde sacaban nuestros antepasados los hidratos de carbono que figuran en la base de todas las pirámides alimentarias que recomiendan los nutricionistas.

Aunque en realidad, en la base ya no están los hidratos de carbono, sino los hábitos saludables. O dicho de otra manera, el alimento más sano es aquel que cuesta más esfuerzo conseguir. Y en esa clasificación de calorías/esfuerzo todos los alimentos que se venden en bandejas en los supermercados ocupan los últimos puestos solo por el hecho de venderse en bandejas en los supermercados y no tener que ir a por ellos.

Como no nos vamos a poner los que vivimos en las grandes ciudades a buscar el alimento diario en el campo podemos sustituir los trabajos de la caza y de la recolección por el deporte. Ya que comemos todos los días estaría bien que también hiciéramos ejercicio en serio todos los días.

Hay una rama moderna de la medicina que se basa en la teoría de la evolución y que se llama por eso medicina darwinista o medicina evolucionista. Se basa en el principio de que muchas enfermedades son el resultado de un desajuste entre nuestras adaptaciones biológicas, nuestros genes, y nuestro estilo de vida moderno. Se producen así conflictos entre nuestra naturaleza y nuestros hábitos que pueden derivar en patologías. La lista es interminable y va desde el tabaquismo hasta las caries. Y no me quiero olvidar de las luces frías (¡luz día!) del alumbrado nocturno de nuestras ciudades y pueblos, que además de deslumbrarnos e impedirnos mirar las estrellas alteran groseramente los ciclos de sueño y vigilia. Añoro aquellas luces cálidas de las farolas de gas o de las bombillas de filamento que tanto encanto daban a las ciudades con sus tonos amarillos y anaranjados. ¡Y sería tan fácil recuperar la magia nocturna simplemente bajando la temperatura del color de la luz!

Detectar y eliminar en lo posible esos conflictos entre genes y costumbres es una excelente estrategia que merece que le dediquemos nuestros esfuerzos.

Desde el neolítico, cuando se inventó la agricultura y la ganadería, la humanidad se nutre básicamente de un único tipo de cereal, que varía según la región del planeta: trigo, centeno, avena, mijo, arroz, maíz. Esos cereales, unidos a los geófitos (tubérculos y demás), las legumbres y las frutas han dado de comer a miles de millones de personas desde hace 10.000 años. Una alimentación basada en la fécula, los hidratos de carbono vegetales. A la que se añade la grasa de nuestros animales domésticos, engordados hasta la obesidad.

Volvamos ahora a la medicina darwinista. ¿Consumían nuestros antepasados del paleolítico tanta fécula y tanta grasa? ¿Estaban su cuerpo y sus genes adaptados a ese tipo de calorías? Para reducir el ámbito geográfico de la pregunta ciñámonos a nuestros antepasados de la península Ibérica.

Los prehistoriadores intentamos averiguar cuál era la dieta de aquellas gentes estudiando los huesos de los yacimientos, pero la pregunta tiene una respuesta mucho más fácil. Comían lo que hay, lo que dan nuestros ecosistemas. No podían comer, ciertamente, lo que no se produce aquí de forma espontánea. Y resulta que sin tener que remontarnos hasta el paleolítico tenemos amplia información acerca de las plantas comestibles en España, las plantas silvestres que recogían y se llevaban a la mesa nuestros abuelos para matar el hambre. Había mucha hambre que matar en el campo y las ciudades españolas.

Como nuestros ecosistemas son estacionales, los frutos también lo son. Están disponibles sobre todo a finales de verano y en el otoño, pero no son muy ricos en almidón, con la excepción de las bellotas de la encina. Puede que se atiborraran entonces a bellotas los que vivieran donde hay encinas, pero solo podrían saciar el hambre una parte del año. ¿Cómo sobrevivirían al largo invierno?

La verdad es que si unimos la información que nos llega de la etnobotánica con la de los yacimientos prehistóricos llegaremos a la conclusión de que en el paleolítico la alimentación tenía que ser por fuerza básicamente carnívora, y no basada en los carbohidratos.

Y no es que vivieran solo hasta los 30 años, como se suele decir confundiendo la longevidad con la esperanza de vida calculada al nacimiento. Por el contrario, la edad de muerte más común de los que llegaban a la edad adulta (lo que se llama en estadística *la moda*) se acercaba a los 70 años. De hecho, tanto la esperanza de vida al nacimiento como la edad más frecuente de muerte de los adultos no habían cambiado en España desde el paleolítico hasta finales del siglo XIX, cuando llegó la revolución industrial a cambiar el panorama demográfico del país.

Esa idea tan extendida de que en la Prehistoria a los cuarenta años eran viejos carece de todo fundamento. ¿Por qué habrían de serlo si llevaban una vida activa y saludable? Estaban en plena forma, como cualquier animal en su etapa reproductiva. Somos nosotros, los urbanitas, los que llegamos a los cuarenta años en estado de ruina física.

El fuego, por otro lado, parece ser necesario para que un ser humano pueda asimilar el alimento. El crudivorismo no ha obtenido respaldo experimental (sino todo lo contrario), y mucho menos si se trata de comer carne cruda. Sin embargo, el uso sistemático del fuego es relativamente reciente en el registro arqueológico y no pasa del cuarto de millón de años. ¿Comían antes del cuarto de millón de años la carne cruda como si fueran leones (pero sin el aparato digestivo de los carnívoros)? No parece posible. ¿Dónde entonces se han metido los hogares que no aparecen en los yacimientos hasta la llegada de los neandertales y del *Homo sapiens*? ¿Es que el *Homo erectus* y el *Homo antecessor* comían la carne cruda?

Ahora voy a leer el libro. No sé si responderá a estas preguntas, pero sí sé que tendremos mucho que hablar tú y yo después de que lo lea, querido Daniel-.

Prof Juan Luis Arsuaga
Catedrático de Paleontología
Director Científico Museo Evolución Humana
Director del Yacimiento Sierra de Atapuerca

LA DIETA EQUILIBRADA COMO FUENTE DE SALUD

Desde la Antigüedad el interés de la medicina ha estado encaminado hacia la supresión de las enfermedades y en especial aquellas relacionadas con el estado nutricional, en tiempos anteriores con los problemas relacionados con la desnutrición y en los tiempos modernos con la obesidad. En la actualidad se han identificado numerosos nutrientes y sustancias presentes en los alimentos que funcionan como factores protectores y promotores de la salud, así como otros que están implicados en diferentes enfermedades que tienen un claro tratamiento nutricional.

Hoy en día se habla de la **"dieta equilibrada"** cuando esta cubre todas las necesidades individuales de los distintos nutrientes (requerimientos nutricionales): hidratos de carbono, proteínas, lípidos (grasas), minerales, vitaminas y agua, al mismo tiempo que nos administra la energía que precisamos. En definitiva, es aquella dieta que contiene todos los alimentos necesarios para conseguir un estado nutricional óptimo.

La presencia de todos los grupos de alimentos de una manera razonable permite tener una dieta saludable que nos protegerá de determinadas patologías y mejorará nuestro bienestar. Tenemos que huir de dietas que plantean modificaciones inadecuadas de nuestra alimentación y que pueden presentar graves perjuicios, como por ejemplo las denominadas genéricamente "dietas milagro".

Las **dietas milagro** son un grupo de diferentes dietas que son utilizadas por los pacientes obesos y en ocasiones por personas con otros problemas de salud, las cuales se fundamentan en una hipotética pérdida de peso con poco esfuerzo y se caracterizan por una redistribución no saludable de macronutrientes y micronutrientes. Estas dietas pueden producir importantes problemas para la salud debido a restricciones de la energía muy severas, déficit de proteínas con pérdida de masa muscular o exceso de proteínas con sobrecarga del riñón y del hígado. Incluso algunas contienen un exceso del contenido de grasas, produciendo un aumento del riesgo cardiovascular, con elevación de los niveles de colesterol y triglicéridos, y también empeoramiento del metabolismo de la glucosa (diabetes mellitus).

Dentro del innumerable listado que nos podemos encontrar de dietas milagro, las podríamos agrupar en 4 grandes familias: dietas ricas en proteínas (dieta del astronauta, dieta Mayo, etc.) con considerables efectos negativos sobre el riñón y la mineralización ósea, dietas ricas en hidratos de carbono (dieta del plan F) con una considerable sobrecarga del páncreas y de la producción de insulina, dietas ricas en grasa con efectos nocivos sobre el perfil lipídico y por ello sobre el riesgo cardiovascular, y dietas disociadas peligrosas en determinadas épocas de la vida y presencia de patologías asociadas.

Ante cualquier situación que recomiende un control de nuestro peso, lo ideal es consultar con su médico para individualizar el tratamiento dietético con ayuda de otros profesionales de la salud. Este tipo de dietas milagro, con objetivos a corto plazo no ayudan a educar nuestros hábitos nutricionales y por tanto no tienen efecto a largo plazo. Por otra parte, estas "dietas milagro" favorecen una recuperación muy rápida del peso perdido (efecto "rebote" o "yo-yo"), lo que se ha demostrado que empeora el riesgo cardiovascular.

En este manual vamos a comentar las propiedades nutricionales y saludables de 200 alimentos, huyendo del concepto de superalimento, porque todos los alimentos son importantes para nuestra vida y para mantener una dieta equilibrada y saludable, siempre que los consumamos en una cantidad razonable y huyendo de los excesos. En este manual revisaremos alimentos de los diferentes grupos, como son; verduras, legumbres, carnes, pescados, frutas, frutos secos, lácteos y bebidas, con el ánimo de exponer los aspectos saludables que todos ellos pueden aportar en nuestra dieta. Como decía el sabio Hipócrates "Sea el alimento tu medicina, y la medicina tu alimento".

VERDURAS

1. ACELGA: UNA VERDURA RICA EN FIBRA Y POTASIO

La **acelga** es un pariente de las espinacas y remolacha. Las variedades de acelga más conocidas son las de color verde amarillento claro y penca de color blanco, siendo esta última la más comercializada. También consumimos la acelga verde con penca blanca (Bressane), con hojas muy onduladas, de color verde oscuro y pencas muy blancas y anchas.

Todas estas variedades de acelgas se caracterizan nutricionalmente por un aporte calórico muy bajo (menos de 30 calorías por 100 gramos). Esto se debe a las bajas cantidades que aportan de hidratos de carbono (menos de 5 gramos), proteínas (menos de 4 gramos) y grasas (menos de 0,4 gramos). Fundamentalmente están compuestas por agua (90%) y fibra, alcanzando cantidades de casi 6 gramos por 100.

En cuanto a su aporte de micronutrientes, es una de las verduras con más contenido en folatos (140 ug por 100), con cantidades muy importantes de beta-caroteno y también de vitamina C (20 mg por 100). Las hojas verdes más externas son las que más vitaminas aportan y debemos recordar que los folatos son muy importantes para la mujer embarazada, al permitir un correcto desarrollo de las estructuras neurológicas del feto y prevenir la espina bífida. El mineral más abundante en la acelga es el potasio (550 mg por 100), presentando también cantidades apreciables de magnesio, yodo, hierro y calcio. El potasio es un mineral utilizado por nuestro organismo para la transmisión de las señales nerviosas entre las neuronas y para mantener la actividad muscular normal.

A pesar del contenido en hierro y calcio, estos minerales se absorben mejor cuando están presentes en alimentos de origen animal.

En resumen, por su **bajo aporte calórico y abundante fibra**, la acelga es un buen alimento para las dietas de los **pacientes que tienen que perder peso**. Además, la presencia de potasio y calcio la convierten en una verdura interesante para **los pacientes con la tensión arterial elevada**. Su contenido en folatos hace que esté indicado su **consumo antes y durante la gestación**.

2. ALGAS: UN NUEVO INVITADO EN LA MESA

Las **algas** se han introducido en nuestra dieta fundamentalmente a través de la cocina asiática, no obstante, estamos ante el vegetal probablemente más antiguo del planeta, ya que aparecieron sobre la Tierra hace 3 mil millones de años. Se pueden clasificar a partir de su color; (verde, azul, rojizas o pardo) dependiendo a que profundidad crezcan y se encuentren sumergidas. Esto va a determinar la cantidad de clorofila y otros pigmentos fotosintéticos que darán forma a su composición.

En nuestros mercados suelen aparecer como desecadas, por ejemplo, wakame, kombu, kelp, espagueti de mar, etc. Desde un punto de vista nutricional las algas son alimentos bajos en calorías (por ejemplo 100 gramos, oscila de 40 a 70 calorías por 100 g de producto desecado), presentan una alta concentración de proteínas, fibra dietética, minerales y vitaminas. El contenido en proteínas por producto seco se sitúa entorno a los 10 gramos, la mitad que aporta la mayor parte de carnes y pescados. Tienen muy bajo contenido en grasas, alrededor de un 1,5%, pero además estas grasas son esenciales (omega 3), destacando el ácido eicosapentaenoico y docosahexahenoico. La fibra es uno de sus nutrientes más abundantes, pudiendo representar mas del 30% de su peso.

Dentro de las vitaminas las más abundantes son la vitamina A, B1, B12, C, D y E, riboflavina, niacina, ácido pantoténico y ácido fólico. Los minerales son también abundantes, pudiendo también sobrepasar el 30% de su peso, incluyen el sodio, calcio, potasio, cloro, sulfuro y fósforo. Y en cuanto a los oligoelementos elementos destacan el yodo, hierro, zinc cobre, selenio, molibdeno, flúor, manganeso, boro, níquel y cobalto. Sin duda el más destacado es el yodo, sobrepasando con 1 gramo de alga seca las necesidades diarias de 150 microgramos de yodo que necesita nuestro organismo para mantener una adecuada función tiroidea.

En resumen, las algas son unos alimentos **con bajo aporte en calorías, presentan un alto contenido en proteínas, fibra dietética y yodo**.

3. AJO: UN ALIMENTO MAS EN LA DIETA MEDITERRANEA

El **ajo** es uno de los ingredientes característicos de la dieta mediterránea. El ajo (*Allium sativum*) es una hortaliza que pertenece a la misma familia que las cebollas y puerros, las liliáceas. En realidad, el ajo es una agrupación de pequeños bulbillos que denominamos dientes de ajo. A pesar de su protagonismo en la dieta mediterránea, el ajo no se caracteriza por presentar un gran valor nutricional, entendido este como aporte de energía o de macronutrientes.

Su contenido calórico es de 116 calorías por cada 100 gramos, contiene alrededor de un 23% de hidratos de carbono, 5% de proteínas y apenas grasas (menos de un 1%). Dentro de los micronutrientes destacan el zinc, el fósforo, el calcio y el hierro, así como algunas vitaminas, por ejemplo, la vitamina C.

El ajo es un alimento con un gran potencial antioxidante, gracias a la presencia de componentes ricos en azufre, como la aliína. Esta sustancia, en contacto con el oxígeno del aire, se convierte en alicina, responsable del característico olor del ajo. A su vez la alicina se transforma en otros compuestos azufrados con importantes propiedades saludables, sobre todo antibióticas, antivíricas antiinflamatorias, además de mejorar el riesgo cardiovascular, disminuyendo la tensión arterial y el nivel de colesterol malo (LDL-colesterol).

Teniendo en cuenta su potente sabor y estas acciones beneficiosas sobre los factores de riesgo cardiovascular, el ajo en polvo es un interesante aromatizante en diferentes platos para los pacientes con la tensión arterial alta, y a los cuales se les ha indicado que deben restringir la sal.

Por tanto, la presencia de ajo en nuestra dieta es característica del patrón de **dieta mediterránea** y debe tenerse en cuenta por sus beneficios cardiovasculares, al **disminuir el nivel del colesterol malo y las cifras de tensión arterial.**

4. ALCACHOFA: UNA FUENTE DE PREBIÓTICOS

La **alcachofa** es una planta que pertenece al género *Cynara*. La parte comestible es una inflorescencia en forma de rosetón, constituida por brácteas verdes que parecen escamas unidas al tallo. Las hojas interiores son tiernas y muy sabrosas, formando el "corazón" de la alcachofa. Existen múltiples variedades de alcachofas: "Morada Mallorquina", "Monquelina", "Violeta de Provenza", "Violeta de Palermo", "Romana Grande" y "Laon". Estas diferentes variedades tienen diferentes tamaños, pero en general el tamaño oscila entre los 8-12 centímetros de diámetro y también su peso es variable, entre los 50-100 gramos.

Como buen vegetal, está formada en su mayoría por agua (80-90%), siendo el nutriente más abundante los carbohidratos, junto a la inulina y fibra. Con respecto a las proteínas, presentan cantidades medias en comparación con otras verduras, con un aporte de grasas prácticamente nulo. El tipo de fibra que aportan las alcachofas favorece el tránsito intestinal, constituyendo lo que se denomina en la actualidad un prebiótico (el alimento de los probióticos o bacterias de nuestro colon, es decir tipos de fibras especiales que sirven de nutrientes a la flora intestinal). Destacando como principal prebiótico, la inulina que es un polisacárido que sustituye al habitual almacén de energía de las verduras que es el almidón (reserva de moléculas de glucosa en los vegetales), no obstante, la alcachofa a través de la inulina también tiene función de reserva.

Entre las vitaminas destaca la presencia de B1, E y B3. La vitamina B1 interviene en el aprovechamiento de los principios inmediatos nutricionales y en el equilibrio del sistema nervioso. El mineral más abundante es el potasio, si bien se puede considerar a la alcachofa como una de las hortalizas de mayor contenido en magnesio, fósforo y calcio.

En la composición de la alcachofa existen también una serie de sustancias en cantidades no muy elevadas, pero con importantes efectos biológicos. Por ejemplo, la cinarina y la cinaropicrina, compuestos aromáticos responsables del sabor amargo de la alcachofa. La *cinarina* presenta un efecto colerético (facilita la eliminación de sales biliares de la vesícula) y diurético (facilita la eliminación de líquidos a través del riñón). En la actualidad se está evaluando la cinaropicrina con su efecto en enfermedades tumorales. El ácido clorogénico es otro compuesto fenólico con actividad antioxidante, protegiendo del envejecimiento a las células de nuestro organismo.

En resumen, la alcachofa es un vegetal **rico en prebióticos, minerales,** así como nutrientes con **acciones antioxidantes, antienvejecimiento celular y antitumorales.**

5. APIO: UNA HORTALIZA MUY ESPECIAL

El **apio** pertenece a la familia de las umbelíferas, vulgarmente conocidas como apiáceas. Los vegetales de esta familia son plantas de las estaciones frías y se caracterizan por su elevado contenido en sustancias aromáticas.

El apio, que era ya muy utilizada en la Antigüedad por egipcios y romanos, se consideraba inicialmente una simple planta aromática, sin aprovechamiento culinario, hasta que Hipócrates dio a conocer sus propiedades diuréticas.

En la actualidad se distinguen hasta 15 variedades botánicas de esta planta, siendo el *Apium graveolens* (variedad dulce) el miembro más importante.

El apio no es una fuente importante de energía, aportando tan solo 12 calorías por 100 gramos, con un aporte de hidratos de carbono inferior a los 2 gramos, y prácticamente nulo de grasas y proteínas. Su componente fundamentalmente es el agua, con más de un 95%. Sí que es muy importante el aporte de fibra, situándose en torno a 1,8 gramos por 100.

Con respecto a las vitaminas, su principal característica es la presencia de una gran variedad de ellas: vitamina A, vitamina E, folatos, vitamina C, y todas las vitaminas del grupo B. No obstante, las cantidades de todas ellas son menores que en el resto de hortalizas.

El aporte de minerales también es modesto, siendo el más abundante el potasio, superior a los 300 mg por 100. Sin embargo, el verdadero interés nutricional del apio está en su aceite esencial, que contiene, entre otros compuestos, apiol, limoneno, psoralenos o apiina (este último es el responsable del olor característico de este vegetal y de las propiedades antioxidantes y de protección celular que presenta).

Por tanto, el apio es una hortaliza con **muy bajo aporte calórico**, y con la presencia de unos compuestos volátiles que le proporcionan su olor característico y **su acción antioxidante**.

6. BATATA: UN COMPLEJO ANTIOXIDANTE

La **batata** pertenece a la familia de las *convolvulaceas*. Es el tubérculo que se obtiene de la planta del mismo nombre y que se consume como una hortaliza. Existen casi 400 variedades de batata que se diferencian por el color de su piel y por la textura de su carne. Las variedades más destacadas son: la batata acuática (*Ipomoea aquatica*), y el boniato, con una carne anaranjada.

La batata es un alimento muy energético por su riqueza en hidratos de carbono, alrededor de 20 gramos por 100. Presentan sabor dulce debido al elevado contenido en azucares que, normalmente, resulta mayor cuanto más cerca del ecuador se encuentre la zona de cultivo, y que oscila entre 4 y 6 gramos. El aporte de grasas y proteínas es testimonial. La fibra se sitúa entorno a los 2,5 gramos.

Como minerales importantes, cabe destacar el potasio el cual contribuye al funcionamiento correcto del sistema nervioso y de los músculos, alcanzando los 320 mg. En cuanto al contenido en vitaminas cabe destacar el aporte de vitamina A, en especial en las batatas cuya carne es de color amarillo a naranja intenso. También destaca su alto contenido en beta carotenos, siendo por tanto un alimento que favorece la visión y el correcto mantenimiento de nuestros epitelios. Por ejemplo, una batata de pulpa anaranjada con un peso medio de 150 g casi el 100% de las ingestas recomendadas de vitamina A. La batata también es fuente de vitamina C, cubriendo una ración casi el 50% de las necesidades diarias. En cantidades inferiores también aportan vitamina E, B6 y folatos.

La batata, es por tanto un **tubérculo con un alto contenido de vitaminas antioxidantes**.

7. BERENJENA: HERENCIA MUSULMANA

La **berenjena** (*Solanum melongena*) es una planta del género *solanum*, que proviene del Sudeste Asiático. En Europa se introdujo a través de la España musulmana, desde donde se extendió por los países de la ribera mediterránea. De esta hortaliza podemos encontrar diversas variedades como por ejemplo: la berenjena globosa, la cual presenta una forma esférica, su piel es de color morado oscuro y brillante y su pulpa es verde. La berenjena jaspeada, la cual presenta frutos redondos ovalados, de piel bicolor (blanca jaspeada de morado o verde) y cuya pulpa es prácticamente blanca. La berenjena alargada, cuya piel presenta un tono morado oscuro, brillante y cuya pulpa es verde y, por último, la variedad esférica, la cual guarda una forma redonda, de color morado oscuro, brillante y uniforme y tiene una pulpa verde.

Como todas las hortalizas, su contenido fundamental es el agua (93%), con un aporte bajo de hidratos de carbono (menos de 5 gramos por 100 gramos) y mucho menor de proteínas (1,2 gramos) y grasas (0,2 gramos), aportando por tanto solo 24 calorías por cada 100 gramos de berenjenas que comemos. Por todo ello es ideal para formar parte de los primeros platos en dietas para personas con obesidad que precisen perder peso. Con respecto al aporte de minerales, el más abundante es el potasio (214 mg), seguido del fósforo, el calcio y el magnesio. Con respecto a las vitaminas solo podemos destacar su moderado aporte de carotenos (18 ug por 100 gramos) y de ácido fólico (18 ug por 100 gramos).

Finalmente, dentro de sus componentes es necesario recordar que presenta aminas, como la serotonina y la tiramina, que pueden provocar reacciones alérgicas en algunas personas.

En resumen, la berenjena es una verdura **con pocas calorías y un aporte interesante de potasio y antioxidantes.**

8. BERROS: LA ENSALADA DE LOS RIACHUELOS

Los **berros** son una verdura que crece de forma silvestre en aguas estancadas, en manantiales, arroyos y en las orillas de los ríos. Esta hortaliza, típica de nuestros pueblos, tiene un sabor ligeramente picante, pero con un punto de dulzura. Sus hojas están compuestas de cinco o siete hojitas redondeadas, muy parecidas a las de la rúcula.

El aporte calórico de esta verdura es mínimo (22,6 calorías por 100 gramos), ya que el aporte de agua puede alcanzar hasta el 93% de su composición. Apenas aporta hidratos de carbono (0,4 gramos) y grasas (1 gramo) y las proteínas también son escasas (3 gramos) y de bajo valor biológico. Con respecto al aporte de minerales, destaca el potasio y el calcio con 170 mg por 100 gramos (similar a un lácteo), aunque debemos recordar que el calcio de los vegetales presenta una baja tasa de absorción en nuestro intestino. Sin embargo, si por algo son importantes los berros, es por su contenido en antioxidantes, como la vitamina C (62 mg), el beta-caroteno o pro-vitamina A (420 ug) y la vitamina E (1,5 mg). Su contenido es tan importante que un puñado pequeño de berros (20-30 gramos) nos proporciona el 20% de las necesidades diarias de vitamina C para un adulto. Estas verduras también son una fuente de ácido fólico (214 ug por 100 gramos), propiedad común a todas las verduras de hoja verde. El berro es un alimento rico también en vitamina K, (100 gramos de esta verdura contienen más de 500 ug), lo que significa que con un puñado de 20-30 gramos alcanzamos el 100% de los requerimientos de vitamina K de un adulto.

En resumen, estamos ante una verdura sabrosa, **baja en calorías y rica en antioxidantes y vitamina K**.

9. BERZA: UNA VERDURA CARGADA DE VITAMINAS

La **berza** es una de las múltiples verduras que se engloban en las crucíferas, junto con la col y el brócoli, por ejemplo. Esta verdura es nativa del área mediterránea y podemos encontrar su consumo en relatos históricos de los griegos y romanos, que a su vez heredaron esta verdura de los celtas.

Esta verdura aporta muy pocas calorías (menos de 100 calorías por 100 gramos) en relación con su elevado contenido en agua (90%), lo que la convierte en un alimento con baja densidad energética. Con respecto a los macronutrientes, aporta menos de 5 gramos de hidratos de carbono. El aporte de grasa es testimonial, de 0,3 gramos por 100 (sin colesterol), y el aporte de proteínas apenas alcanza los 4 gramos por 100. La fibra representa uno de sus nutrientes más importantes, alcanzado casi los 4 gramos por 100, ayudando a regular el ritmo intestinal.

Una de las características nutricionales más interesante y a la vez más sorprendente de la berza es su elevado contenido en diferentes vitaminas. Es muy importante la vitamina K (100 gramos de berza aportarían el 100% de nuestros requerimientos diarios de un adulto) y la vitamina A (100 gramos aportarían un tercio de las recomendaciones diarias). Estas vitaminas son importantes: la vitamina K para mantener una correcta coagulación y unos huesos fuertes y la vitamina A es necesaria para mantener una correcta visión y funcionalidad de las mucosas.

Otra sorpresa es su elevado contenido en vitamina C (65 mg por 100), siendo superior al presente en alimentos que todos reconocemos como ricos en este antioxidante natural, como las fresas o las frambuesas. La berza también aporta cantidades importantes de folato, vitamina B6 y riboflavina. Dentro de los minerales, destacan por orden de importancia el manganeso, el magnesio y el hierro.

En trabajos de investigación se ha relacionado el consumo regular de berza con disminuciones del colesterol en sangre y con propiedades antitumorales. Con respecto a esta segunda propiedad, es secundaria a la presencia de cuatro glucosinolatos poco comunes que encontramos en la berza (glucorafanina, sinigrina, gluconasturtiina, y glucotropaeolina), los cuales se pueden transformar en un isotiocianate que le confiere propiedades antiinflamatorias y antitumorales.

En resumen, estamos ante **una verdura rica en fibra** y antioxidantes naturales, como la **vitamina C** y una **cantidad notable de vitamina K.** Además presenta nutrientes **antitumorales y antinflamatorias.**

10. BORRAJA: UNA VERDURA CON SORPRESA

El termino **borraja** procede del árabe bu-araq, "sudorífico", por la propiedad de esta planta de producir sudor. La borraja es un vegetal muy resistente, cubierta de pelos coriáceos blanquecinos, hojas frágiles, suele llegar a medir unos 50 cm. El olor y sabor es igual al pepino y en la gastronomía de Francia e Italia se consume habitualmente.

Desde el punto de vista nutricional, casi el 95% de su composición es agua, con un aporte de calorías muy bajo 25 calorías por 100 gramos a expensas del aporte de hidratos de carbono 3,1 gramos, de proteínas 1,8 gramos y de grasas 0,7 gramos. La mayor parte del aporte de estas grasas son monoinsaturadas y polinsaturadas, con un contenido nulo de colesterol. Esta presencia de poca cantidad de grasa y nula de colesterol, junto al aporte de ácido gama linoleico (polinsaturado) produce una importante disminución de los niveles de colesterol sanguíneos, disminuyendo nuestro riesgo cardiovascular. La cantidad de fibra que aporta esta en torno a 1 gramos por 100. Además, aporta nutrientes astringentes, como son los taninos

El aporte de minerales se basa fundamentalmente en el potasio, calcio magnesio y fosforo. El aporte de vitaminas es mayoritario en forma de carotenos, importantes para nuestras mucosas y piel y también de vitamina C sobre todo en las hojas, que se comporta como un antioxidante natural.

Por tanto, es un alimento **con muy bajo aporte calórico**, con unas grasas cardiosaludables, **muy rico en carotenos y vitamina C**.

11. BRÓCOLI: UN VEGETAL SINGULAR

El **brócoli** o brécol es una verdura de la familia de las brasicáceas anteriormente llamadas crucíferas. Dentro de esta familia tenemos otras verduras, como son la coliflor y la col de Bruselas. La palabra «brécol» viene del italiano «brocco», que significa brote. Esta hortaliza posee abundantes cabezas florales carnosas de color verde, dispuestas en forma de pequeños arbustos, sobre ramas que nacen de un grueso tallo que es comestible. Como buena verdura, su contenido en agua es superior al 90%, con un aporte de calorías muy bajo (inferior a 40 calorías por 100 gramos). La distribución de macronutrientes muestra un aporte moderado de hidratos de carbono (inferior a los 2 gramos por 100), bajo en proteínas (inferior a los 5 gramos por 100) y anecdótico en grasas (menos de 1 gramo por 100, siendo el 50% o más en forma de grasas polinsaturadas (cardiosaludables)), con un aporte nulo de colesterol. Es un alimento rico en fibra, alcanzado casi los 3 gramos por 100.

En el grupo de las vitaminas destaca la vitamina C (90 mg por 100 gramos), siendo incluso superior al presente en la berza. Esto significa que una porción de 100 gramos de este alimento aporta más del 150% de la ingesta diaria recomendada de esta vitamina. También contiene elevadas concentraciones de vitamina K (actúa en procesos de coagulación y mantenimiento de la salud ósea), vitaminas del complejo B (obtención de energía) y vitamina A (antioxidante natural, con importantes funciones en el mantenimiento de la visión y las mucosas). Teniendo en cuenta esta elevada cantidad de antioxidantes en forma de vitamina C, y también vitamina E y A, así como su contenido elevado en isotiocianatos, podemos incluir al brócoli como un interesante alimento para combatir los signos de la edad provocados por la oxidación natural del organismo, por su alto contenido en antioxidantes y por el aumento en la producción de colágeno, que ayuda a mantener la piel joven. Por si fuera poco, en el brócoli también se encuentran la luteína y la zeaxantina, componentes que ayudan a disminuir el riesgo de padecer degeneración macular y otros problemas relacionados con el ojo. Con respecto al aporte de minerales, es un alimento muy completo presentado en su composición: magnesio, hierro, zinc, cromo, cobre, potasio, fósforo y calcio.

En resumen, el brócoli es una hortaliza con **bajo aporte de calorías y alto poder antioxidante** con efectos beneficiosos sobre nuestros ojos.

12. CALABACÍN: VERDURA "LIGHT"

El **calabacín** forma parte de una familia de verduras muy amplia como son las cucurbitáceas (*Cucurbitaceae*). Es un pariente muy cercano del pepino y también de la calabaza y su origen lo encontramos en América. Específicamente, el calabacín es la especie *Cucurbita pepo variedad Pepo.* Las dos subespecies más reconocidas son la ovifera, que proporciona frutos pequeños o medianos de forma variable y sabor generalmente amargo y la pepo, de frutos de gran tamaño, esféricos u oblongos, de color amarillo o anaranjado y de un agradable sabor dulce.

Desde el punto de vista nutricional este alimento está constituido fundamentalmente por agua (97%), con un aporte de macronutrientes muy bajo. Por ejemplo, la presencia de hidratos de carbono es de menos de 3 gramos por 100 gramos, el aporte de proteínas no alcanza el gramo (0,6 gramos por 100) y las grasas tampoco alcanzan el gramo (0,2 gramos por 100). Una característica típica de este alimento es que, a pesar de pertenecer al grupo de las verduras, tiene un aporte bajo de fibra (0,5 gramos por 100).

Con respecto al aporte de minerales, el más abundante es el potasio (140 mg por 100), y ya en un segundo nivel aporta calcio, magnesio y fósforo. En cuanto al aporte vitamínico, destaca la presencia de los folatos (13 ug por 100), así como una moderada cantidad de vitamina C (22 mg por 100), lo que supone un aporte de un tercio de las recomendaciones diarias de esta vitamina, situándole muy cerca del tomate y pimiento. También es muy interesante el aporte de betacarotenos (provitamina A) y vitamina A activa.

En resumen, esta verdura es un buen alimento para formar parte de una dieta **para bajar peso en los pacientes obesos** y que presentan también **otros factores de**

riesgo cardiovascular asociados a la obesidad, con un buen aporte de potasio, fólico y vitaminas antioxidantes y escaso de sodio.

13. CALABAZA: CON "CA" DE CAROTENO

La **calabaza** o zapallo es el fruto de la calabacera, planta herbácea de la familia de las *cucurbitáceas*. El cultivo de la calabaza se remonta a los hebreos de la época de Moisés.

La más utilizada en la cocina es la calabaza común, *Cucurbita máxima*. Las principales variedades son fundamentalmente, la calabaza de verano, de piel clara y fina y semillas blandas (calabaza bonetera, calabaza espagueti y calabaza rondin). Y el segundo gran grupo es la calabaza de invierno, más dulce y con menos agua en su contenido, incluimos en este grupo (calabaza banana, calabaza de cidra o zapallo y la calabaza confitera o de cabello de ángel).

La calabaza, posee un bajo aporte en calorías (en torno a 50 calorías por 100 gramos) y muy elevado de agua, más de un 95%. El aporte de grasas (0,2 gramos) y proteínas (0,7 gramos) es testimonial. El aporte de hidratos de carbono y azucares se sitúa entorno a los 4 gramos.

Una de las propiedades nutricionales más interesantes de la calabaza es su aporte de vitaminas. El aporte más importante es el de la vitamina C (con una ración, se cubre un tercio de las recomendaciones diarias). Además, es necesario destacar su contenido en carotenoides: luteína, b-criptoxantina, b-carotenos y zeazantina. Todos estos carotenoides, se transforman en vitamina A en nuestro organismo, siendo muy importante para la visión nocturna y el mantenimiento de los epitelios y mucosas. El aporte de minerales es bajo, destacando el potasio, pero con un contenido muy lejano al de otras hortalizas.

Por tanto, la calabaza es un alimento con **poco aporte energético pero un alto contenido en vitamina C y carotenos.**

14. CANONIGO: YODO Y VITAMINAS

La hierba de los **canónigos** se denomina en algunas áreas "hierba de gatos", su olor atrae a estos animales, y otra sorpresa es que pertenece a la familia de las *valerianáceas*. El sabor de esta verdura recuerda ligeramente a la nuez o a la avellana, con un regusto algo picante, que puede ser amargo si es un canónigo muy maduro. Parece que se consume desde la Edad Media en el área de Alemania, y en estos últimos años se ha extendido más su consumo.

Desde el punto de vista nutricional como buena verdura su mayor contenido es agua, sobrepasando el 95% de su peso, por tanto, el aporte calórico es mínimo, no alcanzando las 15 calorías. Con respecto a los macronutrientes, aporta menos de 1 gramo de hidratos de carbono y lípidos, no alcanzando los 2 gramos de proteínas por 100 gramos. No aporta colesterol y si una cantidad interesante de fibra, 1,5 gramos.

Con respecto a los minerales destaca el yodo, este depende mucho del suelo en donde crece, por ejemplo, 100 gramos de esta ensalada pueden aportar más de la cuarta parte de las necesidades diarias. También aporta potasio.

Con respecto a las vitaminas, esta planta es un verdadero tesoro de b-caroteno, pigmento de color naranja-rojizo. De este modo, una ración de 100 g de canónigos aporta 2655 µg de b-carotenos. La vitamina C también es importante, de este modo con los 100 gramos mencionados previamente aportaría mas de la mitad de las necesidades de esta vitamina. La vitamina B6, también es importante.

En resumen, el consumo de canónigos aporta **yodo, carotenos y vitamina C** en cantidades importantes en nuestra dieta.

15. CARDO: UNA HORTALIZA AMIGA DE NUESTRO INTESTINO

El **cardo**, *Cynara cardunculus*, es una verdura que se originó en la zona del Mediterráneo. El cardo es una verdura de hoja verde de temporada de invierno y otoño. Este alimento comparte, por ejemplo, características nutricionales con la alcachofa.

El mayor componente del cardo, como sucede en todas las verduras, es el agua, superando el 93%. El aporte de macronutrientes es muy bajo, siendo el más abundante los hidratos de carbono (3,5 g por cada 100), seguidos por las proteínas (1,4 g por 100) y las grasas (0,2 gramos por 100), y tiene un nulo aporte de colesterol. De este modo estamos ante un alimento que apenas alcanza las 21 calorías por cada 100 gramos. Tiene importancia en su composición el aporte de fibra, representando más de 1 gramo por 100. Es muy relevante también el aporte de prebióticos en forma de inulina que puede ser utilizada como "combustible" por las bacterias buenas de nuestro intestino. La presencia de fibra y prebióticos lo convierten en un alimento interesante para las personas con problemas de estreñimiento o incluso presencia de divertículos en el colon.

Como buena verdura de hoja verde contiene minerales como el potasio, el calcio, el sodio, el fósforo, el hierro y el selenio. El aporte de calcio es superior a los 100 mg por gramo. Aunque elevado, es necesario recordar que el calcio proveniente de los vegetales es menos aprovechable que el proveniente de los alimentos de origen animal. De las vitaminas que se encuentran en el cardo destacamos la vitamina C como un antioxidante natural y las vitaminas del grupo B (B3, B2 y B1), así como ácido fólico.

En nuestro medio esta verdura no es de consumo habitual, pero podemos introducirla en nuestra dieta de diversas maneras, como pueden ser: purés, rehogados, rebozados o tempuras, cocidos, al horno, en potajes, etc. Como curiosidad el cardo contiene una sustancia denominada quimosina en su composición. Esta sustancia es capaz de coagular la leche. Por esta razón se emplean en algunas culturas las flores del cardo desecadas, las cuales pueden usarse para coagular a modo de cuajo vegetal.

En resumen, estamos ante una verdura ideal para las **dietas bajas en calorías**, así como para pacientes con **estreñimiento o problemas de colon**.

16.   CEBOLLA: UN BULBO CON GRANDES PROPIEDADES

La **cebolla**, *Allium cepa*, es una hortaliza bulbosa con unas propiedades y beneficios para la salud que nos han acompañado a lo largo de la historia, siendo conocidos desde tiempos inmemoriales sus propiedades antiinflamatorias y también su efecto positivo sobre los problemas respiratorias (como catarro, resfriados, etc).

Desde el punto de vista nutricional, alrededor de un 92% de su composición es agua, de ahí que sea un alimento ideal para las ensaladas (aporta menos de 30 calorías por 100 gramos), pero a la vez es saciante por su elevado contenido en fibra (casi 1,5 gramos por 100). Con respecto a los macronutrientes su aporte es bajo, alrededor de 6 gramos de hidratos de carbono, 1,3 gramos de proteínas y un aporte nulo de colesterol y grasas. Merece especial atención el tipo de fibra que aporta la cebolla, se denomina fructo-oligosacaridos y su importancia se debe a que este tipo de fibra es el alimento ideal para las bacterias "buenas" saprofitas de nuestro intestino, denominándose a este tipo de fibra de manera genérica "prebióticos".

Además, también es especialmente rica en diferentes vitaminas y minerales. Entre los minerales más interesantes podemos destacar calcio, fósforo, potasio y sodio. Entre las vitaminas destacamos la A, la C y vitaminas del grupo B (como la vitamina B1 y B2, riboflavina, tianina y niacina). Otras vitaminas que aporta son el ácido ascórbico, betacarotenos, y folatos.

La cebolla contiene también sustancias azufradas como la alicina, fitoesteroles y flavonoides como la quercitina, los cuales le confieren importantes beneficios y propiedades antinflamatorias.

Teniendo en cuenta su composición nutricional, no hay duda que nos encontramos ante un alimento saludable, indicado para dietas en **personas con obesidad** o pacientes con **procesos inflamatorios**.

17. COLES DE BRUSELAS: UNA VERDURA CON APELLIDO ILUSTRE

Las **coles de Bruselas** pertenecen a la gran familia de las crucíferas, y realmente es una variedad moderna de la *Brassica oleracea*. El cultivo inicial de esta hortaliza comenzó hace más de un siglo en el norte de Francia y en Bélgica, en los alrededores de Bruselas, lo que explicaría su apellido.

Existen numerosas variedades de coles de Bruselas que se clasifican en dos grupos: estándar o híbridas. Las variedades estándar son coles más grandes y de mejor sabor y, sin embargo, las variedades híbridas presentan como ventajas que son más uniformes y de mejor conservación.

Las coles de Bruselas, a pesar de ser una verdura y a diferencia de todos los alimentos de este grupo que hemos revisado hasta este momento, presenta un aporte calórico importante, alcanzando casi las 90 calorías por 100 gramos, proviniendo este aporte calórico de los hidratos de carbono (casi 3,5 gramos), de las grasas (0,3 gramos) y de las proteínas (3,3 gramos), estas últimas de bajo valor biológico. Su contenido en agua es elevado, alcanzando casi un 90% de su peso. El contenido de fibra también es importante (de casi 3,5 gramos por 100), produciendo un buen efecto saciante y modulando el tránsito intestinal.

Dentro de los micronutrientes, esta verdura es una de las que más vitamina C aporta, alcanzando los 65 mg por 100 gramos, y de este modo consumiendo 3 pequeñas coles de Bruselas de 20 gramos cada una, ingeriríamos el 100% de las necesidades de vitamina C que precisamos diariamente. También son una fuente interesante de folatos (con casi 80 ug) y en menor proporción, de beta-caroteno y vitaminas del grupo B (B1, B2, B3 y B6). Entre los minerales destaca la presencia de potasio (310 mg), siendo el resto de minerales menos importantes.

Como otras verduras del mismo género, las coles son ricas en fitoquímicos (glucosinolatos, isotiocianatos e indoles). Estos compuestos contribuyen a la prevención de algunas enfermedades degenerativas. Por otra parte, estos compuestos azufrados (dimetilsulfuro, trimetilsulfuro, etc) son responsables del fuerte olor que se produce durante la cocción de esta verdura.

Por tanto, estamos ante una verdura con un interesante **aporte calórico y de antioxidantes como la vitamina C**. Su característico olor en la cocción indica la presencia de **compuestos azufrados** con beneficios para nuestra salud.

18. COLIFLOR: FUENTE DE VITAMINA C

Como buena verdura, el principal componente de la **coliflor** es el agua, con casi un 93%. Esta propiedad, junto a la pequeña cantidad de macronutrientes que aporta por cada 100 gramos de producto: hidratos de carbono (3,1 gramos), proteínas (2,2 gramos) y grasas (0,2 gramos), convierten a esta verdura en un alimento bajo en calorías. Aporta menos de 25 kilocalorías por cada 100 gramos, con un considerable aporte de fibra (superior a los 2 gramos por cada 100 gramos). Con respecto a la presencia de minerales, como la mayoría de los alimentos vegetales, aporta fundamentalmente potasio (350 mg por cada 100 gramos) y, en menor proporción, calcio (22 mg) y fósforo (60 mg).

A pesar de su coloración pálida, comparado con el color llamativo de una naranja o fresa, la coliflor es un alimento que presenta un alto contenido de vitamina C

(67 mg/100 gramos), aportando una ración de 100 gramos el 100% de las necesidades de esta vitamina, es decir presenta aportes muy similares a los cítricos. La vitamina C tiene acción antioxidante, pero también interviene en la formación de colágeno, huesos y dientes, además de favorecer la absorción del hierro de los alimentos y mejorar las defensas frente a las infecciones. En este vegetal también es importante el aporte de fólico 69 mg por 100 gramos.

Unos nutrientes muy especiales que aporta esta verdura son los elementos fitoquímicos. La coliflor, de manera similar a todas las verduras del género *Brassica*, contiene estos elementos (isotiocianatos, indoles y glucosinolatos), pudiendo prevenir la presencia de enfermedades degenerativas y tumorales. Estos compuestos, junto al azufre (dimetilsulfuro, trimetilsulfuro…) son responsables de su característico olor durante la cocción.

Y como última sorpresa de esta hortaliza, se ha demostrado su alto contenido en resveratrol, un nutriente también presente en el hollejo de la uva, con un efecto antitumoral y antidiabético.

Por tanto, estamos ante una verdura que nos puede aportar en la dieta **gran cantidad de vitamina C**, así como nutrientes con una gran variedad de **propiedades saludables**.

19. ENDIVIA: UN TESORO DE VITAMINAS BAJO TIERRA

La **endivia** es la variedad cultivada de la endivia de Bruselas que se relaciona con la achicoria amarga. A diferencia de la variedad silvestre, la endivia que nosotros consumimos se cultiva enterrada para evitar la exposición a la luz solar y que adquiera el color verdoso del resto de vegetales de su familia.

Desde el punto de vista nutricional es un alimento bajo en calorías (menos de 25 calorías por 100 gramos) debido a su alto contenido en agua (95%). Presenta un aporte pequeño de hidratos de carbono (alrededor de 3,5 gramos por 100 gramos), de proteínas (menos de 2 gramos) y de grasas (menos de 0,3 gramos). En cuanto a su aporte de vitaminas, es muy variado, destacando antioxidantes como la vitamina C y E, así como folatos y provitamina A o beta-caroteno. Con respecto a los minerales, su composición es muy similar a la lechuga, con aportes interesante de potasio y también de magnesio, fosforo y calcio.

Tiene un característico sabor amargo, proporcionado por nutrientes como la lactucina y la cumarina, sustancias también presentes en la alcachofa. Estas sustancias tienen propiedades antinflamatorias, pudiendo disminuir el dolor en algunas situaciones clínicas. La **lactucina**, como le sucede a la lechuga, presenta propiedades sedantes, propiedad ya conocida desde tiempos del Imperio romano.

Por último, es una buena fuente de fibra tanto insoluble (ayudando a mantener un adecuado ritmo intestinal) como soluble que nos ayuda a regular los niveles circulantes de azúcar y colesterol, siendo ideal para los diabéticos.

La endivia, por tanto, es una verdura que nos aporta **gran cantidad de vitaminas,** así como de **fibra soluble e insoluble** y sustancias con propiedades antinflamatorias.

20. ESCAROLA: UNA ENSALADA MUY ESPECIAL

La **escarola** es un alimento ideal para la elaboración de saludables ensaladas, gracias a su interesante poder refrescante (debido a su contenido en agua) y a su bajo aporte calórico. Aunque remeda a una lechuga, la escarola (*Cichorium endivia*), está más emparentada con la endivia y la achicoria, con las que comparte su regusto amargo. Este sabor, que es el original en los brotes verdes, y se ha ido perdiendo por el método de blanqueamiento, en el que se tapan las plantas para que no desarrollen el pigmento clorofilo, que les da el color verde. Ya Horacio, el poeta romano, hablaba en sus odas de las bondades de estas verduras. Pertenece a la familia de las asteráceas, grupo que habitualmente necesita de temperaturas frías para poder crecer. Por ello, es en esta época del año cuando mayoritariamente las podemos encontrar en el mercado.

Desde el punto de vista nutricional, alrededor de un 93% de su composición es agua, de ahí que sea un alimento ligero e ideal para las ensaladas (aporta menos de 90 calorías por 100 gramos), pero también es saciante por su elevado contenido en fibra (casi 2 gramos por 100). Con respecto a los macronutrientes, aporta unos 3 gramos de hidratos de carbono, 1,5 gramos de proteínas y 0,3 gramos de grasas, con un aporte nulo de colesterol.

Además, también es especialmente rica en minerales y vitaminas. Entre los minerales más interesantes podemos destacar calcio, fósforo, hierro, potasio y sodio, y entre las vitaminas destacamos vitamina A, C y vitaminas del grupo B (como las vitaminas B1 y B2, riboflavina, tiamina y niacina). Otras vitaminas que aporta son el ácido ascórbico, betacarotenos y folatos. Por tanto, a pesar de su escaso poder energético, su secreto está en los minerales y vitaminas.

Ahora conocemos que uno de los secretos nutricionales de la escarola está en la **intibina,** una sustancia que produce un sabor amargo y ayuda a secretar la bilis a nivel hepático, mejorando la digestión y la asimilación de los nutrientes, así como la eliminación de sustancias tóxicas de nuestro organismo.

Teniendo en cuenta su composición nutricional, no hay duda de que nos encontramos ante un alimento saludable, que aporta **vitaminas y minerales,** ayudándonos a realizar de **una manera sencilla la digestión**.

21. ESPÁRRAGO: VERDURA CON SORPRESAS

Los **espárragos** son tallos jóvenes y tiernos de la esparraguera, planta herbácea de la familia de las liliáceas. Por tanto, son parientes de las cebollas y los puerros. Todos estos vegetales son ricos en compuestos esenciales sulfurados muy volátiles y de efectos muy beneficiosos para la salud como, por ejemplo, la asparragina. En nuestra dieta consumimos espárrago blanco y verde. El espárrago blanco crece bajo tierra, por lo que al no recibir la luz del sol no desarrolla la clorofila, el pigmento responsable del color verde de los vegetales. El espárrago verde también llamado espárrago triguero, crece en contacto con la luz del sol, conteniendo clorofila, la cual le aporta a esta variedad su color verde.

Desde el punto de vista nutricional, los espárragos están constituidos sobre todo por agua (95%). Su contenido en hidratos de carbono es bajo (1,1g) y nulo en grasas. Por otra parte, son una de las verduras más ricas en proteínas (2,7 g), aunque de bajo valor biológico como sucede con todos los vegetales. Lo más importante es el alto contenido en fibra (1,5g). Con respecto a las vitaminas, destaca la presencia de folatos, de provitamina A (beta-caroteno) y de vitamina C.

En cuanto a los minerales, los espárragos presentan cantidades importantes de potasio, hierro, fósforo y yodo.

Este aporte importante de folatos lo convierte en un alimento con propiedades en la producción de glóbulos rojos y blancos, así como en la síntesis de material genético. La importante presencia de vitamina C hace que participen en la formación de colágeno, huesos y dientes. Además, favorece la absorción de hierro de los alimentos y aumenta la resistencia frente a las infecciones. Por último, conviene resaltar que los espárragos blancos contienen una menor cantidad de estas dos vitaminas que con los verdes.

En resumen, estamos ante un alimento con **gran contenido en fibra, folato y vitamina C**, siendo único dentro de las verduras.

22. ESPINACA: MÁS QUE UNA FUENTE DE HIERRO

Las **espinacas** fueron introducidas por los árabes en Europa en la Edad Media. Por tanto, este vegetal nos acompaña en nuestra cocina desde hace más de 500 años. Como todas las verduras, está compuesta por casi un 90% de agua, con un aporte calórico extremadamente bajo, menos de 20 calorías por cada 100 gramos de producto. La principal característica nutricional de la espinaca es su alto contenido en vitaminas y minerales. En concreto, esta verdura aporta una gran cantidad de ácido fólico y de vitamina C (30 mg por 100 gramos), y en menor cantidad de vitamina E, B6, niacina, tiamina. El ácido fólico es necesario para la síntesis de glóbulos rojos y el desarrollo neuronal correcto del feto, y la vitamina C es un importante antioxidante natural.

Las espinacas también aportan cantidades importantes de beta-carotenos, compuestos que se transforman en vitamina A en nuestro organismo, con actividad antioxidante y estimuladora del sistema inmune, por lo que su ingesta elevada se ha relacionado con un menor riesgo cardiovascular y de cáncer. Así mismo, contienen gran cantidad de otros carotenoides, como la **zeaxantina** y la **luteína**, que se encuentran en el cristalino y la retina del ojo, concretamente en la mácula (esta es la zona de mayor agudeza visual), cuya degeneración es la causa principal de ceguera en la edad avanzada, enfermedad denominada degeneración macular. En algunos estudios científicos se ha demostrado una asociación inversa entre una ingesta dietética elevada de estos carotenoides y el riesgo de degeneración macular senil, y también se ha relacionado esta relación inversa con la presencia de opacidades del cristalino, es decir con un menor riesgo de desarrollar cataratas.

Con respecto a los minerales, cabe destacar el magnesio y el hierro (4 mg por 100 gramos). Con respecto al hierro, a pesar de su interesante contenido en las espinacas, al igual que en los demás vegetales está en forma de ´hierro no hemo´, el cual se absorbe con más dificultad que la forma ´hemo´ de las carnes.

Las espinacas contienen también otros nutrientes menos conocidos, como el glutatión, con un importante efecto antioxidante, así como los ácidos cafeico y beta-cumárico.

En resumen, las espinacas no solo aportan **hierro** a nuestra dieta para la producción de glóbulos rojos, sino que también aportan antioxidantes que **protegen nuestra retina y cristalino ocular.**

23. GRELOS: MUCHA VITAMINA A

Los **grelos** son los brotecillos de las hojas del nabo que aparecen en la planta antes de que este tubérculo florezca. El grelo podemos comerlo mientras este tierno, una vez aparece la flor del nabo, el grelo ya no es comestible por su dureza. Los grelos a veces se consumen crudos, pero su sabor amargo,

hacen que sean más apetecibles, cocidos. Los grelos son una hortaliza típicamente gallega, y estos últimos años se ha extendido un poco más su cultivo fuera de esa región.

Los grelos presentan un alto contenido en agua (93%), bajo en proteínas (menos de 3 gramos) y muy bajo en grasas e hidratos de carbono; todas estas propiedades de los macronutrientes le confieren un bajo aporte de calorías (menos de 11 calorías por 100 gramos) con nulo aporte de colesterol. Si que aporta una cantidad interesante de fibra, casi 4 gramos, esto hace que nos sacie rápidamente, interesante para dietas de personas con obesidad.

En relación a su contenido en vitaminas, los grelos son muy ricos en vitamina A, una ración de grelos de 100 gramos aporta el doble de las necesidades diarias de esta vitamina, que es muy fundamental para la visión y mantenimiento de mucosas y la piel. También aportan vitamina C y folatos, la ración diaria aportaría 1,5 veces las necesidades de vitamina C y la mitad de folatos (56% de las IR/dia).

Con respecto a los minerales aporta sobre todo hierro, en cantidades superiores a los 3 mg, aunque es de peor absorción que el hierro de los alimentos procedentes de animales (hierro hemo).

En resumen, los grelos aportan **pocas calorías**, pero altas cantidades de vitaminas antioxidantes, como la **vitamina A y C**.

24. GUISANTE, REALMENTE UNA LEGUMINOSA

El **guisante** es originario de Oriente Medio, su cultivo se ha extendido por numerosos países, y habitualmente se le considera una verdura. Sin embargo, los guisantes (*Pisum sativum*) pertenecen a la familia de las leguminosas. Dentro de esta familia de las leguminosas, los guisantes y las habas son las únicas que se pueden consumir crudas cuando se recolectan sus semillas frescas.

Existen diversas variedades de guisantes; verde, (el más común y conocido), verde-amarillento, azul-verdoso, marrón. Además del color, es importante el tamaño, la forma (redonda, aplastada) y la piel (lisa o arrugada). La variedad que más se produce es el guisante de piel lisa y redonda.

Desde el punto de vista nutricional, los guisantes aportan por unidad de peso una cantidad interesante de calorías (casi 90 calorías por 100 gramos), debido al alto aporte de hidratos de carbono (10 gramos). El aporte de grasas es inferior al de otras leguminosas (0,4 gramos), así como el de proteínas (6 gramos). Las proteínas que aporta los guisantes son de bajo valor biológico, como sucede con en el resto de leguminosas. Una de sus características más importantes es el aporte de fibra, de casi 8 gramos, presentando dentro de la fibra una gran importancia la **inulina**. Este tipo de fibra forma parte de lo que denominamos-fibra prebiótica, es decir, la fibra que sirve de alimento para las bacterias de nuestro intestino. Por ello, el guisante es capaz de regular nuestra flora intestinal, de una manera indirecta.

Con respecto al aporte de minerales, destaca la presencia de potasio, fósforo y magnesio. Tenemos que tener en cuenta que, si cocemos los guisantes y desechamos esa agua de la cocción, el contenido de estos minerales baja casi a un 50%, muy importante esta recomendación para los pacientes con enfermedades renales. El aporte de vitaminas es fundamentalmente de carotenos (300 ug por 100 gramos), así como de otros antioxidantes, como la vitamina C y la vitamina A. Como buen vegetal de color verde tiene un interesante aporte de ácido fólico, importante como hemos repetido en otras verduras, en la producción de glóbulos rojos y desarrollo del sistema nervioso en el feto.

En resumen, estamos ante un alimento con **un aporte calórico y de proteínas** interesante con **fibra prebiótica**, que aporta importantes cantidades de vitaminas antioxidantes y ácido fólico.

25. JUDÍA VERDE: MEZCLA DE VERDURA Y LEGUMBRE

Las **judías verdes** pertenecen a la familia de las leguminosas, la cual incluye una gran diversidad de plantas herbáceas y leñosas. Se cree que la judía verde es originaria de América, en concreto de México y Perú. Este vegetal fue uno de los primeros alimentos que encontraron los colonizadores que llegaron a América. Existen más de un centenar de variedades de judías: judías de enrame, judías enanas, judía azul, judía Bobby, judía Borlotto, judía de cera, judía Marbel, judía obelisco y un largo etcétera.

Las judías verdes, a pesar de ser leguminosas, tienen un aporte nutricional más parecido a una verdura. De este modo, es un alimento con un bajo aporte calórico (de apenas 30 calorías por 100 gramos), debido al alto aporte de agua (90%), un bajo aporte de hidratos de carbono (5 gramos), concentrado fundamentalmente en forma de almidón en las semillas, y también a un bajo aporte de proteínas (menos de 3 gramos) y grasas (0,2 gramos), sin aporte de colesterol.

Las judías verdes son una buena fuente de fibra, aunque su contenido es menor al que encontramos en otros vegetales. No obstante, alcanza casi los 3 gramos por 100.

Entre los minerales destaca la presencia de calcio y potasio, y en menor cantidad yodo, fósforo, hierro, cromo y magnesio. A pesar del contenido importante de calcio y hierro, la absorción de estos minerales en los alimentos de origen vegetal es baja en nuestro organismo. Con respecto al magnesio, este mineral es abundante y forma parte de la molécula de clorofila, pigmento al que las judías deben su característico color verde. Sin embargo, la característica fundamental a nivel de minerales es que probablemente sea la verdura más pobre en sodio, debido a que son muy sensibles a la concentración de cloruro sódico en la zona de cultivo.

Con respecto al contenido en vitaminas de las judías verdes, son buena fuente de vitamina C, folatos y provitamina A o beta-caroteno, así como de B6 y B2, presentes en menor cantidad.

Por tanto, la judía verde es una verdura con un alto contenido en micronutrientes y fibra, con **un aporte de calorías bajo, así como de sodio**. Por ello es un buen alimento en dietas para perder peso en paciente con **hipertensión arterial y obesidad**.

26. LECHUGA: UN VEGETAL CON HISTORIA

El origen de la **lechuga** se remonta a la antigua India, a partir de la especie salvaje *Lactuca serriola*. Su cultivo comenzó hace 2.500 años y rápidamente se introdujo en la dieta habitual. Como curiosidad, los romanos tenían la costumbre de consumirla antes de acostarse después de una cena abundante para así poder conciliar mejor el sueño. En nuestra cesta de alimentos de hoy en día podemos incorporar múltiples variedades; **lechuga Batavia, lechuga butter-head o mantecosa, lechuga iceberg, lechuga hoja de roble, lollo rosso, lechuga romana o española y un largo etcétera.**

Desde el punto de vista nutricional, la lechuga, como buena verdura, es un alimento que aporta muy pocas calorías (menos de 15 calorías por 100 gramos) debido a su elevado contenido en agua (95%), su bajo aporte en hidratos de carbono (menos de 1,5 gramos), de proteínas (menos de 1,5 gramos) y un aporte nulo de grasas. Las verdaderas propiedades nutricionales de este alimento se presentan a través de los micronutrientes, destacando la presencia de folatos (34 ug por 100 gramos), provitamina A o Beta-caroteno, así como vitaminas C y E. El aporte de vitaminas puede variar en función del tipo de lechuga. Por ejemplo, la lechuga romana es la variedad más rica en vitaminas, mientras que la lechuga iceberg es la que menor cantidad de vitamina C presenta. Las hojas más externas de la lechuga concentran la mayor parte de vitaminas y minerales. En cuanto a los minerales, la lechuga destaca por la presencia de potasio. También contiene magnesio, fosforo y calcio, aunque en menor proporción.

Para finalizar y para explicar la costumbre que tenían los antiguos romanos de tomar lechuga antes de dormir, comentaremos que la lechuga presenta entre sus componentes, **la lactucina**, **una sustancia sedante emparentada con los derivados opiáceos**. Además, es un alimento **bajo en calorías y rico en vitaminas antioxidantes y folatos**.

27. LOMBARDA: VITAMINA C Y ANTIOXIDANTES

La **lombarda** es una verdura que pertenece a la familia de las crucíferas, tiene un tallo consistente pero no leñoso, las hojas son de color rojo-violáceo, púrpura o morado, y la parte comestible es una pella muy consistente hipertrofiada. Es originaria del área mediterránea, cultivándola ya los egipcios, y en la Edad Media este vegetal fue considerado como «el médico de los pobres» por su contenido en vitaminas, sales minerales y azufre.

La lombarda su composición consiste en más de un 90% agua, por tanto, su contenido calórico es muy bajo, alcanzando solo las 21 calorías por 100 gramos. Los macronutrientes fundamentales son los hidratos de carbono y azucares, alcanzando casi los 7 gramos, con muy pocas proteínas, 1 gramo y apenas grasas, menos de 0,5 gramos. No aporta colesterol. Pero si aporta bastante fibra, entorno a los 2,5 gramos.

En el capítulo de los minerales, los más importantes son el potasio, calcio y fósforo, por este orden. No obstante, es necesario tener precaución en su cocinado, ya que estos minerales en la cocción difunden al agua, y si esa agua se desecha, perderemos todos los minerales para nuestra dieta.

Con respecto a las vitaminas, la más abundante es la **vitamina C** y en segundo lugar el ácido fólico. La vitamina C contribuye a la protección de las células frente al daño oxidativo y los folatos contribuyen a la formación normal de las células sanguíneas. Como el resto de las crucíferas contiene sustancias fitoquímicas (glucosilonatos, isotiocianatos, indoles). También contiene flavonoides, entre los que destacan los antocianos, cuyo componente más abundante es la **cianidina**, que confiere el color morado a la lombarda, y la quercetina (aunque en cantidad muy inferior a la que presenta el brócoli). Las crucíferas también contienen compuestos bociógenos que, en personas predispuestas, pueden producir aumento del tamaño de la glándula tiroidea, al interferir con el metabolismo del yodo.

En resumen, estamos ante una hortaliza rica en **fibra, vitamina C y antioxidante naturales.**

28. NABO: CONCENTRADO DE FITONUTRIENTES

El **nabo** es la raíz de la planta del mismo nombre y pertenece a la familia de las *crucíferas*. A diferencia de la patata, que es un verdadero tubérculo, el nabo es una raiz de tipo tuberoso (engrosada). El nabo puede tener diversas formas, esferica, cilindrica y conica. Esta hortaliza parece que se originó en Europa, aunque no está muy claro, y no se descarta también su origen en Asia, sin duda fue la base del aporte calórico en las tribunas antiguas de estas zonas. Durante la Edad Media, el nabo fue uno de los sustentos alimenticios más importantes, fue desbancado su consumo tras el Descubrimiento de América, por la patata.

Los nabos tienen un bajo aporte de calorías, con un aporte de agua de más del 95%, apenas alcanza las 20 calorías por 100 gramos, a expensas de 5 gramos de hidratos de carbono, y un aporte de proteínas y grasas mínimo. No aporta colesterol, y si tiene un aporte interesante de fibra que casi alcanza los 3 gramos por 100.

El nabo contiene cantidades importantes de micronutrientes (vitaminas y minerales). Dentro de las vitaminas destaca la vitamina C, el consumo de una ración diaria aporta la mitad de las necesidades, siento esta vitamina un potente antoxidante natural. Tambien aporta folatos, importantes para las células sanguíneas. Sucede como en otras cruciferas (rabano, coles de bruselas, coliflor, lombarda, berza), en su composición tiene fitonutrientes del grupo de los glucosinolatos/isotiocianatos/indoles.

A pesar de todas sus propiedades nutricionales, el nabo contiene sustancias bociogenas que, impiden un adecuado uso del yodo por el tiroides, en personas con predisposición, pueden producir un aumento de la glándula tiroides, impidiendo de esta forma la asimilación del yodo.

El consumo de nabo, nos aporta por tanto **vitamina C y folatos** así como **fitonutrientes**.

29. PATATAS: UN REGALO AMERICANO

Desde que las **patatas** se importaron de Latinoamérica por los conquistadores españoles, se han convertido en un alimento esencial de la dieta en la mayor parte de los países occidentales. La patata ha sido una importante fuente de calorías en las épocas de hambrunas, ya que aporta casi 90 calorías por cada 100 gramos de producto, es decir aproximadamente 1 caloría por gramo, una relación muy interesante a la hora de buscar una fuente barata de energía. Este aporte se debe fundamentalmente a los hidratos de carbono (18 gramos por 100), con un mínimo contenido en grasas (0,2 gramos) y proteínas (2,5 gramos), sin olvidarnos de que prácticamente un 80% de su contenido es agua.

Teniendo en cuenta que al incluir la patata en nuestra dieta lo hacemos en unas cantidades por ingesta que suelen oscilar de media entre 140-200 gramos por ración, el aporte final de minerales y vitaminas que produce este alimento en nuestra dieta es muy interesante. De este modo, el consumo medio de 180 gramos de patata aporta una media de 20 mg de vitamina C, que sería el equivalente a un tercio de las necesidades diarias de esta vitamina de un adulto.

Por otra parte, las patatas contienen una cantidad significativa de potasio (medio gramo por cada 100 gramos), el cual es esencial para la transmisión de las señales nerviosas y el buen funcionamiento muscular. Por otra parte, el aporte de sodio es mínimo (7 mg), y por ello se convierte en un buen alimento para los pacientes con hipertensión arterial, ya que el potasio baja las cifras tensionales y el aporte de sal es mínimo.

No obstante, respecto a todas estas propiedades nutricionales que hemos comentado debemos tener en cuenta que pueden variar en función de la forma de cocinar las patatas, influyendo la temperatura, la duración de la cocción, el tipo de calor aplicado y la forma de almacenar previamente las patatas. Por ejemplo, hervir las patatas con la piel, asarlas o freírlas reduce la pérdida de nutrientes, sin embargo, su cocción sin piel hace que se pierdan en el agua prácticamente todas las vitaminas hidrosolubles, como la vitamina C, y minerales como el potasio.

En resumen, estamos ante un alimento **rico en energía** y que por su amplio consumo es **una fuente interesante de potasio y vitamina C en nuestra dieta**.

30. PEPINO: MUY BAJO EN CALORÍAS

El **pepino** es una verdura originaria del sur de Asia que nos acompaña en nuestra cocina desde hace más de 3.000 años. Existen múltiples variedades de pepino: pepino corto o pepinillo (tipo español), pepino medio largo (tipo francés) y pepino largo (tipo holandés).

El pepino es una verdura **con pocas calorías** (unas 12 calorías por 100 gramos) debido a su reducido contenido en hidratos de carbono en comparación con otras verduras (menos de 2 gramos) y a su elevado contenido de agua (96-98 %). Fundamentalmente aporta fibra (0,5-1 gramos). Con respecto a las vitaminas, aporta pequeñas cantidades de vitamina C y ácido fólico.

Un dato interesante es la elevada concentración de beta-caroteno que presentan en la piel (11 microgramos por cada 100 gramos), un antioxidante natural muy potente. No obstante, una vez que se pela el pepino, su contenido se reduce casi a cero.

El pepino no se considera una verdura rica en minerales, pero sí que tiene una cantidad apreciable de potasio. En menor proporción contiene fósforo y magnesio los cuales nos ayudan a controlar los niveles de tensión arterial. En la composición del pepino está presente una pequeña cantidad de beta-sitosterol, un compuesto con actividad antiinflamatoria, con la capacidad de disminuir los niveles de colesterol y glucosa circulante y que participa en la respuesta del sistema inmunológico, teniendo por tanto efectos beneficiosos para los pacientes con alto riesgo cardiovascular.

Por todo ello esta verdura es un alimento sano y cardiosaludable que debe aparecer en nuestra dieta. Su contenido en **antioxidantes, minerales y fibra** le hace un alimento interesante en nuestras ensaladas.

31. PEREJIL: UN AMIGO EN LA COCINA

El **perejil** es un condimento habitual en nuestra dieta y un compañero inseparable en nuestra cocina mediterránea. Su importancia en el aporte de nutrientes es muy relativa, a pesar de que tiene componentes nutricionales muy interesantes, pues como bien sabemos, las cantidades que aparecen en nuestros platos son muy pequeñas.

No obstante, podemos comentar que es una buena fuente de provitamina A o beta-caroteno, vitamina C y vitamina E. Por tanto, es un alimento con buenas propiedades antioxidantes aportando cantidades significativas de estas 3 vitaminas que nos protegen de los radicales libres. Por otra parte, es favorecedor de la visión, sobre todo nocturna.

El perejil aporta también minerales, como por ejemplo fósforo, hierro, calcio y azufre. Además, contiene sustancias no nutritivas, entre las que sobre todo merece la pena mencionar los flavonoides (con acción antioxidante y antiinflamatoria). También presenta sustancias como el apiol y miristicina (con acciones estimulantes de la menstruación y vasodilatadoras). Otra de las propiedades saludables del perejil es su papel favoreciendo la eliminación de líquidos por el sistema renal (efecto diurético).

Las únicas precauciones que debemos tener con el perejil son dos. Su consumo en embarazadas, en grandes cantidades, puede aumentar la secreción de oxitocina (una hormona que induce el parto), por ello se debe limitar su ingesta. En segundo lugar, los pacientes con cálculos renales que contengan en su composición calcio deben también limitar su ingesta, ya que el perejil tiene una gran cantidad de oxalato, eliminándose por la orina y produciendo oxalato cálcico, siendo esta la sal que con más frecuencia que produce cálculos en nuestro riñón.

En resumen, el perejil, además de aportar un **buen sabor** a nuestros platos, tiene unas importantes propiedades **antioxidantes**.

32. PIMIENTO: UN CONCENTRADO DE ANTIOXIDANTES NATURALES

El **pimiento** es una verdura que procede también de América Latina, perteneciendo a la familia de las solanáceas y en concreto al género *capsicum*. El pimiento, como buen vegetal que es, tiene un bajo aporte calórico (20 calorías por 100 gramos), de proteínas y de grasas, aportando fundamentalmente hidratos de carbono y fibra. Su secreto nutricional reside en las vitaminas. Este alimento es una fuente importante de vitamina C, siendo el contenido muy elevado en los pimientos de color rojo. La vitamina C es un potente antioxidante, pero además interviene en otros procesos, como son la formación de colágeno, glóbulos rojos, huesos y dientes. Por otra parte, favorece la absorción del hierro de los alimentos y aumenta la resistencia frente a las infecciones.

Otro de los nutrientes que forma parte de los pimientos son los carotenos, entre los que se encuentra la **capsantina**, pigmento con propiedades antioxidantes que aporta el característico color rojo a algunas variedades de pimientos. También es destacable el contenido en provitamina A (Beta caroteno y criptoxantina), que el organismo transforma en vitamina A. La vitamina A es esencial para la visión, el buen estado de la piel, el pelo, las mucosas y para el buen funcionamiento del sistema inmunológico. El pimiento también aporta folatos y vitamina E. Entre los minerales, destaca el aporte de potasio. En menor cantidad están presentes el magnesio, el fósforo y el calcio.

Por último, no podemos olvidarnos de la sorpresa "agradable o desagradable" que produce en el paladar algún pimiento. El motivo del picor de algunos pimientos es la **capsaicina.** Los pimientos contienen un porcentaje variable de esta sustancia, lo que provoca la sensación de calor en la boca.

En resumen, los pimientos, por su **elevado contenido en vitaminas C y E**, junto con los carotenos, se convierten en un alimento con **un alto poder antioxidante**, debiendo por tanto formar parte de una dieta saludable.

33. PUERRO: UN PARIENTE MUY ESPECIAL DEL AJO Y LA CEBOLLA

El **puerro** (*Allium porrum*) es pariente del ajo y la cebolla. Como todos los alimentos que forman parte de las liliáceas, presentan múltiples propiedades saludables. Como buena verdura, el puerro es rico en agua (90%), con un muy bajo aporte calórico (menos de 45 kilocalorías por 100 gramos). Este bajo aporte energético se debe fundamentalmente a que casi no contienen grasas (menos de 0,40 gramos), siendo el aporte de colesterol nulo. Apenas contienen proteínas (2 gramos). Por último, su contenido en hidratos de carbono asimilables, como el almidón, es muy bajo. Con todas estas características nutricionales, es un alimento apto para formar parte de los menús en pacientes que siguen dietas para perder peso.

Una de las características más importantes del puerro es su alto contenido en fibra (3 gramos por cada 100 gramos). Dentro de ellas destaca la presencia de mucílago y celulosa que, al tener un importante efecto laxante, regula por ello el tránsito intestinal y protegiéndonos frente a tumores del tubo digestivo como el cáncer de colon. Un aspecto de alto interés científico en la actualidad es el alto contenido del puerro en un tipo de fibra soluble que está de moda, denominada FOS, que significa **fructo-oligosacáridos**. Este tipo de fibra se denomina prebiótica, ya que es el alimento por excelencia de nuestra flora intestinal probiótica. Por ello es interesante introducir en nuestra dieta esta verdura, que no solo aporta estos prebióticos, sino también minerales, vitaminas y otros compuestos interesantes.

El puerro es un alimento también rico en potasio, calcio, magnesio y fósforo. Respecto a las vitaminas, destaca la presencia de vitamina C y carotenoides (20 y 0,8 mg, respectivamente), ya que ambos nutrientes son potentes antioxidantes.

El puerro posee, además, compuestos no nutricionales como la metilaliína y la *cicloaliína* que presentan propiedades antibióticas. También posee sulfuro de alilo, un compuesto volátil responsable de su sabor y aroma que presenta efectos saludables sobre el aparato digestivo y las vías urinarias.

Por tanto, el puerro presenta beneficios nutricionales importantes para estar presente en la dieta de los pacientes con **obesidad y estreñimiento** y presenta acciones **antibióticas** y saludables para nuestra **flora bacteriana**.

34. RABANO: VITAMINA C Y COMPUESTOS AZUFRADOS

El **rábano** es el nombre común de las plantas de un género de hierbas de la familia de las *crucíferas*, y en particular del rábano común de huerta.

Se cree que la planta es originaria de China; hoy en día se ha extendido por todo el mundo su consumo. Existen muchas variedades, que se diferencian por su tamaño, forma y color. La piel del rábano puede ser negra, morada, blanca o roja, mientras que la carne es siempre blanca. El rábano es un alimento con un bajo contenido energético debido a que un 95% es agua, no alcanza las 15 calorías por 100 gramos de alimento. Este aporte de calorías es fundamentalmente debido al contenido de hidratos de carbono y de grasas, que es muy similar, con un nulo aporte de proteínas y colesterol y un contenido intermedio de fibra, alcanzando 1 gramo por 100. Con respecto a su contenido en minerales destaca solo el potasio. Sin embargo, a nivel de las vitaminas, su contenido en vitamina C, es muy llamativo, de ese modo el consumo de 100 gramos puede aportar casi la mitad de las necesidades diarias de esta vitamina, que es un gran antioxidante natural. También destaca su contenido en ácido fólico. Este alimento también contiene compuestos azufrados como los glucosinolatos. En los rábanos, el principio picante es el metiltio-trans-sbutenilisotiocianato que se forma a partir del correspondiente glucosinolato.

Por tanto, el consumo de **rábanos** en nuestra alimentación, es interesante en personas con dietas para perder peso por su bajo contenido en calorías, aportando a su vez **compuestos azufrados, vitaminas y fibra.**

35. REMOLACHA: UNA RAIZ MUY NUTRITIVA

La **remolacha** o betabel es una raíz profunda, grande y carnosa que proviene de la planta del mismo nombre. Pertenece a la familia de las *quenopodiáceas*, que comprende más de 1000 especies de plantas. Dentro de esta familia se incluyen también verduras tan populares y nutritivas como las espinacas y las acelgas. El color de la remolacha es variable, desde rosáceo a violáceo y anaranjado rojizo hasta el marrón. El sabor, debido a que se trata de una raíz en la que se acumulan gran cantidad de azucares, es dulce. Su cultivo es muy antiguo, data del siglo II a.C., en el Norte de África, como curiosidad en esa época en esa familia de verduras se consumían solo las hojas.

La remolacha es un alimento de bajo contenido energético, debido al alto contenido en agua, casi un 90%. La energía es aportada por los hidratos de carbono, alcanzando las 130 calorías, dentro de las hortalizas junto a la zanahoria y el puerro, es la hortaliza que más azucares contiene. Es una buena fuente de fibra, alcanzando los 3 gramos. Con respecto a los minerales, destacan por este orden; potasio, sodio, fosforo y calcio. De sus vitaminas destacan los contenidos en folatos, pudiendo suponer casi el 50% de las recomendaciones diarias, también aporta importantes cantidades de vitamina C.

En resumen, la remolacha es una raíz culinaria que aporta **minerales y vitaminas.**

36. REPOLLO: VITAMINA C Y FIBRA

El **repollo** es una hortaliza de la familia de las *crucíferas*; denominada asi porque las especies que pertenecen a ella se caracterizan por tener flores de cuatro pétalos. Respecto a la forma, aunque la estándar es la redonda, también existen repollos aplanados o puntiagudos. Las variedades más típicas son; el repollo verde, repollo rizado y repollo colorado o rojo (lombarda). Se utiliza como alimento y medicamento desde hace más de 2.000 años. Fue cultivada, al parecer, por los egipcios 2.500 años a.C., y posteriormente por los griegos. En la Antigüedad era considerada como una planta digestiva capaz de combatir la embriaguez

El contenido en agua es del 90% por ello su aporte calórico es muy bajo, no alcanzado las 40 calorías por 100 gramos a expensas fundamentalmente de los hidratos de carbono (alrededor de 3 gramos), cantidad similar a la fibra, con un contenido muy parecido de proteínas y casi nulo de lípidos y colesterol. Su contenido en fibra es elevado, tanto soluble como insoluble. Como el resto de variedades de coles, el repollo es fuente de vitamina C y folatos. La vitamina C contribuye a la protección de la oxidación celular y los folatos ayudan a disminuir el cansancio y la fatiga. Una ración de repollo cubre un tercio de las necesidades diarias de vitamina C. Contiene fitonutrientes específicos llamados glucosinalatos, destacando la **sinigrina**. Y, por último, entre los minerales destaca el potasio.

Por tanto, el consumo de **repollo** en nuestra dieta, nos ayuda a incorporar **vitamina C y fibra**.

37. SETAS: EL SECRETO DE NUESTROS BOSQUES

Las **setas** las incluimos en el grupo de las verduras, siendo su principal característica nutricional el bajo aporte en calorías, ya que tienen un gran contenido en agua (90%). Por término medio solo aportan 20-30 calorías por cada 100 gramos. Con respecto al aporte de macronutrientes, tienen un aporte de hidratos de carbono moderado (4 gramos por 100 gramos), siendo la mayor parte monosacáridos y disacáridos (de rápida y fácil digestión). El aporte de proteínas es bajo (menos de dos gramos), con la peculiaridad de presentar un elevado contenido de aminoácidos esenciales, a diferencia de otros vegetales. Con respecto al contenido en grasas, este es mínimo, pero también nos sorprende ya que aporta grasas cardiosaludables, como son el ácido linoleico y linolénico (ácidos grasos poliinsaturados), y el aporte de grasas saturadas (grasas malas) es muy bajo. Por último, la seta es un alimento rico en fibra (alcanzando los 2,5 gramos), sobre todo insoluble, produciendo sensación de saciedad al consumirlas.

Las setas son también una fuente importante de vitaminas del grupo B, sobre todo B2 y B3. La vitamina B2 (riboflavina) está relacionada con el mantenimiento de nuestras mucosas, hematíes y anticuerpos, así como la obtención de energía por parte de nuestras células. La *vitamina B3 (niacina)* está implicada en el metabolismo de todos los principios inmediatos, así como en el crecimiento. Dentro del capítulo de las vitaminas, las setas aportan también precursores de la vitamina D, como el **ergosterol (vitamina D2).** Al transformarse en vitamina D3 activa, favorece la absorción del calcio y fosforo y el mantenimiento de la salud de nuestros huesos y dientes.

Dentro de los minerales que contienen las setas, sobresalen el yodo, el fósforo y el potasio. El yodo es el elemento esencial para que funcione nuestra glándula tiroidea. De este modo, se producen de manera constante las hormonas tiroideas. El fósforo tiene una doble función: estructural, al unirse al calcio dentro de los huesos y dientes, y además forma parte de la molécula que nuestro organismo utiliza como moneda energética (ATP). El potasio es un mineral utilizado por nuestro organismo para la transmisión de las señales nerviosas entre las neuronas y para la actividad muscular normal.

A pesar de todas sus propiedades nutricionales, debemos recomendar un **consumo racional** de las setas, no ingiriendo aquellas que no conozcamos, con el fin de evitar problemas de salud graves o incluso mortales. Sin embargo, con un consumo responsable son una **fuente de vitamina D, calcio, fósforo y vitaminas**.

38. TOMATE: UNA DESPENSA DE VITAMINAS Y MINERALES

El **tomate** pertenece a la familia de las solanáceas. Existen diversos tipos de tomates; tomate canario, tomate cherry, tomate verde (de color poco intenso), tomate de Monserrat (de aspecto lobuloso y achatado), tomate raf, etc. Este alimento es muy rico en agua (casi un 95% de su peso), aportando solo 20 calorías por cada 100 gramos. Este aporte tan bajo de calorías se debe también a su bajo contenido en hidratos de carbono (3,5 gramos), proteínas (1 gramo) y grasas (0,1 gramos). Lo verdaderamente importante del tomate es su contenido en vitaminas y minerales.

La vitamina más importante es la C (26 mg por 100 gramos). Este aporte hace que si comemos 150 gramos de tomate al día cubramos el 100% de las necesidades diarias de esta vitamina para un adulto sano. Otras vitaminas que contiene el tomate son todas las vitaminas del grupo B, vitamina E, ácido fólico y una pequeña cantidad de betacarotenos. Dentro de los minerales, destaca su contenido en potasio, magnesio y fósforo.

El **licopeno** es uno de los nutrientes más importante de los tomates. Es un pigmento de la familia de los carotenoides que le da al tomate su color rojo característico. El licopeno tiene propiedades antioxidantes: diferentes estudios han demostrado que al incorporarlo habitualmente en nuestra dieta disminuye el riesgo de desarrollar determinados tumores (próstata, páncreas, pulmón y colon). Este licopeno se absorbe muy bien a partir del tomate fresco, pero todavía mejor a través del zumo de tomate o del tomate en salsa.

Por todas las propiedades nutricionales que hemos comentado deberíamos recomendar incluir habitualmente en la dieta 10 o más raciones semanales de alimentos ricos en **licopeno**, como es el tomate, pero también la sandía, uva rosada y pomelo rosado. Además, este alimento **aporta vitamina C** a nuestra dieta.

39. ZANAHORIA: UNA DOSIS DE CAROTENOS PARA NUESTROS OJOS

La **zanahoria** es una de las verduras más consumidas en todo el mundo, siendo originaria del área mediterránea. Como buen vegetal que es, su principal componente es el agua, representando casi un 90% de su composición. Dentro de los macronutrientes los más abundantes son los carbohidratos, con casi 8 gramos por 100 gramos, siendo una fuente de fibra con casi 3 gramos.

Nos detendremos en el análisis de la fibra, porque además de su cantidad es importante su calidad, ya que destaca la presencia de fibra soluble como es la pectina, convirtiendo a esta verdura en un alimento interesante para tratar los episodios de diarrea por el poder astringente que presenta la **pectina**.

Con respecto a los minerales, es importante su aporte de potasio, calcio, fósforo y yodo. Sin embargo, por lo que verdaderamente destaca la zanahoria desde el punto de vista nutricional es por su alto contenido en **beta carotenos** o precursores de la vitamina A (aportando casi 1400 ug por 100 gramos), los cuales le confieren el color naranja característico a este vegetal. Por su alto contenido en vitamina A o beta carotenos, es un vegetal muy recomendado para proteger la piel de la agresión que generan los radicales libres y muy importante para la vista, manteniendo un adecuado funcionamiento de la retina. También presenta una importante cantidad de vitamina E y algunas vitaminas del complejo B, especialmente la B3 o niacina, y ácido fólico. Por su contenido en estas vitaminas antioxidantes, se recomienda consumirla regularmente para prevenir y reducir el riesgo de enfermedades cardiovasculares, degenerativas y tumorales. Su contenido en ácido fólico convierte a las zanahorias en alimentos recomendables para prevenir cierto tipo de anemias, reducir el riesgo de espina bífida durante el embarazo y el riesgo cardiovascular.

Por tanto, esta verdura desde el punto de vista nutricional presenta importantes beneficios a nivel **cutáneo, cardiovascular y visual**, por su contenido en **beta carotenos**, con un aporte calórico bajo y un aporte elevado de **fibra saludable** para nuestro intestino.

LEGUMBRES

40. ALTRAMUCES: MÁS QUE UN APERITIVO

Entre las numerosas variedades de **Altramuces**, destacan por su importancia el altramuz blanco (L. albus), el altramuz azul (L. angustifolius) y el altramuz amarillo (L. luteus). En España los denominamos también **calamocano, chocho o lupino**, dependiendo del área geográfica. Su consumo habitual es como un aperitivo, pero también puede consumirse en vinagretas, ensaladas y sopas. Lo sorprendente es que estamos ante una leguminosa.

Este alimento aporta 4 calorías por cada gramo, sobre todo por su aporte de hidratos de carbono entorno a los 40 gramos por 100 de producto seguido de los 11 g de proteínas y unos 3,9 g de grasas. También es muy importante su aporte de fibra, alrededor de 13 g. Con respecto a los minerales es una buena fuente de potasio 1000 mg por cada 100 gramos con un aporte interesante de calcio 200 mg y 400 mg de fósforo, por tanto, es un buen alimento para nuestros huesos. A pesar de ser un vegetal, aporta cantidades interesantes de hierro no hemo, de menor biodisponibilidad que el hierro procedente de las carnes. No obstante, como se consume como un encurtido, el aporte de sodio puede ser excesivo. Los altramuces también contienen fitosteroles, un elemento que funciona como antioxidante y que actúa frente a la hipertensión, reduce el colesterol y tiene propiedades antiinflamatorias.

Este **aperitivo**, nos aporta **calorías, minerales y fitosteroles**, debemos consumirlo con cautela si lo hacemos a modo de aperitivo por su contenido en sal.

41. ALUBIA: ALMACÉN DE PROTEÍNAS VEGETALES

Las **alubias** son las semillas secas extraídas de las vainas que crecen en las plantas leguminosas del género *Phaseolus*. Como muchas de las leguminosas de consumo actual fueron introducidas en Europa desde América Latina. El consumo de esta leguminosa está muy extendido, y dependiendo de la zona geográfica donde se consume puede recibir diferentes nombres, como frijol, habichuela, beans o judía. En nuestro propio país también reciben distintos nombres según la región de procedencia: fabes, fréjoles, bajocas, pochas o caparrones. En España consumimos principalmente la judía común *(Phaseolus vulgaris)* con múltiples variedades (alubia blanca de manteca, la blanca redonda, la carnosa, la planchada y el judión de El Barco). Otra especie es la judía pinta *(Phaseolus coccineus)*, de forma arriñonada y color rojo o púrpura. Tampoco podemos olvidarnos de la judía escarlata *(Phaseolus Multiflorus)*, siendo las variedades más consumidas el judión de La Granja o judión de El Barco de Ávila.

Desde el punto de vista nutricional este alimento es una fuente importante de calorías, alcanzando casi 300 calorías por cada 100 gramos, fundamentalmente a partir de los hidratos de carbono (más de 50 gramos) y de las proteínas, alcanzando casi 20 gramos, es decir en una cantidad similar a carnes y pescados. A pesar de esta **elevada cantidad de proteínas**, las proteínas de las leguminosas presentan menos valor biológico que las proteínas procedentes de alimentos de origen animal (carne, pescado, leche y huevos) al ser deficitarias en un aminoácido esencial como es la meteonina. Con respecto a las grasas, su aporte es testimonial, con menos de 1,5 gramos. No obstante, las alubias combinadas en un mismo plato con cereales como el arroz aportan a nuestra dieta una proteína tan completa como la de cualquier alimento de origen animal. Dentro del capítulo de macronutrientes es muy importante el aporte de fibra, superando los 25 gramos, lo que las convierte en un buen alimento para combatir el estreñimiento. Dentro de la fibra aporta fibra soluble, la cual es metabólicamente activa mejorando los niveles de colesterol y glucosa en sangre.

En el apartado de micronutrientes, este alimento es una buena fuente de potasio y también de fósforo, calcio y selenio. El aporte de vitaminas se centra fundamentalmente en el grupo B (B1 y B3).

En resumen, es un alimento con un buen aporte de **proteínas, fibra, potasio y vitaminas del grupo B**, que puede regular nuestro metabolismo de las grasas y azucares.

42. FRIJOL: UNA LEGUMINOSA INTERESANTE

Las semillas denominadas *frijoles* suelen incluirse entre los cultivos denominados legumbres. Los frijoles, en su estado silvestre son del tamaño de una uña pequeña, inicialmente se recolectaban en Afganistán y en el Himalaya. Su consumo se difundió tras la colonización española del Nuevo Mundo, y siempre han sido una fuente importante de proteínas en la dieta.

Como buena leguminosa su contenido en agua es bajo y su aporte calórico elevado, alcanzando las 300 calorías por 100 gramos. Este aporte calórico proviene fundamentalmente de los hidratos de carbono, más de 50 gramos por 100. Con un aporte de proteínas superior a los 20 gramos por 100, más elevado que cualquier pescado y al mismo nivel que las carnes de mamíferos que consumimos habitualmente. El aporte de grasa es bajo, no obstante, las grasas predominantes son las grasas polinsaturadas, casi al mismo nivel que las grasas saturadas. El aporte de colesterol es nulo. Además, el aporte de fibra es muy elevado, alcanzando casi los 20 gramos, por ello mejora claramente los niveles de colesterol en sangre.

Es una fuente interesante de potasio, fósforo y magnesio, con muy bajo contenido en sodio, convirtiéndolo en un buen alimento para disminuir la tensión arterial. Dentro de las vitaminas destaca el aporte de ácido fólico, una vitamina muy importante para los primeros meses de embarazo y por tanto recomendable en mujeres en edad fértil.

En resumen, un alimento interesante para **regular la tensión arterial, los niveles de colesterol** y con muy buen aporte de **ácido fólico**.

43. GARBANZO: LEGUMBRE MUY NUTRITIVA

El **garbanzo** es una leguminosa de la familia de las fabáceas, de amplia difusión en todos los países del Mediterráneo. De esta leguminosa se han desarrollado variedades autóctonas en España como son: fardón, puchero, alcazaba, bujeo, fuentesaúco, pedrosillano y blanco andaluz.

Desde el punto de vista nutricional, uno de los datos más llamativos es la escasa cantidad de agua de esta leguminosa. Su aporte energético es superior a la alubia alcanzando las 343 kcal por 100 gramos debido al contenido en hidratos de carbono (55 gramos por 100 gramos) y grasas (5 gramos), superior estas últimas a las de otras leguminosas. A pesar de este importante aporte de grasas, estas grasas son monoinsaturadas y polinsaturadas al 50%, es decir grasas cardiosaludables. Si a esto le añadimos que el aporte de colesterol es nulo, esta leguminosa presenta realmente un perfil graso ideal. El tercer macronutriente son las proteínas, ya que esta leguminosa presenta un alto aporte (casi 20 gramos). No obstante, al ser un alimento vegetal presenta carencia de determinados aminoácidos esenciales (meteonina), por lo que se recomienda su consumo en potaje, junto a productos derivados de la carne de cerdo o con cereales como el arroz, para compensar ese déficit de aminoácidos esenciales.

Dentro de los minerales el más destacado es el potasio, seguido por el fósforo y el calcio. La vitamina más destacada en su composición es el ácido fólico (180 ug), representando esta cantidad prácticamente el 100% de las recomendaciones diarias, lo cual es otro dato nutricional a destacar.

Por tanto, estamos ante un **alimento rico en proteínas y con un interesante perfil de grasas cardiosaludables** y un buen aporte de **ácido fólico**.

44. LENTEJA: LEGUMBRE MEDITERRÁNEA

La **lenteja** es una de las leguminosas más antiguas, ya que probablemente la estamos consumiendo desde hace más de 10.000 años. Proveniente de Oriente Medio, posteriormente se inició su consumo en Egipto y la cultura romana la extendió por toda la ribera mediterránea. Las principales variedades producidas en nuestro país están situadas en Castilla y León: rubia de la Armuña (lenteja con Denominación de Origen), rubia castellana, pardina y verdina.

La lenteja está incluida en nuestra dieta mediterránea y aporta sobre todo **proteínas**. Como en el resto de leguminosas, son proteínas de bajo valor biológico, a diferencia de las proteínas de origen animal. El aporte total de proteínas por unidad de peso (100 gramos) es superior al de las carnes y pescados, alcanzado casi los 24 gramos. El aporte del resto de macronutrientes está encabezado por los hidratos de carbono, (alrededor de unos 50 gramos) y además contiene muy poca cantidad de grasas, menos de 2 gramos. Un nutriente muy notable en las lentejas es la fibra, alcanzando casi los 12 gramos.

El aporte de los micronutrientes es muy interesante, tanto de vitaminas como de minerales. Dentro de los minerales, destaca sin duda el **hierro**, con casi 8 mg por 100 gramos (alcanzando el 100% de los requerimientos diarios de un varón adulto). Su contenido duplica el contenido de hierro de la mayoría de las carnes. No obstante, aunque su absorción es buena, no alcanza las tasas de absorción que tiene el hierro hemo que aportan las carnes y pescados. El hierro de los alimentos vegetales (no hemo) es un elemento de peor absorción. Otros minerales que aparecen en cantidades importantes son cobre, magnesio, fósforo, selenio y zinc. Por último, desde el punto de vista de las vitaminas, se trata de un alimento rico en estas (B1 y B2).

Por tanto, esta legumbre presenta importantes propiedades nutricionales. Sin embargo, como todas las legumbres, si la utilizáramos como fuente principal de proteínas tendríamos un déficit de algunos aminoácidos azufrados, como por ejemplo la cisteína y meteonina, y por eso la sabiduría popular ha incluido en la dieta platos de legumbres con arroz, en los cuales el aporte de aminoácidos se hace más equilibrado. No debemos olvidar el aporte tan interesante de **hierro** que presenta.

45. SOJA: UNA LEGUMINOSA DIFERENTE

La **soja** es una leguminosa oriunda de Asia, pero cuyo consumo se ha extendido en nuestro medio en diferentes versiones, como pueden ser los brotes de soja, en forma de tofu, salsa de soja, tempeh (una especie de torta de soja) o las bebidas a base de soja (mal denominada leche de soja). Sin duda es un alimento que despierta gran interés en la sociedad actual, sobre todo en personas con dietas vegetarianas.

La soja (seca), como buena leguminosa que es, tiene un aporte calórico importante, alrededor de 380 kcal por 100 gramos, con un elevado aporte de proteínas, de hasta 35 gramos, aunque de bajo valor biológico. Con respecto al resto de macronutrientes, su aporte es menor, entorno a los 16 gramos de hidratos de carbono y 18 gramos de grasas. Con respecto a las grasas, el 50% son grasas monoinsaturadas y el 25% polinsaturadas. Ambos grupos son grasas cardiosaludables, representando las grasas saturadas solo el 25% restante. El aporte de colesterol es nulo y por otra aprte tien un alto aporte de fibra, alcanzado los 15 gramos.

Con respecto a los minerales, el más abundante es el potasio, con más de gramo y medio por 100 gramos, seguido del fósforo, que sobrepasa el medio gramo, y a continuación el calcio y el magnesio. A pesar del elevado contenido en calcio y magnesio, su biodisponibilidad es baja al presentar este alimento un alto contenido en fibra, que interfiere la absorción de estos minerales. El mayor aporte de vitaminas es a través del ácido fólico, siendo por tanto un alimento interesante en mujeres en edad fértil o embarazada. En menor medida aporta otras vitaminas del grupo B como es la niacina.

Su verdadero secreto es su contenido en isoflavonas, sobre todo **genisteína y daidzeína**. El consumo de estos nutrientes se ha relacionado con un menor riesgo de cáncer de mama. Incluso en estudios recientes, el consumo regular de soja se ha relacionado con una menor tasa de cáncer de endometrio, colon, etc. El equol es otro de los bioactivos que contiene la soja, cuyo precursor es la daidzeina, y es uno de los protagonistas del efecto de esta leguminosa en la prevención de las enfermedades cardiovasculares, modulando los niveles de colesterol y la tensión arterial. También se ha relacionado el consumo regular de soja con menores síntomas en las mujeres relacionados con la menopausia.

En resumen, la soja es una leguminosa con un alto contenido en **proteínas, con un perfil de grasas saludables y un contenido en isoflavonas muy elevado** que le confieren potenciales beneficios oncológicos y cardiovasculares.

CARNES Y EMBUTIDOS

46. AVESTRUZ: PROTEINAS Y HIERRO

El **avestruz** es originaria de África, es el ave corredora más grande del Mundo, puede llegar a pesar 150 kg. Desde antiguo se consumían sus huevos, y recientemente se ha iniciado el consumo de su carne, existiendo granjas en Sudáfrica, Australia, Inglaterra, España y otros lugares de Europa.

A diferencia de otras carnes de ave (carnes blancas), cuando la consumimos su aspecto es de una carne roja como la ternera. Con un sabor que tampoco tiene que ver con otras aves de corral que consumimos, es una mezcla de ternera y de buey. Se consume tanto la carne de la pierna, como del resto del cuerpo, siendo esta segunda de menor calidad. También se consume en la dieta paté (mouse de hígado), molleja en confit, rillete y escabeche. Desde el punto de vista nutricional, casi un 75% es agua, por ello su aporte calórico no es muy elevado (sobrepasando levemente las 100 calorías por 100 gramos), el aporte de proteínas de alto valor biológico es sobrepasando los 20 gramos por 100, con un aporte de grasas bajo (3 gramos por 100), con un predominio de grasas saludables como son las grasas monoinsaturadas y un aporte muy bajo de colesterol (80 mg/día). Aporta menos calorías que la carne de pollo, por tanto, es un alimento interesante para aportar proteínas en la dieta de personas que intentan perder peso.

Se trata de una carne rica en **hierro**, con casi 5 mg por 100 gramos, con el consumo de 100 gramos de carne al día obtenemos casi tres cuartas partes de las necesidades diarias. También presenta cantidades interesantes de zinc, potasio, fósforo y selenio. Con respecto a las vitaminas, destacan todas las del grupo B; B12, tiamina, riboflavina, niacina y B6.

El consumo de avestruz, nos aporta **proteínas de alto valor biológico, y hierro**.

47. CABALLO: UNA CARNE MAGRA

Hasta el siglo XIX, raramente se sacrificaban los caballos para ser utilizados de alimento debido a su utilidad como medio de transporte y de tiro, a partir de esa época se empieza a comercializar especialmente en Francia, sin embargo en España, la carne de caballo no es demasiado consumida. Los rasgos más característicos son su color y su ternura, así como su sabor un tanto dulzón, todas estas características no la convierten en una carne apreciada en nuestros menús. No obstante, tenemos que decir que esta carne resulta más tierna que la de otros mamíferos por su particular distribución del tejido conectivo. Además, el elevado porcentaje de glucógeno hace que el rigor mortis aparezca más lentamente y que la carne se mantenga plástica y elástica durante más tiempo.

La **carne de caballo** contiene una gran cantidad de agua, superior al 75% de su composición. El segundo componente mayoritario son las proteínas (21 gramos) de elevado valor biológico. Las grasas se encuentran en muy baja cantidad, esto contribuye a que el aporte calórico por 100 g de carne de caballo no llegue a las 100 cal y que sea inferior al de otras carnes como el cerdo, ternera o pollo. El aporte de colesterol es prácticamente nulo.

Con respecto a los minerales, la carne de caballo constituye una importante fuente dietética de **hierro** hemo de gran biodisponibilidad. En general, entre un 15-30% del hierro hemo de la carne es bien absorbido. Una ración de carne de caballo cubre casi la totalidad de las ingestas diarias recomendadas para este mineral. La carne de caballo es también fuente de zinc, con una alta biodisponibilidad. Con respecto al aporte de vitaminas solo destaca la presencia de niacina, y en menor medida de vitamina B1 y B2.

En resumen, la carne de caballo puede ser considerada una carne magra **rica en hierro, zinc y tiamina**.

48. CABRITO: UNA CARNE ESPECIAL PARA NUESTRA DIETA

En función de la edad y de la alimentación del **cabrito** distinguimos fundamentalmente dos tipos; el cabrito lechal, alimentado exclusivamente de leche materna y el cabrito pascual, que también se alimenta de pastos. El **cabrito lechal** se sacrifica a los 20-25 días de nacer y su peso oscila de 5 a 7 kg. Su carne es tierna y de color blanco nacarado, sin apenas grasa y muy jugosa. Sin embargo, el **cabrito pascual**, se sacrifica con 35 - 40 días, y tiene un peso entre 8-11 kg.

El componente mayoritario de esta carne es el agua, casi un 80%, cuyo porcentaje disminuye ligeramente a medida que aumenta la edad. Al igual que el resto de las carnes, aporta proteínas de alto valor biológico, ya que tiene en su composición alrededor de un 40% de aminoácidos esenciales. Se trata de una carne magra con 4 g de grasa por cada 100 g de alimento, con predominio de ácidos grasos monoinsaturados, con un aporte de colesterol bajo de 56 mg. Como el cabrito es un rumiante, su carne contiene ácidos grasos trans, formados de forma natural en el rumen por bihidrogenación de las grasas alimenticias.

La carne de cabrito también aporta minerales y vitaminas. Destacan el fósforo y el potasio y, entre las vitaminas, la tiamina y la niacina.

En resumen, teniendo en cuenta que es una carne magra, es un excelente alimento para aportar **proteínas de alto valor biológico y pocas calorías en nuestra dieta.**

49. CAPÓN: FÓSFORO Y PROTEINAS

El **capón** es un pollo que se castra cuando es pequeño y se ceba para comerlo. Como resultado de la castración el pollo no desarrolla todas sus características masculinas, se convierten en animales más dóciles y menos activos, de este modo se acumula más grasa en sus tejidos, así su carne es más jugosa y sabrosa que la de un pollo o pavo. Su consumo esta extendido por todo el Mundo, y en ocasiones es un mercado gourmet.

Nutricionalmente, el capón tiene un elevado porcentaje de agua, casi un 60%. Presenta un alto contenido de proteínas de alto valor biológico, con casi 30 gramos por 100. El capón se puede considerar una carne magra, cuando la consumimos sin piel, donde se sitúa la mayor parte de la grasa, por otra parte, tiene menor contenido de colesterol que la carne de pollo y pavo. La carne de capón no tiene hidratos de carbono, ya que se consumen postmórtem, los pocos depósitos de glucógeno que tienen.

El capón tiene minerales como el fósforo, zinc y magnesio, sobre todo destaca el **fósforo**, consumiendo 100 gramos de esta carne tomamos casi la mitad de las necesidades diarias de este mineral, para nuestros huesos y dientes. En cuanto al contenido de vitaminas, destaca la B6, la cual contribuye al metabolismo.

El consumo de capón, nos aporta **fósforo y muchas proteínas de alto valor biológico.**

50. CECINA: UN EMBUTIDO MUY ESPECIAL

La **cecina** proviene fundamentalmente de la carne de vacuno, que se ha sometido a un proceso de salazón, posterior curado al aire y al humo de leña. Sin embargo, podemos encontrar cecina de cabra o caballo, siendo estas piezas más pequeñas, presentado un sabor más fuerte y una coloración también diferente.

Un 95% de la cecina que se consume en España es elaborada en León, la zona geográfica de elaboración de la cecina de León se localiza en Astorga (donde se sitúa el Consejo Regulador), El Bierzo, Montaña Central, Centro y Sur de la provincia. Los únicos ingredientes utilizados en la elaboración de la cecina de León son **carne de vacuno y sal.**

La cecina presenta diferencias importantes con otros embutidos que podemos consumir (chorizo, salchichón, etc.); por ejemplo, no aporta tantas calorías al obtenerse de carne más magra, situándose aproximadamente en 250 calorías por 100 gramos, entre 100 y 200 calorías menos por unidad de pesada que el resto de embutidos. Por otra parte, tiene un elevado contenido en proteínas de alto valor biológico (en torno a 40 gramos), pero además son proteínas de fácil digestión ya que tienen un alto grado de proteólisis (degradación en unidades más pequeñas) y además sufre una transformación de péptidos en aminoácidos libres a lo largo del período de maduración. Otra característica nutricional interesante es que la grasa de la carne de vacuno contiene un alto porcentaje de grasas insaturadas (por ejemplo, oleico, cardiosaludable, la misma grasa que encontramos en el aceite de oliva). Este alimento es también una buena fuente de hierro, cobre y zinc.

En resumen, estamos ante un embutido con **bajo aporte calórico y un interesante aporte de proteínas y grasas insaturadas** (cardiosaludables), además de minerales. Por ello es un alimento interesante en aquellos pacientes que requieren un aporte de proteínas en dietas hipocalóricas.

51. CERDO: UNA CARNE CON MUCHO RECORRIDO

En la actualidad estamos redescubriendo algunas de las bondades nutricionales de la **carne de cerdo**. Con respecto a las grasas y el colesterol, es un alimento que aporta menos de 80 mg de colesterol por cada 100 gramos, muy por debajo del aporte de la carne de ternera y de cordero. Además, está muy lejos de alimentos que consideramos como ricos en colesterol, como, por ejemplo: yema de huevo (250 mg por unidad), mantequilla (250 mg por cada 100 gramos) o un queso semicurado. La carne porcina es etiquetada como una carne muy grasa, no obstante, esto depende de la raza, sexo, edad, tipo de corte, pieza a consumir y de la alimentación recibida por el animal. Bien es verdad que la carne de cerdo contiene ácidos grasos saturados (poco saludables), pero también incluye ácidos grasos monoinsaturados (grasa buena) en una proporción superior al resto de carnes. Además, aporta ácidos grasos esenciales (linoléico y linolénico). Mención especial tiene el cerdo de raza ibérica, alimentado con bellotas en las dehesas, que tiene mayor proporción de ácidos grasos monoinsaturados (oleico).

Con respecto al aporte proteico, la carne de cerdo contiene aproximadamente 20 gramos de proteína cada 100 gramos. Esta cifra no deja de ser un promedio, ya que las diferentes partes del cerdo presentan diferentes aportes; por ejemplo, la parte trasera del cerdo es rica en proteína muscular, aportando la totalidad de aminoácidos esenciales, sin embargo, las piezas delanteras tienen más tejido conjuntivo o colágeno, que aumenta con la edad del animal.

Con respecto al aporte de minerales y vitaminas, merece ser destacado el aporte de hierro, en forma de hierro hemo, que se absorbe fácilmente. La carne de cerdo no aporta vitaminas liposolubles, pero sí que aporta importantes cantidades de vitaminas del complejo B.

Podemos acabar este apartado con un refrán popular castellano "del cerdo nos gustan hasta los andares" y como hemos comentado previamente es una carne de buena calidad para nuestra mesa, siendo una fuente de **proteínas de alto valor biológico** y **vitaminas del grupo B**, y con poco colesterol.

52. CHORIZO: PIMENTÓN Y CARNE DE CERDO, TODO UN MANJAR

El **chorizo** es un producto de nuestra tierra. Lo fundamental para su elaboración es un picado de carne magra de cerdo (excepto en el chorizo de Soria, que puede tener también carne de vacuno), grasa en distintas proporciones, ajos, sal y pimentón dulce y/o picante. Las cantidades de esos elementos varían, sobre todo la grasa, y por ello su valor nutricional y aporte calórico puede ser muy diferente de un tipo a otro. Esta mezcla se embute en tripa natural o artificial y finalmente, los chorizos se cuelgan para que maduren y se sequen y en algún caso se ahúman.

El aporte calórico de este alimento es elevado, sobrepasando las 300 calorías por 100 gramos, con un aporte de más de 30 gramos de grasas, siendo el mayor aporte de ellas del tipo monoinsaturadas, procedente de la carne del cerdo. El aporte de proteínas también es elevado, ya que estamos ante un alimento que sufre un proceso de secado, el cual disminuye su proporción de agua a favor de otros nutrientes como pueden ser las proteínas (22 gramos). El aporte de colesterol es intermedio, en torno a 98 mg.

Con respecto al aporte de minerales, el más abundante es el sodio con casi 1 gramo por 100 gramos de producto, siendo necesario controlar su consumo en personas con los niveles de tensión arterial elevados o con patología cardiaca. También aporta cantidades interesantes de potasio, fosforo, hierro y magnesio, todos ellos provenientes de la carne de cerdo.

En cuanto al aporte de vitaminas, es un alimento que aporta cantidades importantes de las vitaminas del grupo B, al tener como base de su fabricación la carne de cerdo (niacina, vitaminas B1, B2 y B12).

Por tanto, este alimento de nuestra tierra aporta una interesante **cantidad de calorías y proteínas**, con unas grasas de aceptable perfil metabólico y **un elevado contenido en sal.**

53. CIERVO: MUCHOS MINERALES Y VITAMINAS

El **ciervo** es un mamífero rumiante, y se le considera una de las mejores piezas de caza mayor. Al corte natural, esta carne es de color rojo-castaño oscuro, con tonos más intensos que la carne de vacuno pero con menor cantidad de grasa. El consumo de carne de ciervo no está muy extendido en la población general, de este animal podemos consumir su carne, llamada "venison", pero también se consume el ciervo ahumado, similar a la cecina de vaca o incluso en escabeche. En estos momentos la carne de ciervo que más se consume es la de ciervo criado en granjas, esta carne mucho más suave y tierna que la de los animales silvestres, debido al tipo de alimentación que realizan, esto también modifica levemente su composición nutricional.

Esta carne al tener poca grasa, presenta un aporte calórico moderado, entorno a 100 calorías por 100 gramos, es una carne que, aunque roja tiene una cantidad de grasa similar al pollo y al pavo, menos de 2 gramos por 100. De estas grasas la mitad son monoinsaturadas y polinsaturadas, es decir grasas con beneficios cardiovasculares. El aporte de colesterol también es bajo, entorno a 50 mg. Aunque la carne de ciervo vivo contiene una pequeña cantidad de hidratos de carbono en forma de glucógeno, éste se destruye en los procesos postmórtem, de forma que la carne de ciervo cuando la consumimos no contiene hidratos de carbono.

La carne de ciervo es fuente de minerales como el hierro, zinc, potasio, selenio y fósforo. El hierro es de alta biodisponibilidad al ser hierro hemo, igualmente sucede con el zinc que aporta. Dentro de las vitaminas aporta vitaminas del grupo B; tiamina, riboflavina, niacina, vitamina B6 y B12.

En resumen, estamos ante una carne con **bajo aporte de grasas y alto aporte de proteínas y minerales.**

54. COCHINILLO: UN MANJAR NUTRICIONAL

El **cochinillo** segoviano es uno de los platos característicos de la mesa castellano-leonesa que ha conseguido traspasar nuestras fronteras. Este animal se alimenta exclusivamente de leche materna y es sacrificado antes de que sea destetado, con 21-25 días de vida, alcanzando un peso que oscila entre los 4,5 kg y los 5,5 kg.

Desde el punto de vista nutricional, el cochinillo presenta unas características muy similares a la carne de cerdo en general. No obstante, tiene como características específicas una mayor presencia de agua. Esta propiedad hace que tenga menor aporte calórico.

Por otra parte, la carne de cochinillo presenta valores semejantes de proteínas que la carne de cerdo adulto (18-20 gramos por cada 100 gramos de producto), sin embargo, contiene menos grasa. A diferencia de la carne de cerdo adulto su contenido en grasas saludables es menor, ya que este animal no se alimenta de bellotas u otros alimentos que pueden aportar ácidos grasos no saturados a su dieta. De ese modo la proporción de ácidos grasos monoinsaturados (grasa buena) que presenta la carne de cerdo adulto no es tan importante en el cochinillo. El contenido en colesterol es bajo, ya que este alimento aporta menos de 80 mg de colesterol, muy por debajo de la carne de ternera y de cordero. Con respecto al aporte de hidratos de carbono este es nulo.

En cuanto a la composición de minerales y vitaminas, merece ser destacado el aporte de hierro, en forma de hierro hemo, que se absorbe fácilmente. También destaca la presencia de magnesio, potasio, selenio y fósforo. La carne de cochinillo no aporta vitaminas liposolubles, pero sí que aporta importantes cantidades de vitaminas del complejo B.

En resumen, este plato tradicional es una fuente interesante **de proteínas de alto valor biológico y vitaminas del grupo B**, con un bajo aporte de colesterol e intermedio de calorías.

55. CODORNIZ: CARNE DE CAZA MUY SALUDABLE

La **codorniz** tradicionalmente se ha considerado como un ave de caza, aunque en la actualidad también es criada en granjas para el consumo. Desde el punto de vista nutricional, la carne de codorniz es un alimento caracterizado por un alto contenido en proteínas de alto valor biológico (más de 20 gramos por 100 gramos), levemente inferior a las proteínas que presentan el pollo y el pavo. Con respecto al aporte de grasas, su contenido es muy bajo (1,6 gramos), estando situada además en su mayoría en la piel, siendo fácilmente retirable al consumirla. Si consumimos carne de codorniz que se ha criado en libertad (carne de caza), esta carne contiene menores niveles de grasas y mayor contenido en proteínas debido a la mayor movilidad del animal. Por otra parte, este tipo de carne tiene un bajo contenido en colesterol, presentando menos de 50 mg, lo cual junto a un bajo contenido en sodio (40 mg), convierte a esta fuente de proteínas en un plato ideal para los pacientes con riesgo cardiovascular. El aporte de calorías es bajo, unas 100 calorías por 100 gramos.

Entre las vitaminas destaca la presencia de las vitaminas del grupo B, especialmente vitamina tiamina (B1), piridoxina (B6), riboflavina (B2), niacina (B3) y cianocobalamina (B12). Este tipo de vitaminas del grupo B son necesarias para la realización de un correcto metabolismo en nuestro organismo, así como para el mantenimiento de nuestro sistema nervioso. Con respecto a los minerales, merece la pena mencionar el contenido en hierro (como sucede en la mayoría de aves de caza menor). También son abundantes el potasio, fósforo y zinc.

Por último, no debemos olvidar el consumo, cada vez más frecuente, de los huevos de codorniz. Este tipo de huevo es un alimento rico en vitamina B5 ya que 100 gramos contienen 1,76 ug. y de vitamina B2, con un aporte de 0,79 mg. A diferencia del huevo de gallina, el huevo de codorniz tiene mayor contenido de calcio, hierro y vitamina A, así como un menor aporte de calorías (150 kcal), frente a las 190 kcal que tiene el huevo de gallina.

En resumen, estamos ante una carne de ave con **alto contenido en proteínas y bajo aporte de grasas y calorías,** ideal para las dietas de pacientes con sobrepeso.

56. CONEJO: UN ALIMENTO PARA PACIENTES CON ENFERMEDADES CARDIOVASCULARES

Desde el punto de vista nutricional, la carne del **conejo** tiene muy poca grasa (inferior al 5%), sin llegar a perder las propiedades nutricionales de los alimentos de origen animal, como es el alto contenido en proteínas (superior a los 20 gramos por 100). Incidiendo en su bajo contenido en grasa, además la grasa saturada (grasa mala) solo representa un tercio de su contenido, con la peculiaridad de que la mayor parte es un tipo especial de grasa saturada (ácido esteárico), que se transforma en ácido oleico en el organismo, es decir, se transforma en ácidos grasos monoinsaturados (grasas buenas), presentando por tanto **efectos protectores a nivel cardiovascular**. Su contenido en colesterol es muy bajo (71 mg por cada 100 gramos).

Comparándola con otros tipos de carne de consumo habitual en nuestra dieta, la carne de conejo presenta otras ventajas, como es su bajo contenido en sodio, convirtiéndola en ideal para pacientes con hipertensión arterial. Además, es habitual que en las recetas en las que usamos este tipo de carne se incluyan hierbas aromáticas, lo cual permite prescindir de la sal para su cocinado. Su contenido en purinas también es bajo (32 mg por cada 100 gramos), y por ello es una carne que puede formar parte de la dieta de los pacientes con hiperuricemia (ácido úrico alto). Con respecto a otros minerales, destaca su alto contenido en potasio, selenio, hierro, zinc y magnesio. Dentro de las vitaminas las más abundantes son las del grupo B.

Por tanto, su alto contenido en proteínas y su **bajo aporte de grasas, colesterol, purinas y sodio** la convierten en una carne ideal para la dieta de **pacientes con riesgo cardiovascular**, hipertensión arterial, hiperuricemia y alteraciones en los niveles de colesterol.

57. CORDERO: UN ALIMENTO CON VARIADAS PROPIEDADES NUTRICIONALES

La carne del **cordero** se clasifica en función de la edad del animal. De este modo cuando nos referimos al cordero lechal, la carne procede de animales de menos de 1 mes y medio de edad. Estos animales se alimentan fundamentalmente de leche y es en el mes de octubre cuando el cordero contiene la máxima cantidad de grasa. La carne de cordero lechal es muy fina y jugosa, pero, como veremos, con menos nutrientes que la carne de corderos de mayor edad. El cordero recental es un animal de menos de 4 meses. Alrededor de los 40-50 días se produce el destete y el animal pasa a alimentarse con piensos compuestos, lo que provoca una disminución de su cantidad de grasa. La carne es menos tierna, más sabrosa y de color más rojo que la del cordero lechal. El cordero pascual o cordero de pasto tiene una edad que oscila entre los 4 meses y el año y su carne tiene un sabor más marcado.

Por tanto, la carne de cordero se clasifica en roja o en blanca en función de la edad del animal. La carne de animales adultos -pascual y ovino mayor- presenta un color rojizo más intenso que la de animales jóvenes -cordero lechal o ternasco-. La coloración más rojiza de las carnes se debe a un mayor contenido en mioglobina (el pigmento que contiene hierro). El aporte de calorías de la carne de cordero varía también en relación con la pieza, oscilando desde las 180 calorías por 100 gramos de la procedente de la pierna a las 240-280 calorías de las costillas, chuletas y paletilla. El aporte de proteínas es de unos 15-18 gramos por 100 gramos de carne. Por otra parte, el contenido de grasas también oscila desde los 13 gramos por 100 gramos de la pierna a los 20-23 gramos de las costillas y paletillas, con un aporte predominante de grasas saturadas y monoinsaturadas.

En el grupo de los micronutrientes, en las vitaminas destacan las ~~vitaminas~~ que pertenecen al ~~del~~ grupo B, especialmente la B2 y la B12 y, en menor medida, la B1. En cuanto a los minerales, la carne de cordero es una buena fuente de hierro hemo, un tipo de hierro que se absorbe bien en nuestro intestino y que es necesario para la formación de hemoglobina previniendo un aporte adecuado del mismo la anemia ferropénica. Como ya comentamos previamente cuanto más roja es la carne (más edad del animal) mayor contenido de hierro, al estar este hierro contenido en el pigmento rojizo del musculo (mioglobina). También destacan el aporte de fósforo, sodio y zinc.

Resumiendo, estamos ante una carne saludable con diferentes aportes de **calorías, proteínas y minerales**.

58. FAISÁN: NIACINA Y PROTEÍNAS

El **faisán** es un ave de la familia de las *gallináceas*, de tamaño muy similar al de un gallo, pero con un penacho de plumas en lugar de cresta. Desde tiempos antiquísimos se ha sido considerada como un manjar. Esta ave se considera una carne de caza, por tanto, tiene unas características diferentes al resto de carnes de ave de corral; su color es rojo oscuro, con un olor y sabor más intensos. La carne es jugosa y nutricionalmente muy parecida a la carne del pavo.

Desde el punto de vista nutricional, contienen un 75% de agua. Su principal macronutriente son las **proteínas** de alto valor biológico, aportando todos los aminoácidos esenciales, sobrepasando los 20 gramos de proteínas por 100 gramos. Se le considera una carne magra, con un contenido de grasa menor a los 3 gramos y mayoritariamente en forma de grasas monoinsaturadas. No presenta hidratos de carbono, y la cantidad de colesterol es muy baja.

Con respecto a los minerales, y a diferencia de otras carnes, el contenido de hierro es bajo (1,2 mg), a pesar de que su biodisponibilidad es alta. Si que tiene cantidades reseñables de fósforo y el selenio. Las principales vitaminas presentes son del grupo B (B6, B12 y niacina). Destaca la **niacina**, de ese modo consumiendo 100 gramos de esta carne aportamos el 50% de necesidades diarias.

La carne de faisán, aporta **niacina y muchas proteínas de alto valor biológico**.

59. GALLINA: SABOR INTENSO

La **gallina** es la hembra adulta del gallo, de tamaño algo menor que él, habitualmente no se consume su carne, ya que se aprovecha su capacidad de puesta de huevos. Por tanto, cuando se sacrifica su carne es dura, fibrosa y de fuerte sabor, por ello se utiliza para la elaboración de caldos y sopas. También se utiliza su carne para realizar croquetas o picadillos. Existen en el mundo más de 200 razas de gallinas diferentes. Una variedad especial es la pularda, que es una hembra castrada y sobrealimentada. En esta variedad, la carne es tierna, de color blanco y de un sabor delicioso.

Sin tener en cuenta las diferencias organolépticas de la carne de gallina comentadas en el párrafo anterior, desde el punto de vista nutricional, la gallina tiene una composición muy parecida al pollo. Su componente mayoritario es el agua, con un 70%. Le siguen las **proteínas** con 20 gramos por 100, considerándose una carne magra, con un aporte de calorías que sobrepasa ligeramente las 150 calorías por 100 gramos, con grasa en torno a los 10 gramos, siendo la mitad monoinsaturadas, constituida principalmente por ácido oleico, seguida de la grasa saturada, representada sobre todo por el ácido palmítico. También contiene ácidos grasos poliinsaturados (ácido linoleico), que es muy variable dependiendo de la alimentación del ave. La carne de esta ave se diferencia de la de vacuno o porcino en que su contenido en colesterol es más elevado. Por último, con respecto a los macronutrientes, no contiene hidratos de carbono.

En relación a los micronutrientes la gallina es fuente de **fósforo**. De este modo una ración de gallina aporta el 40% de las ingestas necesarias. Como otras aves tiene importantes cantidades de vitaminas de grupo B, destacando la niacina y vitamina B6.

En resumen, el consumo de **gallina** realiza el sabor de determinados platos, aportando **proteínas, fosforo y vitaminas del grupo B**.

60. JABALÍ: UNA CARNE MAGRA

La carne de **jabalí** está incluida dentro de la denominada carne de caza mayor, como la carne de ciervo, es una carne de sabor fuerte y muy apreciada en gastronomía. Las partes más consumidas son la cabeza, la paletilla y el lomo.

El agua es un componente importante cuantitativamente, superando el 75% del peso. El aporte calórico no es muy alto, alrededor de las 100 calorías por 100 gramos, a expensas fundamentalmente del aporte de proteínas de alto valor biológico, casi 20 gramos por 100. Aunque el jabalí pertenece a la misma familia que el cerdo doméstico, su carne se diferencia por tener **menos grasas y más proteínas**. Por esto la carne de jabalí se considera una carne magra, ya que el porcentaje de grasa es inferior a los 5 gramos. Aunque el músculo del animal vivo contiene una pequeña cantidad de hidratos de carbono (glucógeno), éste se destruye en los procesos postmórtem, de forma que esta carne al consumirla no contiene hidratos de carbono.

La carne de jabalí es importante por su aporte de minerales, entre los más disponibles destacan el fósforo y el selenio. Una ración cubre casi un tercio de las necesidades diarias de estos elementos. También es fuente de potasio, mineral que contribuye al mantenimiento de la tensión arterial normal y una correcta actividad neuromuscular. Esta carne, al igual que las otras carnes de caza (liebre, perdiz, ciervo, etc.), tiene un contenido de purinas alto, precursor de ácido úrico, debiéndose limitar el consumo en personas con gota.

En resumen, estamos ante una carne **magra con alto aporte de proteínas y minerales.**

61. JAMÓN SERRANO: UN ALIMENTO DE PRIMERA

El **jamón** es una seña de identidad alimentaria y cultural de nuestro país. Aunque "jamón serrano" es el nombre más conocido internacionalmente para todo tipo de jamones españoles, en España se suele utilizar este término para los jamones de cerdos de raza no ibérica. Si lo analizamos desde un punto de vista nutricional, el aporte calórico de este alimento está en torno a las 250 calorías por 100 gramos, con un porcentaje de agua del 55%, haciendo esto que el aporte de proteínas por unidad de peso sea superior al que presentan carnes y pescados que comemos habitualmente en nuestra dieta, aportando en este caso entre 25 y 30 gramos de proteínas. El aporte de grasas se sitúa alrededor del 13-15 gramos, predominando las grasas monoinsaturadas, que tienen claros beneficios cardiosaludables. No obstante, el tipo de grasa que tiene el jamón va a depender del alimento que reciba el cerdo, así como de la actividad física que realice. Por ello, los cerdos de las dehesas con un alto contenido de bellotas en su alimentación y actividad física libre presentan un elevado contenido de **grasas poliinsaturadas**, que también tienen propiedades cardiosaludables.

Con respecto a los micronutrientes, el jamón es un alimento rico en hierro, fósforo, potasio y zinc, así como en vitaminas del grupo B (niacina, B1, B2 y B6). El único nutriente que debemos vigilar es el sodio, que en este alimento suele estar en torno a 1 gramo, siendo inferior en los jamones ibéricos.

Por tanto, el jamón es un alimento con **proteínas de alto valor biológico**, vitaminas, y que puede aportar a nuestra **dieta grasas cardiosaludables**.

62. LACÓN: UN BRAZUELO NUTRITIVO

EL **lacón** es el brazuelo o pata delantera del cerdo salado y curado, siendo un alimento autóctono de Galicia. La edad de sacrificio del gorrino para obtener la materia prima del lacón es, como mínimo 6 meses y con un peso superior a los 90 kg. Hay lacones que se consumen a los pocos meses de su producción y otros muy curados, que pueden llegar a tener 24 meses. Habitualmente, se distinguen dos tipos de lacón en función de la alimentación del cerdo, que son; Lacón tradicional, que se obtiene de lechones que en sus tres últimos meses de vida han sido alimentados exclusivamente de cereales, castañas, y bellotas. Y el lacón normal, obtenido a partir de animales alimentados con piensos. Es un plato como hemos comentado típico de Galicia, consumido habitualmente con grelos o con cachelos.

El valor nutritivo del lacón se relaciona con la composición del cerdo joven. Por tanto, el lacón es una buena fuente de agua (50%) y proteínas con elevado valor biológico (más de 21 gramos). Presenta más grasa y menos proteína que un jamón curado. De hecho, se le puede considerar un alimento graso, con casi un 30% de lípidos. Un tercio son grasas saturadas y el otro tercio o más grasas monoinsaturadas (ej. el ácido oleico), siendo estas últimas saludables. El aporte de colesterol es de 70 mg por 100 gramos, y el aporte final de calorías casi alcanza las 350 calorías.

Es muy relevante el aporte de minerales como el zinc y el fósforo. Es necesario tener en cuenta su contenido en sodio, elevado, de ese modo debe limitarse su consumo en personas con la tensión arterial elevada. Por último, este alimento es una fuente de vitaminas del grupo B, sobre todo de tiamina y Niacina.

En resumen, el consumo de **lacón** aporta calorías, **grasas saludables, vitaminas del grupo B** y minerales a nuestra dieta.

63. PATO: UNA CARNE EN ALZA

EL **pato** pertenece a la familia de las *anátidas*. Sus cualidades nutricionales y organolépticas, dependen de si se trata de patos salvajes o patos criados en granjas. Los patos salvajes tienen una carne con un sabor algo más fuerte, y más magra y seca, que la diferencia obstensiblemente de los patos domésticos. Las razas más conocidas para el consumo son los patos de Rouen (Francia) para obtener foies; los patos ingleses de Aylensbury, o los patos de Berbería, originarios de América, que son los más habituales en España. Su consumo se esta extendiendo cada vez más, y hay dos recetas habituales: el pato a la naranja, de origen francés, y el pato a la pequinesa, caramelizado. Por otra parte, se consume derivados del pato en forma de foies, patés y confit.

Nutricionalmente el componente mayoritario del pato es el agua (64% de su composición), con un aporte de energía de unas 200 calorías con un importante contenido en proteína de alto valor biológico, alcanzando los 22 gramos por 100. La grasa del pato es muy variable y depende de varios factores entre los que destaca el origen de su crianza, presentando más en los criados en granja y menos en los salvajes. Por otra parte, las hembras tienen una carne más fina y menos grasa. Como es una carne más grasa, el aporte calórico del pato es mayor que el pollo y el pavo. No obstante, sí retiramos la piel, se podría considerar una carne magra. A pesar de lo comentado, el aporte de colesterol (75 mg) es inferior al de la gallina o el pollo.

En la carne de pato sobresalen las vitaminas hidrosolubles, es fuente de riboflavina, niacina, vitamina B6 y vitamina B12. En referencia al os minerales, contienen selenio, fósforo y zinc.

En resumen, el pato aporta calorías, **proteínas de alto valor biológico y vitaminas del grupo B**.

64. PAVO: UNA CARNE BAJA EN COLESTEROL Y GRASAS

El **pavo**, llamado "gallina de las Indias" por los conquistadores españoles, es oriundo de México de la época de los aztecas, donde se le llamaba "guajalote". El pavo forma parte de las carnes blancas, que se caracterizan por tener poca grasa y bajo nivel de colesterol. La mayor parte de la grasa del pavo se concentra en la piel, no siendo recomendable consumirla. Por otra parte, puede resultar complejo analizar el aporte nutricional de este alimento, ya que del pavo se obtienen diversos derivados cárnicos, denominados fiambres; el jamón de pavo y el roule (elaborados con el muslo), la pechuga, en la que se utiliza para ello el corte delantero y el blanquet, que se realiza con la pechuga.

El aporte calórico del pavo es moderado: menos de 130 calorías por cada 100 gramos de muslo y menos de 100 calorías por 100 gramos de pechuga. La carne de pavo tiene un bajo contenido de grasa y con la ventaja de que la mayor parte se encuentra debajo de la piel y se puede retirar fácilmente. El muslo aporta unos 3-4 gramos por 100 gramos y la pechuga menos de 1 gramo. Otro beneficio nutricional es su bajo aporte de colesterol, de menos de 30 mg. Como en todas las carnes, el hierro de la carne de pavo se absorbe bien, y además es una buena fuente de potasio y magnesio. Con respecto al contenido en vitaminas, destaca la vitamina B3 o niacina, aportando más de 10 mg por cada 100 gramos.

Por último, otra de las ventajas del pavo, junto con el pollo, es que puede incluirse en **dietas hipoalergénicas**. Entre los alérgenos alimenticios, los más frecuentes son los huevos, la leche, el pescado, algunas frutas y frutos secos, siendo poco frecuente encontrar reacciones alérgicas alimentarias al pavo.

En resumen, el pavo es una **carne baja en grasa y colesterol**, óptima para las personas con alto riesgo cardiovascular.

65. PERDIZ: PROTEÍNAS y MUCHOS MINERALES

Junto a las codornices, dentro de la caza menor, la carne de **perdiz** es el tipo de carne que más se consume. Cuando tienen menos de un año se les llaman «perdigones» y se diferencian de la perdiz adulta por su carne, que es mucho más tierna. Esta ave, al ser carne de caza, tiene unas características organolépticas especiales que la diferencian de la carne de otras aves comerciales (pollo y pavo), como es por ejemplo la presencia de un color rojo más oscuro, así como un olor y sabor más intensos.

La carne de perdíz presenta un elevado contenido en agua, alrededor del 75%, siendo el macronutriente más importante las proteínas, con 23 gramos, sobrepasando a muchos otros tipos de carne de mamíferos. El aporte de grasas es bajo, menos de 2 gramos, así como el de colesterol. Siendo muy inferior al aporte de grasa y colesterol de la carne de pollo. Su aporte energético es interesante, sobrepasando las 400 calorías por 100 gramos. Aunque si las consumimos en escabeche, plato típico, su aporte calórico será todavía superior.

El aporte de minerales es importante en hierro, selenio, potasio, fosforo y magnesio, y en menor medida en calcio y sodio. La perdiz es fuente de vitaminas hidrosolubles como niacina y vitamina B6, las cuales contribuyen al metabolismo energético normal. La perdiz, al igual que las otras carnes de caza, tiene grandes cantidades de purinas que se trasforman en acido úrico por lo que su consumo debe limitarse en personas que padezcan hiperuricemia y gota.

En resumen, la perdiz aporta **proteínas de alto valor biológico, hierro y selenio.**

66. POLLO: UN ALIMENTO CON UNA PROTEÍNA DE ALTO VALOR BIOLÓGICO ECONÓMICA

El **pollo** se comenzó a domesticar en el valle del Indo, en Asia Meridional, hace más de 4500 años, y desde ahí pasó a Persia. Tras este periodo de extensión y alto uso en la alimentación, su consumo disminuyó en la Edad Media en detrimento de las pulardas, capones y gallinas, para volver a repuntar hacia el siglo XVI, llegando hasta nuestros días.

Además del pollo que consumimos habitualmente, podemos tener otros tipos de pollo más específicos: el pollo tomatero o coquelet, el cual se sacrifica con un peso inferior a 1000 gramos, proporcionando una carne firme, delicada y de buen sabor. El pollo picantón es el ejemplar que se sacrifica con un mes de edad y 500 gramos de peso, con una carne tierna y con poco sabor. La pularda es la hembra castrada y sobrealimentada sacrificada a los 6-8 meses de edad, con un peso superior a los 2,5 kg y por último el famoso capón, que es el ejemplar macho castrado y sobrealimentado, sacrificado con un peso superior a los 3 kg, presentando una gran cantidad de grasa

Con respecto a la composición nutricional, teniendo en cuenta lo que hemos comentado previamente, existen muchas variaciones nutricionales en función del tipo de pollo, de la edad del animal sacrificado y de la parte del pollo que consumamos. Así, los animales más viejos tienen mayor contenido en grasa, y en lo referente a las partes del pollo, la carne de la pechuga tiene un contenido en proteínas mayor que el que presenta el muslo.

Por término medio, la carne de pollo aporta 167 calorías por 100 gramos, que provienen fundamentalmente de las proteínas (20 gramos) y de las grasas (10 gramos). Con respecto a los minerales, destaca la presencia de potasio y fósforo, con un bajo aporte de sodio (64 mg). El aporte de hierro es inferior a las carnes rojas, no obstante, es hierro del grupo hemo, presentando una buena biodisponibilidad.

Teniendo en cuenta el **bajo aporte de calorías y de sodio**, así como su **fácil cocinado**, la carne de pollo es un alimento interesante para los pacientes obesos con hipertensión arterial que desean perder peso y controlar sus cifras de tensión arterial.

67. SALCHICHÓN: UN EMBUTIDO MUY NUESTRO

El **salchichón** es catalogado como un embutido elaborado con diferentes carnes. Habitualmente se realiza con cerdo, pero también existen variedades con carnes de ciervo y jabalí. Otras de las características típicas de este embutido es presentar en su composición pimienta negra. En algunos países sudamericanos se elaboran otras variedades de salchichón sin carne, como por ejemplo en Venezuela, donde se elabora el conocido "salchichón con pistacho". En España tenemos diferentes tipos, como el salchichón ibérico, el salchichón cular, el salchichón de Vic y el de Aragón.

La composición nutricional del salchichón puede variar según el tipo y la cantidad de la carne con la que este realizado, además de otros factores dependientes del proceso de producción. Por término medio, el aporte calórico se sitúa alrededor de las 450 calorías por cada 100 gramos, con un aporte de agua reducido (solo el 30%). Como es un producto que ha tenido diferentes procesos de secado **el contenido en proteínas es muy elevado** (25 gramos). Con respecto al contenido en grasas es muy variable dependiendo del tipo de carne usada, pero habitualmente es superior a los 35 gramos.

Con respecto al aporte de minerales, es un alimento muy rico en sodio, aportando casi 1 gramo por cada 100 gramos. Por ello, debemos restringir su consumo en los pacientes con hipertensión arterial. Es importante también el aporte de potasio, fosforo y, en menor medida, de otros minerales, como el calcio, el hierro y el selenio.

El aporte de vitaminas es moderado. Si tenemos en cuenta que la materia prima fundamental es la carne de cerdo. Las vitaminas más abundantes son las del grupo B, siendo la más importante la niacina (10 mg), y a continuación podemos citar por su aporte la tiamina, la riboflavina y la piridoxina. Todas ellas son vitaminas que intervienen en los circuitos de obtención de energía de nuestro organismo.

A modo de resumen, el salchichón es un embutido con alto **aporte calórico, proteico y de grasas**, con un interesante aporte de **vitaminas del grupo B.** Es necesario controlar su consumo en pacientes hipertensos, debido al alto contenido en sodio y en pacientes obesos, por el aporte calórico.

68.   TERNERA: EL FILETE DE TODA LA VIDA

En nuestra dieta podemos incorporar la carne de **ternera** de diferentes maneras, por ejemplo, la ternera de leche es aquella en la que no ha cumplido el año de vida. El color de esta carne es blanco-rosáceo, siendo más tierna y de un sabor delicado. La carne de vacuno joven o añojo, procedente de animales de 10-18 meses, con una carne más sabrosa. La carne de novillo es la de un animal de 18 a 36 meses (hasta 5 años), con más sabor que la anterior. Por último, el vacuno mayor es una carne de 3-5 años, con una carne roja oscura. Dependiendo del tipo de carne de ternera que tomemos en nuestra dieta su aporte nutricional será diferente.

Por término medio, la carne de ternera tiene un aporte calórico de 140 calorías por 100 gramos, con un alto aporte de proteínas de alto valor biológico (20 gramos) y un bajo contenido en grasa y colesterol. Este tipo de carne aporta un hierro de fácil absorción (hierro de tipo hemo, en torno a 2 mg), tenemos que señalar que cuanto Cuanta más edad tiene el animal mayor es el aporte de hierro.

Con respecto a las vitaminas, es una buena fuente de las vitaminas del grupo B. Estos aportes de vitaminas del grupo B varían en función del tipo de carne de ternera que consumamos; de este modo, la carne de vacuno joven es más rica en vitaminas del complejo B que la carne de buey. También influye el cocinado que realicemos; por ejemplo, las vitaminas hidrosolubles del grupo B se pierden durante el cocinado; sin embargo, la cantidad de hierro no se ve afectada.

Por tanto, la carne de ternera es una **fuente importante de proteínas, vitaminas y minerales (como el hierro)**. Debemos consumirla en nuestra dieta, alternándola con otro tipo de carnes.

PESCADOS

69. ABADEJO: FUENTE DE SELENIO Y YODO

El **abadejo** es un pez de la familia del bacalao, exteriormente presenta unos colores verdes y azulados metálicos muy vivos, sobre todo cuando está muy fresco. Su carne se parece en la textura a la merluza, no obstante, en el cocinado su carne puede secarse rápido.

El abadejo se considera que es un pescado blanco, por tanto, presenta un bajo contenido en grasa (0,75 gramos por 100), con un contenido importante de grasas insaturadas omega 3. Tiene un alto contenido de proteínas de calidad, alcanzando casi los 18 gramos. Su porte calórico apenas alcanza las 75 calorías por 100, por tanto, es un pescado interesante en dietas de personas que quieran perder peso.

En relación a los minerales, el abadejo contiene importantes cantidades de **selenio, yodo**, potasio y fósforo. De este modo, consumiendo una ración diaria de 100 gramos, obtenemos un tercio de las necesidades de selenio y yodo, y un cuarto de las necesidades de fósforo. También es fuente de vitaminas del grupo B (vitamina B6, niacina y B12), el mayor depósito de esas vitaminas está en el hígado de este pescado.

En resumen, el **abadejo** aporta **pocas calorías**, y cantidades interesantes de **selenio y yodo**.

70. ALMEJA: FUENTE DE YODO Y HIERRO

Almeja es el nombre con que se conoce a varios moluscos pelicípodos. Estos son bivalvos pertenecientes a la familia de los *venéridos*, con cuerpos comprimidos que se alojan dentro de una concha. Las almejas, por tanto, están constituidas por una parte no comestible (molusco) y otra parte comestible (masa visceral). Podemos encontrar los siguientes tipos de almejas; Almeja fina o de Carril (*Ruditapes decussatus*), Almeja japonesa (*Ruditapes philippinarum*), Almeja babosa o chocha (*Venerupis pullastra*) y Almeja rubia o roja (*Venerupis romboides*).

Con respecto a su composición nutricional, es un alimento con muy poco aporte energético (alrededor de 50 calorías por 100 gramos), inferior a los mejillones, pero al igual que estos con un importante aporte de proteínas (10 gramos por 100). Apenas aporta grasa y no contiene hidratos de carbono, y en su composición encontramos menos de 40 mg de colesterol. Las almejas además de ser una fuente de proteínas, son una fuente de ácidos grasos omega-3. Respecto a los micronutrientes, son fuente de **hierro, yodo**, selenio, calcio, fósforo y potasio. En relación al hierro, una ración de almejas aporta tres cuartas partes de las ingestas recomendadas al día para un adulto. Con respecto al yodo, los aportes equivalen al 80% de las recomendaciones. Finalmente, las almejas son una fuente importante de vitamina A y niacina.

En resumen, las almejas son un alimento interesante, como fuente de **hierro, yodo y proteínas de alto valor biológico**, siendo muy interesante en periodos de gran crecimiento, infancia, adolescencia y embarazo.

71. ANCHOA: UN TESORO DEL MAR REPLETO DE OMEGA 3

La **anchoa** es un pescado azul, es por tanto, un pescado graso. El aporte de las grasas en este pescado se sitúa por encima de los 5 gramos por cada 100 gramos de porción comestible. No obstante, la grasa en los pescados azules es rica en ácidos grasos **omega-3 (eicosopentaenóico y docosohexaenoico)**. Está demostrado que estos ácidos grasos omega-3 disminuyen el colesterol malo (LDL-colesterol) y los triglicéridos en sangre. También disminuyen la formación de coágulos o trombos dentro de nuestras arterias. Además, se ha demostrado que este tipo de grasas previenen el desarrollo de arritmias cardiacas e incluso de muerte súbita. Estas grasas son muy importantes para que las membranas de nuestras células funcionen adecuadamente. Con respecto al resto de características nutricionales, el aporte de calorías es importante, alcanzando prácticamente las 130 calorías por 100 gramos. El contenido de proteínas es también elevado y de alto valor biológico, alcanzando los 17 gramos.

Con respecto a las vitaminas, destaca el contenido de algunas pertenecientes al grupo B como la B2, B3, B6 y B12. Estas vitaminas permiten el aprovechamiento de los nutrientes que generan energía en nuestro organismo (hidratos de carbono, grasas y proteínas), e intervienen en procesos como la formación de glóbulos rojos funcionamiento del sistema nervioso y sistema de defensas. No obstante, la cantidad presente de estas vitaminas es menor si se compara con otros alimentos ricos en vitaminas del grupo B (como, por ejemplo, cereales integrales, legumbres y carnes en general).

La elevada presencia de grasa en la anchoa hace que sea un alimento rico en vitaminas liposolubles (A y D). La vitamina A contribuye al mantenimiento, crecimiento y reparación de las mucosas y de la piel, siendo un elemento importante para la visión nocturna. Por su parte, la vitamina D regula los niveles de calcio en la sangre y favorece su absorción y la formación de un hueso de calidad. Por último, con respecto a los minerales, aporta fundamentalmente potasio, fósforo, sodio y, en menor medida, calcio y magnesio.

En resumen, la anchoa es un alimento cardiosaludable con **un alto aporte de grasas omega 3, vitamina A y D**. Deberíamos incluir este pescado dentro de la recomendación general de ingesta de **2-3 raciones de pescado azul a la semana**.

72. ANGUILA: FUENTE DE VITAMINA D

La **anguila**, de la especie *Anguilla* es un pez actinopterigio, distinguido por su forma alargada que la asemeja a e una serpiente, suele medir entre 20 y 80 cm, pero puede alcanzar hasta los 2 metros de longitud. Es un pez que migra para desovar del agua dulce al mar. Los lugares para el desove están situados en el Mar de los Sargazos, lugar elegido para la cría por esta especie desde hace 40 millones de años. Desde el punto de vista nutricional la anguila es un pescado graso, con un alto aporte calórico, unas 200 calorías por 100 gramos, estas calorías derivan de las grasas (más de 15 gramos) y de las proteínas (más de 16 gramos). La grasa es de buena calidad gracias al predominio de los ácidos grasos monoinsaturados (70% del total de la grasa). Por otra parte, el contenido de omega 3 es muy elevado, de este modo una ración de este pescado puede aportar el 40% de las necesidades diarias. Las proteínas son de alto valor biológico.

En relación al aporte de minerales destaca el selenio, fósforo y zinc. También es fuente de vitaminas B12, E, niacina, B6 y riboflavina. Pero en el capítulo de los micronutrientes, destaca el aporte de vitaminas liposolubles, de este modo el contenido de vitamina D y A de una ración supera las ingestas diarias recomendadas. Es por tanto un alimento muy interesante para mantener la salud de nuestros huesos y de nuestra retina

En resumen, la presencia de la anguila en nuestra dieta nos aporta **grasas de buena calidad y vitamina D**.

73. ARENQUE: OMEGA 3 Y VITAMINA D

El **arenque** (*Clupea harengus*) es muy similar en apariencia a la sardina, solo se diferencia por el pequeño detalle que no tiene aleta anal. Es un pez osteic- tio, es decir, de esqueleto óseo, como la sardina y el boquerón. No son peces muy grandes, pudiendo alcanzar en algunas ocasiones los 40 cm de largo y un peso de hasta 700 g. Fundamentalmente se alimentan de larvas de crustáceos y zooplanc- ton, de ahí su composición nutricional tan peculiar. En los países occidentales es consumido fresco y también ahumado o en salazón.

El arenque es un pescado graso, con 9 gramos de grasa por 100 de producto, con un alto contenido en ácidos grasos poliinsaturados omega-3, que producen una disminución de los triglicéridos en sangre y previenen los fenómenos de trombosis en las arterias, alcanzando casi los 2,5 gramos por 100 y también son muy importante los ácidos grasos monoinsaturados con más de 4 gramos por 100, con un contenido en colesterol bajo, de 70 mg. Las proteínas son de alto valor biológico, en el doble de cantidad que las grasas, 18 gramos por 100.

En relación a la composición de minerales, es fuente de selenio, fósforo y potasio. EL selenio es un potente antioxidante celular, a través de la enzima glu- tatión peroxidasa.

El contenido de vitaminas es interesante, sobre todo del grupo B (riboflavina, niacina, vitamina B6 y B12), pero destaca sobre todo la vitamina D. De este modo una ración de 100 gramos de arenque al día, aportaría casi el doble de las necesi- dades diarias.

En resumen, el **arenque** aporta grasas **omega 3 y vitamina D** junto a canti- dades interesantes de **selenio**.

74. ATÚN: UNA DESPENSA DE ÁCIDOS OMEGA 3 CARDIOSALUDABLES

El **atún** es un pescado graso que aporta 12 gramos de grasa por cada 100 gramos de producto. A pesar de esta "cantidad" de grasa, lo interesante es la "ca- lidad" de esas grasas, siendo las grasas polinsaturadas (omega 3) las más impor- tantes con 3,6 gramos, seguidas de las grasas monoinsaturadas y saturadas, con alrededor de 3 gramos cada grupo. Esta distribución hace que el consumo de este alimento ayude a disminuir los niveles de colesterol y de triglicéridos en sangre y prevenir fenómenos de coagulación de la sangre. Por este motivo, es recomen- dable el consumo de atún y otros pescados azules de manera habitual. Por otra parte, el contenido en colesterol es mínimo, con tan solo 38 mg. También destaca el aporte proteico, alcanzando los 23 gramos por 100 gramos, con una mínima presencia de hidratos de carbono.

Con respecto al contenido en vitaminas y minerales, es superior a la que presentan otros pescados. Entre las vitaminas del grupo B destacan la B2, B3, B6,

B9 y B12. El contenido en esta última supera al de las carnes, huevos y quesos. El grupo de vitaminas B están implicadas en el aprovechamiento de los nutrientes energéticos e intervienen en la formación de glóbulos rojos, la síntesis de material genético y el funcionamiento del sistema nervioso. El atún al ser un pescado graso, tiene también cantidades significativas de vitaminas liposolubles como la A y la D. La vitamina A contribuye al mantenimiento, crecimiento y reparación de las mucosas y piel. Por su parte, la vitamina D favorece la absorción de calcio y su fijación al hueso.

Con respecto a los minerales, el fósforo y el magnesio sobresalen en el atún, sin olvidarnos de su contenido en hierro y yodo. El fósforo está presente en huesos y dientes. El magnesio interviene en el funcionamiento del intestino, los nervios y los músculos. El hierro es necesario para la formación de hemoglobina y el yodo es indispensable para el buen funcionamiento de la glándula tiroides.

En resumen, el consumo de atún nos asegura un buen aporte de **omega-3, así como vitaminas y minerales**.

75. BACALAO: EL PESCADO DE CASTILLA Y LEÓN

El **bacalao** es uno de los pescados tradicionales en nuestra mesa en Castilla y León. Es un pescado con muy poco contenido en grasa (0,4 gramos por 100 gramos) y, por tanto, con un bajo aporte calórico (75 calorías). Su principal característica nutricional es su alto aporte de proteínas (18-20 gramos), así como de vitaminas y minerales. Con respecto a las vitaminas, este pescado presenta un contenido interesante de vitaminas hidrosolubles del grupo B, con importantes funciones en el aprovechamiento de los nutrientes energéticos. Presenta también cantidades significativas de vitaminas liposolubles D, E y A. Estas vitaminas (como todas las vitaminas liposolubles) son almacenadas en el hígado, lo que convierte a este órgano del bacalao en su principal reserva. Dentro del grupo de minerales, destacan el fósforo y el potasio. El potasio es un mineral necesario para el buen funcionamiento del sistema nervioso y de los músculos, mientras que el fósforo lo utilizamos en la formación de los huesos y dientes, así como elemento necesario para fabricar unidades energéticas para nuestro organismo.

Un aspecto que debemos tener en cuenta en el bacalao es su elevado contenido en sodio (90 miligramos por 100 gramos), sin olvidar que además en nuestro país se consume bacalao salado, que aporta todavía mayores cantidades de sodio (hasta 8.100 miligramos por 100 gramos). Por tanto, si tenemos hipertensión arterial o problemas del corazón debemos consumir bacalao fresco.

En resumen, el bacalao es un buen alimento para aportar **proteínas de alto valor biológico, vitaminas y minerales** en nuestra dieta con un bajo aporte de calorías.

76. BERBERECHO: HIERRO Y YODO A PARTES IGUALES

Con el nombre de berberecho se conoce a un molusco muy nuestro (*Cerastoderma edule*). Sus valvas son semiesféricas y abombadas, y tiene un tamaño de 3-4 cm de longitud. Es un molusco muy ubicuo, distribuyéndose en el Atlántico, Mediterráneo, Mar Negro, Caspio y costa noroeste de África, se localizan en la arena y el fango, o en la desembocadura de los ríos. En España se extrae casi el 90% en Galicia. En nuestra dieta lo podemos consumir en fresco o en conserva, lo más característico es su sabor, muy especial y aromático.

Los berberechos son unos moluscos con un bajo contenido en grasa (0,5 g por 100 g) y un contenido intermedio de proteínas 10 gramos. La cantidad de colesterol que contiene es baja, en comparación con otros moluscos y mariscos. Las grasas son sobre todo ácidos grasos omega-3, el aporte calórico total es bajo, menos de 50 calorías por 100 gramos.

En su contenido de minerales destaca el calcio, **hierro, yodo**, potasio, fósforo y selenio. Lo más llamativo es el aporte de yodo, con una ración se puede alcanzar hasta tres cuartas partes de las necesidades diarias. El aporte de hierro es enorme, con 24 mg, en un orden de 3 veces más que muchas carnes rojas. En relación al contenido de vitaminas destacan, dentro de las hidrosolubles, la niacina; y en el grupo de las liposolubles, la vitamina A.

En resumen, los **berberechos** aportan importantes cantidades de **hierro y yodo**, con muy poco aporte de calorías.

77. BESUGO: UN PESCADO MUY ESPECIAL

El **besugo** pertenece a la familia de los espáridos. Los peces de esta familia se caracterizan por tener un cuerpo alto y comprimido. Además, el besugo es un pez osteíctio, es decir, tiene el esqueleto osificado.

Con respecto a su composición nutricional, aunque pertenece al grupo de los llamados pescados azules, el besugo es uno de los más magros, con unos 2 gramos de grasa por cada 100 gramos. De este modo, su aporte calórico es moderado (86 calorías), convirtiéndolo en un alimento interesante para personas que tienen obesidad y sobrepeso. El besugo también se considera una buena fuente de proteínas de alto valor biológico (casi 20 gramos), además de contener proporciones interesantes de otros nutrientes, como vitaminas y minerales.

Entre las vitaminas destaca la presencia de las del grupo B, como por ejemplo las vitaminas B3, B6 y B12. El contenido de B3 y B6 es moderado comparado con el resto de pescados, y muy alejado de las verdaderas fuentes de estas vitaminas en nuestra dieta como son los cereales y las carnes. Las vitaminas B3 y B6 permiten que nuestro organismo procese los nutrientes energéticos, como son los hidratos de carbono y grasas. En el besugo la vitamina B12 está presente en una cantidad equivalente a la que contienen carnes y huevos.

En cuanto a su contenido en minerales, los más destacados son el potasio y el fósforo, y en menor cantidad aporta magnesio y hierro. El potasio es un mineral necesario para el sistema nervioso y la actividad muscular e interviene en el equilibrio de agua dentro y fuera de la célula. Por otro lado, el fósforo está presente en los huesos y dientes. El magnesio se relaciona con el funcionamiento del intestino, los nervios y los músculos, además de formar parte de huesos y dientes

El único aspecto nutricional negativo que podemos mencionar del besugo está en relación a su contenido en purinas, debiendo ser limitada su ingesta en las personas que padecen hiperuricemia o gota, ya nuestro metabolismo transforma las purinas en ácido úrico.

En resumen, estamos ante un pescado azul magro, **pobre en grasa con un buen contenido de potasio, fosforo y magnesio**. Solo debemos limitar su ingesta en personas con elevación del ácido úrico.

78. BÍGARO: MUCHO MAGNESIO

Los **bígaros**, se denominan científicamente *Littorina littorea*, también se les llama; caracolillos, caracoles de mar o litorinas. Son unos moluscos de concha robusta, con forma cónica espiral, su tamaño ronda los 3 ó 6 mm. Habita en las zonas de influencia de las mareas, en las rocas y grietas.

Desde el punto de vista nutricional, no aporta muchas calorías, no llegando a las 100 calorías por 100 gramos, su contenido en proteínas de alto valor biológico es importante, con 20 gramos, y el aporte de grasas, sobrepasa levemente 1 gramo, pero la mayor parte son grasas cardiosaludables polinsaturadas. El aporte de colesterol es intermedio, de unos 100 mg.

Respecto a los minerales, los bígaros contienen hierro, calcio, **magnesio**, zinc y fósforo. El aporte de hierro es similar a la de la mayoría de las carnes rojas, aunque la mitad que los berberechos. Y el aporte de magnesio, puede suponer tres cuartas partes de las necesidades de este mineral al día, un mineral importante para el funcionamiento de los músculos. El contenido en sodio es elevado, por tanto, es necesario tener cuidado en personas con la tensión arterial elevada. Por ultimo, los bígaros son fuente de vitaminas como tiamina, riboflavina, vitamina B12 y vitamina E.

En resumen, los **bigaros** son una fuente interesante de **magnesio y hierro**, debiendo tener precaución por su contenido en sodio.

79. BOGAVANTE: EL REY DE LOS CRUSTÁCEOS

El **bogavante** europeo *(Homarus gammarus)* es un crustáceo decápodo braquiuro reptador. En la cabeza, tiene dos pares de espinas situadas detrás de los ojos, dos grandes pinzas y cuatro pares de patas. Cuando vamos a comprar este alimento, las dos pinzas se suelen atar, la pinza derecha tiene dientes romos que le permiten al bogavante triturar los caparazones de sus presas, y la pinza izquierda tiene dientes finos con los que desgarran los alimentos. En cuanto a su alimentación, el bogavante come sepias, calamares, pulpos y pequeños peces.

Probablemente el **bogavante** es el crustácco más apreciado comercialmente y con interesantes características nutricionales. Su aporte calórico no es muy elevado, unas 91 calorías por 100 gramos, que provienen fundamentalmente de las proteínas con 18 gramos y de las grasas con 2 gramos, siendo las mayoritarias las grasas polinsaturadas, no aporte hidratos de carbono y su contenido en colesterol es alto 150 mg. El contenido en purinas y colesterol es elevado, por ello es necesario controlar su consumo en personas con ataques de gota o en personas con hipercolesteronemia.

Este crustáceo es fuente de minerales como el zinc, selenio, fósforo y yodo. Y con respecto a las vitaminas, destaca vitamina B12 y niacina.

En resumen, el consumo de bogavante aporta **proteínas** a nuestra dieta, siendo necesario controlar su ingesta en personas con ácido úrico alto.

80. BOQUERÓN: OMEGA 3 Y MUCHAS VITAMINAS

El **boquerón** (*Engraulis encrasicolus*) es un pez óseo, como la sardina y el arenque. Durante el invierno los boquerones están a más de 100 m de profundidad, sin embargo, en los meses de primavera y verano, lo boquerones ascienden a las capas más superficiales para alimentarse y reproducirse, y en ese momento es cuando son más interesantes sus propiedades nutricionales, en cuanto a la cantidad y calidad de grasas se refieren, siendo pescados para su consumo. A los boquerones más pequeños, se les denomina con el nombre de "chanquetes".

El boquerón es un pescado graso o azul, aunque no es uno de los pescados más grasos que podemos consumir, por ejemplo, todos los siguientes pescados tienen mayor contenido en grasa (sardinas, atún o salmón). En el caso del boqueron aporta más de 6 gramos de grasa por 100 y 17 gramos de proteínas, generando un aporte de calorías en torno a las 125 calorías por 100 gramos. La grasa presente en este pescado es rica en ácidos grasos omega-3, importante para mantener un buen perfil lipídico y evitar fenómenos de trombosis en las arterias, con eventos cardiovasculares.

En cuanto a las vitaminas, destacan las hidrosolubles del grupo B como la B6, riboflavina, niacina y B12. Por otra parte, la riqueza en grasa de este pescado hace que contenga cantidades interesantes de vitaminas liposolubles como la vitamina D, esta vitamina es muy importante en el metabolismo fosfocalcico y en funciones inmunomoduladores. En lo relativo a minerales, el boquerón es una buena fuente de selenio, fósforo y potasio.

En resumen, el **boqueron** aporta grasas **polinsaturadas y vitamina D** junto a cantidades interesantes de **vitaminas hidrosolubles**.

81. BUEY DE MAR: UNA SORPRESA NUTRICIONAL

El **buey de mar**, *Cancer pagurus*, es un crustáceo que tiene un aspecto similar a los cangrejos, pero con mayor tamaño, pudiendo alcanzar hasta 12 cm. El cuerpo es ovalado, más ancho que largo, con un aspecto liso que parece la piel de buey, de ahí el nombre.

El buey de mar, desde el punto de vista nutricional, se caracteriza por tener un alto contenido en proteínas (18 gramos) y bajo contenido en grasas (solo 1 gramo), siendo mayoritariamente ácidos grasos poliinsaturados, que producen beneficios en nuestro perfil lipídico, apenas tiene hidratos de carbono, y no tiene fibra. Su contenido en colesterol es bajo de 60 mg, comparado con otros crustáceos.

En relación a los micronutrientes, en el grupo de los minerales, contiene zinc, fósforo y potasio. Como fuente de vitaminas, la tiamina es la más importante, de este modo una ración diaria ayudaría prácticamente a cubrir todas las necesidades.

En resumen, el buey de mar aporta **proteínas y tiamina** a nuestra dieta, con muy pocas calorias.

82. CABALLA: DESPENSA DE VITAMINAS LIPOSOLUBLES Y GRASAS SALUDABLES

La **caballa** (Scomber scombrus), también llamada caballa del Atlántico, pertenece a la familia de los escómbridos, también denominado en nuestro país **verdel o sarda**. Teniendo en cuenta el aporte de grasa, podemos considerarlo como un pescado graso (10 g por 100 de porción comestible). Esta grasa tiene una composición muy interesante con un aporte de 3,1 gramos de grasas monoinsaturadas y casi 3 gramos de grasas polinsaturadas (omega 3), con un bajo aporte de colesterol, tan solo 80 mg. Por tanto, es un pescado con importantes propiedades cardiosaludables. El aporte de proteínas de alto valor biológico es de 15 gramos, alcanzando un aporte calórico de solo 150 calorías por 100 gramos.

Respecto al contenido en minerales, presenta importantes cantidades de selenio, fósforo y potasio. Por ejemplo, una ración de caballa puede aportar casi el 50% de las ingestas diarias recomendadas de fósforo. También es importante el contenido en yodo y magnesio.

En general, el contenido de vitaminas del grupo B en la caballa es poco relevante si se compara con otros alimentos ricos en estos nutrientes, como los cereales integrales o las legumbres. Sin embargo, el contenido de vitamina B2, es más abundante en los pescados azules que en los blancos, grupo al que pertenece la caballa. Además, en particular en la caballa, la vitamina B12 está presente en cantidades importantes y supera por ejemplo a las cantidades que contienen los huevos y algunas carnes. La caballa, al ser un pescado graso, también posee vitaminas liposolubles como A, D y en menor cantidad la vitamina E, que se acumulan en sus vísceras (hígado) y en el músculo. La vitamina D favorece la absorción de calcio, su fijación al hueso; la vitamina A contribuye al mantenimiento, crecimiento y reparación de las mucosas y piel. Además, potencia la resistencia frente a las infecciones y es necesaria para el desarrollo del sistema nervioso y para la visión nocturna. Por último, la vitamina E tiene una acción antioxidante

En resumen, la caballa es un pescado **graso** con propiedades cardiosaludables y gran cantidad de **vitaminas liposolubles**.

83. CABRACHO: EL PESCADO MAGRO

El **cabracho** es conocido también con el nombre de rascacio colorado, kabrarroka o diablo de mar, debido a su extraño aspecto y a su llamativo color rojo. De la misma familia que el cabracho es la gallineta o cabrilla. Su consumo es de temporada en los meses que van de abril a septiembre.

Nutricionalmente, el cabracho es **un pescado magro**, presentando menos de 2 gramos de grasas por 100, aporta casi 20 gramos de proteínas de alto valor biológico, por todo ello el aporte energético es bajo, no alcanzando las 100 calorías por 100 gramos.

En el grupo de las vitaminas destacan las del grupo B, vitamina B12 y niacina, ambas vitaminas intervienen en el metabolismo energético de nuestro organismo. Con respecto a los minerales, son interesantes el contenido de selenio, fósforo y potasio. Por tanto, es un pescado que su consumo puede ayudarnos a mantener correctamente nuestros anejos cutáneos (uña y pelo) por su contenido en selenio, un correcto funcionamiento neuromuscular por su aporte de potasio y un metabolismo óseo equilibrado por su aporte en fósforo.

El consumo de cabracho, nos aporta **proteínas de alto valor biológico,** así como **vitaminas y minerales** para nuestro metabolismo.

84. CALAMAR: FUENTE DE VITAMINA B12

El **calamar** (*Loligo vulgaris*) es un molusco cefalópodo clasificado dentro de los decápodos por tener diez brazos. El origen de su nombre se debe a su concha interna que asemeja a una pluma que, junto a su bolsa de tinta, recuerda a un tintero antiguo o "calamario" (calamarius, en latín vulgar).

El calamar es una buena fuente de proteínas de alto valor biológico y ácidos grasos poliinsaturados omega-3. Su aporte de calorías se sitúa en 80 calorías por 100 gramos, a expensas de las proteínas (17 gramos) y de las grasas (1,3 gramos), siendo casi la mitad omega 3. Dentro de los cefalópodos es el que tiene mayor contenido en colesterol con 200 mg por 100 gramos, por ello es necesario limitar lo que no es recomendable su consumo en personas que presenten altos niveles en sangre.

El calamar es una buena fuente de minerales (selenio, fósforo y yodo) y también de vitaminas (vitamina B12, vitamina E y niacina). Sobresale el aporte de **vitamina B12**, de este modo una ración de 100 gramos aportaría la totalidad de vitamina B12 que necesitamos.

En resumen, el calamar aporta **vitamina B12, proteínas y colesterol** en nuestra dieta.

85. CANGREJO DE MAR: ENERGIA Y PROTEINAS

En el grupo de los **cangrejos de mar**, tenemos varias especies que consumimos habitualmente. El cangrejo atlántico verde o cangrejo común (*Carcinus maenas*), es de cuerpo macizo verde oscuro y patas fuertes, las dos primeras tienen dos potentes pinzas. El cangrejo real (*Calappa granulata*), es de mayor tamaño, en alguna ocasión pueden alcanzar hasta 1 kg de peso, a diferencia del anterior esta variedad tiene una coloración rojo parduzca. El cangrejo moruno (*Eriphia verrucosa*), presenta un color entre verdoso y marrón. No obstante, existen más variedades con localizaciones especificas como, por ejemplo; el cangrejo rojo mediterraneo (*Geryon longipes*), el cangrejo rey (*Chaceon marital*), el cangrejo azul (*Callinectes sapidus*), etc.

El cangrejo de mar tiene una composición nutricional diferente a su pariente de rio. Su contenido en **calorías es mayor**, alcanzando las 120 calorías por 100 gramos, esto se debe a que su contenido en proteínas y lípidos es más elevado, 19 gramos y 5 gramos, respectivamente. La calidad de la grasa es muy buena, predominando los ácidos grasos poliinsaturados, con un contendido alto de los omega-3 y en segundo lugar monoinsaturadas, ambos grupos de grasas con propiedades cardiosaludables. El aporte de colesterol es intermedio, 100 mg.

En relación a los minerales, los cangrejos de mar tienen una cantidad importante de fósforo, yodo y zinc. También aportan vitaminas, como son la niacina, vitamina B6 y vitamina E.

En resumen, el cangrejo de mar aporta a nuestra dieta **grasas cardiosaludables, vitaminas y minerales**.

86. CANGREJO DE RÍO: UN CRUSTÁCEO CON MUCHAS PROTEÍNAS Y POCAS GRASAS

El **cangrejo** es una especie de crustáceo omnívora, tremendamente voraz y muy ubicua, que habita en ríos, lagunas y marismas, en aguas templadas o cálidas. Con respecto a su valor nutritivo, el cangrejo de río presenta una **carne rica en proteínas** (casi 20 gramos por 100), alcanzando el mismo nivel que carnes de mamíferos como la ternera y el cerdo. Sin embargo, la presencia de **grasa es baja** (5 gramos), aportando aproximadamente 100 calorías. Su composición general no se diferencia en exceso del resto de crustáceos, con un 70-75% de agua y a pesar de su bajo contenido en grasas, el perfil de grasas es muy interesante dominando las grasas polinsaturadas y monoinsaturadas (cardiosaludables) frente a las grasas saturadas. Además, el aporte de colesterol tampoco es demasiado elevado (100 mg).

Con respecto a los minerales, destacan el importante contenido en fósforo y en potasio, con un bajo aporte de sodio. El aporte de yodo también es interesante, entorno a los 40 ug, lo que supone casi un tercio de las necesidades diarias de nuestro organismo, en especial para nuestro metabolismo y glándula tiroidea. En cuanto a las vitaminas, destacan la vitamina B12 y, en menor cantidad, el ácido fólico, B3, B6 y las vitaminas liposolubles A y E.

Por tanto, el cangrejo de río es un alimento que puede aportar a nuestra dieta una interesante cantidad de **proteínas y grasas de buen perfil cardiovascular**, así como importantes cantidades de **fósforo y yodo**.

87. CAVIAR: EL SECRETO DEL ESTURIÓN

El **caviar** es un alimento que se obtiene a partir de las huevas de las hembras del esturión, especie autóctona de los ríos y lagos del este de Europa y centro de Asia. Entre las especies más habituales de esturión tenemos; esturión común (*Acipenser sturio*), esturión blanco (*Acipenser transmontanus*), esturión lacustre (*Acipenser fulvescens*) y el esturión beluga (*Huso huso*). Tras ser extraídas las huevas del vientre de la hembra, estas huevas se lavan, se ponen en salmuera, se escurren, enlatándose posteriormente. El color de la lata, nos marca la calidad, así el caviar «Beluga», el más preciado, en latas de color azul; el caviar «Osetra», en latas de color amarillo; y el caviar más barato «Sevruga», en latas de color rojo). Hemos de tener cuidado ya que dentro del nombre caviar, se venden también las huevas del bacalao, el salmón, la trucha, el lumpo, la carpa o el atún. Las huevas de todos estos pescados se salan y se colorean. Todas ellas son de menor precio y además tienen menos calorías, proteínas y, en general, menos minerales y vitaminas.

El caviar aporta bastante energía, unas 113 kcal por cada 100 g, sobre todo a expensas de las proteínas, 24 gramos por 100 de producto, sin aportar hidratos de carbono, y con muy pocas grasas, menos de 2 gramos, de las cuales la mitad son grasas omega-3, cardiosaludables. Sin embargo, es un alimento con un elevado contenido en colesterol (500 mg por 100 g). Con respecto a los minerales, contiene importantes cantidades de selenio, magnesio y fósforo. Desde el punto de vista de las vitaminas, es muy completo aportando hidrosolubles (tiamina, riboflavina, niacina, folatos, vitamina B6, B12 y vitamina C), así como liposolubles A, D y E.

En resumen, a pesar de su consumo mínimo en nuestra dieta, este alimento es una buena fuente de **energía**, **vitaminas, minerales y omega3**.

88. CAZÓN: RICO EN FOSFORO Y VITAMINAS DEL GRUPO B

El **cazón** (*Galeorhinus galeus*) pertenece a la familia *triakidae*. Recibe varios nombres, por ejemplo, en Andalucía es conocido como «tollo», y en Galicia, como «zapata». Este pescado es un **tiburón** de talla media, con el cuerpo moderadamente alargado y se le clasifica como un pescado blanco, por su bajo contenido en grasas.

El aporte de calorías es de 80 calorías por cada 100 gramos, con presencia de proteínas en una buena cantidad y de alto valor biológico (18 gramos). Las grasas no alcanzan un gramo, estando repartidas en partes iguales en saturadas, monoinsaturadas y polinsaturadas. Por tanto, dos terceras partes son grasas saludables.

Con respecto al aporte de minerales, solo destaca el **fósforo** sobre el resto, de este modo, una ración de cazón nos aporta casi la mitad de las ingestas diarias recomendadas. Es necesario tener en cuenta que el fósforo contribuye al mantenimiento de los huesos y dientes. Con respecto a las vitaminas, la más importante es la vitamina B12, con tan solo una ración de cazón cubrimos el 100% de los requerimientos diarios. Además, aporta cantidades interesantes de niacina y riboflavina. Estas 3 **vitaminas del grupo B**, son de especial importancia para el funcionamiento del sistema nervioso.

En resumen, el cazón es un pescado rico en **fósforo y vitaminas del grupo B**, con un bajo aporte calórico.

89. CHICHARRO: GRASA SALUDABLE, MINERALES Y VITAMINAS A PARTES IGUALES

El jurel o también llamado **chicharro** (*Trachurus trachurus*) perteneciente a la familia de los *carángidos*, es un pez que se caracteriza por escamas óseas en forma de escudos, lo que obliga a una buena preparación para su consumo. El chicharro lo catalogamos como un **pescado graso**, o también denominado pescado azul, teniendo en cuenta su contenido en grasas que alcanza los 6,8 gramos, presentando una elevada proporción de grasas polinsaturadas. Este pescado aporta proteínas de alto valor biológico sobrepasando los 15 gramos por 100.

Aporta también cantidades interesantes de **vitaminas y minerales**. Entre las vitaminas destacan fundamentalmente las del grupo B, el jurel es fuente de niacina, vitamina B6, B12 y riboflavina, todas estas vitaminas permiten que nuestro organismo tenga unos ciclos metabólicos de obtención de energía de manera eficiente. Además, como estamos ante un pescado graso, es fuente de vitaminas liposolubles, A, D y E. La vitamina D contribuye a la absorción y utilización normal del calcio y el fósforo, generando una buena salud ósea. La vitamina E es un potente antioxidante para la protección de las células y la vitamina A, nos ayuda en la visión nocturna y en el mantenimiento de los epitelios. Por último, en relación con su composición mineral, destaca el selenio, fósforo y potasio.

En resumen, este alimento nos aporta **grasas saludables, vitaminas y minerales a partes iguales.**

90. CIGALA: RICA EN SELENIO

La **cigala** (*Nephrops norvegicus*) es un crustáceo decápodo reptador perteneciente a la familia *Nephropidae*. Como todos los artrópodos, los crustáceos tienen exoesqueleto (esqueleto externo). Es un crustáceo más cercano al bogavante, porque camina, y menos parecido a la gamba y el langostino, que son nadadores.

Las cigalas no aportan muchas calorías, no alcanzan las 100 calorías por 100 gramos a expensas de las proteínas de alto valor biológico, que sobrepasan los 20 gramos y en menor medida de las grasas (1,5 gramos), no aportan hidratos de carbono, y su contenido en colesterol es intermedio-alto (200 mg por 100 gramos), por tanto, es necesario limitar su consumo en personas con hiperlipemia.

Entre los minerales destacan el selenio, yodo, fósforo, calcio, zinc y magnesio. Es muy llamativo el contenido de **selenio**, ya que una ración aportaría todas las necesidades diarias de selenio en un adulto, un potente antioxidante que utiliza la vía del glutation. Respecto a las vitaminas, la vitamina B12, la B3 oy laniacina son las más importantes.

El consumo de cigalas aporta en nuestra dieta **proteínas, grasas saludables y selenio.**

91. CONGRIO: PROTEINAS Y VITAMINA D

El **congrio**, de nombre científico *Conger conger*, pertenece a la familia de los *cóngridos*, orden *Anguiliformes*, las dos especies más consumidas son el congrio negro y el gris.

El congrio es un pescado semigraso que alcanza alrededor de los 3 g de grasa por cada 100 g de porción comestible, es muy interesante su contenido en proteínas, tanto porque son de alto valor biológico, como por su cantidad, ya que casi alcanzan los 20 gramos por 100, muy similar a las carnes que consumimos habitualmente. El predominio de grasas, es casi de un 50% como grasas monoinsaturadas, seguidas de las grasas polinsaturadas y en menor medida de las grasas saturadas, por tanto, poseen un buen perfil cardiovascular. El aporte de colesterol es bajo.

Además, aporta vitaminas, destacando tanto las hidrosolubles del grupo B (niacina, riboflavina, tiamina, vitaminas B6 y B12), como las liposolubles (A, D y E). Destaca sin duda el contenido en vitamina D, de este modo el consumo de una ración de este pescado, duplica el aporte diario necesario de esta vitamina. Por tanto, es un alimento con importante función en el mantenimiento del metabolismo óseo. No debemos olvidar, que también aportan minerales, siendo fuente de fósforo, potasio, zinc y selenio. Una ración de congrio cubre el 43% de las ingestas recomendadas de fósforo.

El consumo de congrio, nos aporta **proteínas de alto valor biológico** y **mucha vitamina D**.

92. DORADA: UN PESCADO COMPLETO

La **dorada** es un pescado con un contenido bajo de grasa, en torno a 1 gramo por 100 gramos, lo que le confiere un aporte calórico bajo (menos de 80 calorías), quedando clasificada la dorada como un pescado semigraso. Desde el punto de vista cualitativo, la distribución de estas grasas es prácticamente similar entre las tres familias (polinsaturadas, monoinsaturadas y saturadas), teniendo por tanto un perfil cardiovascular interesante, (recordemos que tanto las grasas monoinsaturadas (omega 9) como las poliinsaturadas (omega 3) presentan beneficios para nuestro sistema circulatorio).

El aporte de proteínas es interesante, en torno a los 17 gramos de alto valor biológico. Su carne supone un aporte importante de minerales como son el potasio y el fósforo, con un aporte moderado de sodio y magnesio, comparado con el resto de pescados. El aporte de hierro no es muy importante, no obstante como sucede en todos los pescados su aporte es inferior a cualquier otro tipo de carne de un mamífero. Centrándonos de nuevo en el potasio y el fósforo, el primero es un mineral necesario para el sistema nervioso central y periférico, así como para la actividad muscular, e interviene junto con el sodio en el equilibrio energético de nuestras células. El fósforo está presente en los huesos y dientes, e interviene también en el sistema nervioso y en la actividad muscular. El magnesio se relaciona con el funcionamiento de nuestro tubo digestivo y como los dos minerales anteriores, con la funcionalidad de los nervios y los músculos, además de formar parte de huesos y dientes.

Dentro de las vitaminas, al no ser un pescado muy graso, son las vitaminas hidrosolubles las más abundantes, sobre todo del grupo B, los cuales son importantes en todos los procesos de obtención de energía.

Aunque dentro de los **pescados semigrasos** nos encontrarnos con una gran diversidad de variedades de pescados, como norma general destacan especialmente por su bajo **aporte de calorías, alto contenido en proteínas, vitaminas** (como las vitaminas del grupo B) y **minerales** (como el fósforo, yodo o calcio, entre otros). De este modo, la dorada es un pescado que puede ser un alimento ideal en dietas de adelgazamiento o en cualquier dieta equilibrada.

93. FLETAN: UN PESCADO INTERESANTE

El **fletan** es también conocido como halibut del Atlántico o halibut común. En ocasiones se comercializa como equivalente al lenguado y, como se vende en forma de filetes, resulta difícil para el consumidor poder identificarlo, aunque presenta características nutricionales y organolépticas diferentes.

El halibut o fletán es un pescado blanco que contiene muy poca grasa, con un aporte calórico que apenas sobrepasa las 100 calorías. El aporte proteico es elevado, sobrepasando los 20 gramos de proteínas por 100 gramos, con menos de 2 gramos de grasa, y apenas colesterol (35 mg).

En cuanto a los minerales, presenta cantidades intcresantes de selenio, yodo, fósforo y potasio. Por tanto, su consumo ayuda al correcto mantenimiento del sistema neuromuscular, corazón, huesos y tiroides. Entre las vitaminas destacan las pertenecientes al grupo B como niacina o B3, B12 y B6; siendo, en comparación con otros pescados, el contenido de vitamina B3 el más interesante. Estas vitaminas contribuyen al metabolismo energético normal. Por ejemplo, una ración diaria de fletán aporta el 75% de las ingestas recomendadas de vitamina B12 para un individuo adulto. Teniendo en cuenta su bajo aporte calórico y de grasas, con su alto contenido en proteínas y vitaminas del grupo B, es un alimento interesante para las dietas en pacientes con obesidad.

El consumo de fletan, nos aporta **proteínas de alto valor biológico y poca energía,** con un importante contenido de **vitaminas del grupo B.**

94. GALLO: UN PESCADO MUY COMPLETO

El nombre genérico del **gallo** es *Lepidorhombus spp*, de la familia de los *escoftálmidos*. Es un pez plano, con ojos en la cara dorsal mirando a la izquierda, separados por una cresta ósea. El gallo es un pescado blanco, con muy bajo contenido en grasas, no alcanzando los 2 gramos, siendo casi un tercio grasas polinsaturadas. Destaca el aporte de proteínas, sobrepasando los 15 gramos con muy bajo aporte de colesterol entorno a los 60 mg. Teniendo en cuenta el bajo aporte de grasas y el elevado porcentaje de agua (más de un 80%) es un pescado con bajo poder energético, alrededor de 80 calorías por 100.

Es muy interesante el aporte de fósforo y calcio, así como de potasio. El aporte de sodio es bajo, por ello le convierten en un alimento interesante en dietas de pacientes obesos con tensión arterial elevada.

El mayor aporte de vitaminas es a expensas del ácido fólico, y en menor proporción niacina, vitamina B6 y vitamina B12. Estas vitaminas ayudan a mantener el metabolismo energético y el buen funcionamiento de la medula ósea.

De este modo el gallo es un pescado que, puede ser un alimento ideal en **dietas de adelgazamiento**, y en personas con **hipertensión arterial**.

95. GAMBA: PROTEÍNAS Y MINERALES

La **gamba** es un crustáceo decápodo perteneciente a la familia *Penaeidae*. Las principales variedades que incluimos en nuestros menús son: la gamba blanca (*Parapenaeus longirostris*) y la gamba roja del Mediterráneo (*Aristeus antennatus*). La gamba blanca se encuentra en el Mediterráneo y Atlántico sur; y la gamba roja principalmente en aguas templadas del Mediterráneo, siendo muy común en nuestras costas.

Es un alimento que no aporta demasiadas calorías, no alcanzando las 100 calorías por 100 gramos, este aporte de calorías es a expensas de las proteínas y de las grasas, representando el agua un 80% de su peso. La más abundante son las **proteínas**, con valores superiores a 20 gramos, lo que les confiere un aporte proteico similar a las mejores carnes de mamíferos. Con respecto a las grasas, se sitúan en torno a 1,5 gramos, y son predominantemente polinsaturados, lo que les confiere propiedades cardiosaludables al mejorar los niveles de colesterol en sangre y disminuir los fenómenos de trombosis.

El aporte más significativo de **minerales** corresponde al yodo seguido del fósforo, selenio, zinc, calcio y magnesio. Con respecto a su contenido en vitaminas destaca por la niacina y la vitamina B12, las cuales contribuyen al metabolismo energético normal.

En resumen, las gambas son un alimento con interesantes **aportes de proteínas de alto valor biológico y grasas cardiosaludables.**

96. LANGOSTA: APORTA ZINC

La **langosta** común (*Palinurus elephas* o *Palinurusvulgaris*), es un crustáceo decápodo reptador. La langosta, no tiene pinzas, por ello para alimentarse, utiliza un área con forma de abridor en forma de cuchilla para triturar o desprender de las rocas sus presas.

Desde el punto de vista nutricional, es muy parecido al bogavante. Ambos crustáceos tienen como principal nutriente las proteínas de alto valor biológico, alcanzando los 18 gramos por 100 y un aporte calórico inferior a las 100 calorías, con un bajo contenido de grasas (2 gramos), de predominio polinsaturados y con un contenido de colesterol medio-alto (150 mg por 100 gramos).

La langosta destaca por su contenido en minerales como el zinc, selenio, fósforo y yodo. EL **zinc** en nuestro organismo nos ~~sirve para~~ permite mantener de manera adecuada el sentido del gusto, y es un coenzima en multitud de reacciones que suceden en nuestro cuerpo. Con respecto a las vitaminas, sobre todo es fuente de vitamina B12 y niacina. Es necesario tener cuidado con este alimento en personas con gota porque aporta acido úrico y personas con hipercolesterolemia, por su aporte de colesterol.

El consumo de **langosta**, aporta **proteínas de alto valor biológico**, vitaminas y **zinc**.

97. LANGOSTINO: UN ALIMENTO LIGERO

El **langostino**, *Penaeus kerathurus*, es un crustáceo decápodo, emparentado con la gamba y el camarón, de la familia *Penaeidae*. Existen otras especies que también consumimos como *P. monodon*, langostino tigre gigante o langostino jumbo, *P. semisulcatus*, langostino tigre castano, *P. japonicus*, *P. cariculatus*, langostino tigre oriental y los langostinos blancos, con colores uniformes como el langostino marfil, el langostino de la India o langostino blanco y el langostino blanco del Pacifico.

El langostino tiene un porcentaje elevado de agua, casi un 80%, por ello su aporte energético no alcanza las 100 calorías por 100 gramos. Este aporte calórico es fundamentalmente a expensas de las proteínas. Las proteínas sobrepasan los 20 gramos por 100 y son de alto valor biológico, esta cifra es superior a la que presentan muchos pescados y similar a carnes de mamíferos. El aporte de grasas es muy bajo, no alcanzado los 1,5 gramos, y casi la mitad son grasas polinsaturadas, por tanto, es una buena fuente de omega 3 para nuestra dieta. El aporte de colesterol es elevado alcanzando los 200 mg.

Con respecto a los minerales, destacado el yodo, el fósforo, el selenio, el calcio, el magnesio y el zinc. Con respecto a las vitaminas, la más importante son B12 y B3.

En resumen, los langostinos aportan **minerales y proteínas de alto valor biológico con grasas cardiosaludables,** sin olvidar su contenido en colesterol.

98. LENGUADO: BAJO EN GRASA

El **lenguado** común (*Solea vulgaris*) es una de las muchas especies de peces planos. En el mercado es frecuente encontrar especies de peces planos denominados "lenguado" que en realidad no lo son, pudiendo encontrar con esta denominación a la *Acedia ocelada*, en algunos lugares conocido como "lenguado de seis ojos". Otro tipo sería el lenguado de arena, presentando una mancha clara en la aleta pectoral. El lenguado senegalés tiene una mancha clara en su aleta pectoral, y en cuanto a el lenguado del cabo y lenguado del sur (*Austroglossus microlepis*), no poseen mancha clara en la aleta pectoral.

A diferencia de otros pescados previamente comentados, el lenguado es un pescado blanco con **poca grasa**, no alcanzando los 1,5 gramos de grasa por 100, por lo que el aporte calórico de su carne es bajo (75 calorías). Teniendo en cuenta estas dos propiedades nutricionales, es muy útil en dietas hipocalóricas diseñadas para los pacientes con obesidad. No obstante, el aporte de proteínas es importante (16,5 gramos), siendo de alto valor biológico y muy digeribles.

Con respecto al aporte de vitaminas, destacan todas las vitaminas del grupo B, por este orden niacina, vitamina B6, B2 y B1 (todas ellas facilitadoras de la obtención de energía en los procesos metabólicos de nuestras células). En cuanto al contenido en minerales, el lenguado destaca por la cantidad relevante de fósforo, potasio, magnesio y yodo.

En resumen, estamos ante un pescado ideal para ser incluido en la **dieta de pacientes que requieren perder peso**, y que además aporta proteínas de alto valor biológico.

99. LUBINA: UN REGALO EN LA MESA

La **lubina** pertenece al grupo de los pescados blancos magros. Es un pescado que, por tanto, aporta poca grasa, y desde el punto de vista de su composición nutricional es muy parecido a la perca, bacalao o pescadilla, aportando menos de 1,5 gramos de grasa por cada 100 gramos de producto. Con respecto al aporte de energía, al ser un pescado magro, apenas alcanza las 85 calorías, eso sí con un aporte muy interesante de proteínas de alto valor biológico (alrededor de los 18 gramos) y con muy poco colesterol, tan solo 68 mg.

Como podemos observar este pescado es una buena fuente de proteínas con pocas calorías y poco contenido en colesterol, ideal en las dietas para perder peso, como sucedía con el lenguado. A estas bondades nutricionales le debemos añadir que la lubina aporta una cantidad muy importante de potasio y fósforo, quedando en un segundo lugar el aporte de hierro. También es importante resaltar el bajo aporte de sodio. Esta combinación de minerales lo convierte en un alimento muy interesante para el control de la tensión arterial elevada, favoreciendo también la formación de hueso y los procesos de intercambio energético de nuestro organismo.

En el capítulo de las vitaminas, destacan las del grupo B (B1, B2, B3), siendo su contenido muy superior respecto a otros pescados. Este grupo de vitaminas del grupo B permite el aprovechamiento de los nutrientes energéticos. Lo más destacable en el aporte de vitaminas viene de la mano de la vitamina B12 con 4 ug, representando unas cantidades equivalentes a las existentes en las principales fuentes de esta vitamina, como son las carnes, huevos y quesos. Esta vitamina es indispensable para mantener la producción de glóbulos rojos y el funcionamiento del sistema nervioso.

Por tanto, la lubina es un pescado con bajo contenido en grasas, alto contenido en proteínas de alto valor biológico y que nos aporta una cantidad muy interesante de **potasio, fósforo y vitamina B12, con una baja cantidad de sodio** que lo convierten en un pescado favorable en dietas de personas con la tensión arterial alta.

100. MERLUZA: PARA INCORPORAR EN CUALQUIER DIETA

La **merluza** está dentro del grupo de los pescados blancos, y por ello presenta un aporte de grasas y calorías bajo: por término medio aporta menos de 90 calorías por cada 100 gramos y menos de 3 gramos de grasa. A pesar del bajo contenido en grasas, la mayor parte son cardiosaludables, siendo las más abundantes las poliinsaturadas y monoinsaturadas, superando a las grasas saturadas que presentan un peor perfil cardiovascular. Teniendo en cuenta estas dos características nutricionales (su bajo contenido graso y aporte calórico), este pescado se considera un alimento adecuado para ser incluido en la dieta de las personas que quieren controlar su peso o que tienen problemas relacionadas con la obesidad, como diabetes mellitus, hipertensión, hipercolesteronemia, etc. Con respecto a los macronutrientes, nos queda por revisar el contenido de proteínas que aporta la merluza, este es elevado y de alto valor biológico (16 gramos).

En lo referente al contenido de vitaminas, es de interés el contenido en vitaminas del grupo B (B1, B2, B3, B9, B12). Dentro de las vitaminas hidrosolubles, también es importante el aporte de ácido fólico. El aporte de vitaminas liposolubles (A, D y E) es bajo, al ser un pescado no graso.

En cuanto a los minerales, la merluza posee fundamentalmente potasio, fósforo y magnesio. El contenido de sodio es muy bajo, y por ello también es un pescado interesante para la dieta de los pacientes con hipertensión arterial.

Para finalizar, estamos ante un pescado blanco ideal en las dietas de los **pacientes obesos o con síndrome metabólico**, es decir, pacientes con sobrepeso que presenten complicaciones en su metabolismo, como puede ser la diabetes mellitus, hipertensión arterial, hipercolesteronemia, etc.

101. MERO: RICO EN VITAMINA B12

El **mero**, de nombre científico *Epinephelus marginatus*, es un pescado que puede alcanzar unas dimensiones considerables de hasta 1,5 metros. El se considera un pescado magro que contiene 2,3 g de lípidos por cada 100 g, con un aporte calórico muy bajo que apenas sobrepasa las 90 calorías por 100. El aporte de proteínas es elevado, sobrepasando los 15 gramos, aunque no alcanza los valores de pescados como el fletan o cabracho. Las grasas que aporta el mero a la dieta son muy cardiosaludables, ya que casi la mitad son polinsaturadas (omega 3) y un tercio monoinsaturadas, siendo el aporte de colesterol menor a los 40 mg.

Los minerales más importantes son el selenio y el fósforo. Entre las vitaminas destacan las del grupo B, con una significación especial en el caso de la vitamina B12, superiores incluso al fletan, de este modo una ración diaria de mero cubre el 120% de las cantidades necesarias de un adulto.

El consumo de mero, nos aporta **proteínas de alto valor biológico, grasas saludables,** con un importante contenido de **vitamina B12**.

102. MEJILLONES: SORPRESA NUTRICIONAL DE NUESTROS MARES

El **mejillón** está compuesto por una parte no comestible (molusco) y otra parte comestible (masa visceral). Esta concha es de color negro azulado y la masa interna tiene forma de saco y es de color anaranjado, con una tonalidad más pálida en el caso de los machos y muy intensa en las hembras. Existen diversas variedades de mejillón: mejillón común, mejillón californiano, mejillón rubio o mejillón mediterráneo, mejillón barbudo y, por último, el mejillón bastardo o gran mejillón.

Con respecto a su composición nutricional, es un alimento con muy bajo aporte calórico (alrededor de 60 calorías por 100 gramos), pero con un interesante aporte de proteínas (10 gramos). Apenas aporta grasa ni hidratos de carbono, y en su composición encontramos menos de 60 mg de colesterol. Con respecto al aporte de proteínas, aporta aproximadamente la mitad que los pescados y las carnes, pero son también de alto valor biológico.

Con respecto a su composición en minerales, el más importante es el yodo, aportando 35 ug por 100 gramos. Con esta cantidad podemos cubrir aproximadamente el 25% de las necesidades diarias de una persona adulta. Además del yodo cabe destacar la presencia de hierro, calcio, sodio, fósforo y magnesio. El hierro, en una cantidad de 4,5 miligramos, es superior incluso al de muchas carnes como la de ternera o cerdo. Con respecto a las vitaminas, las más abundantes son las vitaminas del grupo B, en especial el ácido fólico y en el grupo de las vitaminas liposolubles, la vitamina E.

Desde el punto de vista de su consumo, tenemos que tener en cuenta que los mejillones podemos consumirlos frescos, congelados o en conserva. Los mejillones en conserva pueden tener salmuera, aceite o tomate, y por ello el aporte energético y de nutrientes puede variar mucho en los valores que hemos comentado previamente. Sobre todo, debemos tener en cuenta el aporte calórico extra del aceite.

A modo de resumen y teniendo en cuenta la presencia de proteínas de alto valor biológico, así como de **yodo, hierro y ácido fólico**, el mejillón es un alimento con unas propiedades nutricionales especiales. Por ejemplo, es muy interesante su consumo en la mujer embarazada, en las cuales las necesidades de estos 3 nutrientes aumentan.

103. OSTRAS: PROTEÍNAS Y ZINC

La **ostra** es un molusco bivalvo que pertenece a la especie *Ostrea edulis* de la familia de los *ostreidos*. Las ostras pertenecientes al género Ostrea, se las conoce como Planas, y son las de mayor valor gastronómico y a las ostras del género *Crassostrea* se las vincula a las cóncavas, de carne más basta y menos apreciadas para su consumo. Las ostras son las productoras de perlas naturales, esta perla se forma cuando un objeto extraño entra accidentalmente dentro de una ostra, que reacciona para protegerse segregando una sustancia cristalina lisa y dura, el nácar, que se acumula en capas durante varios años. Como curiosidad, una perla puede llegar a filtrar hasta 250 litros de agua por día.

Las ostras tienen casi un 90% de agua, su aporte energético es debido a su alto contenido en **proteínas**, sobrepasando los 10 gramos, con un bajo aporte de grasas (1,4 gramos) y nulo de hidratos de carbono. Las grasas son casi el 50% polinsaturadas (omega 3), por tanto, beneficiosas para el corazón. De entre los micronutrientes, las ostras son fuente de calcio, hierro, zinc, fósforo, selenio, riboflavina, niacina y vitamina B12. En cuanto a los minerales, una ración de ostras permite sobrepasar las ingestas internacionales de zinc diarias.

A modo de resumen y teniendo en cuenta la presencia de **proteínas de alto valor biológico**, así como de **zinc** en importantes cantidades, lo convierten en un alimento con unas propiedades nutricionales especiales.

104. PALOMETA: APORTA VITAMINA B12

La **palometa** negra también denominada vulgarmente japuta, su nombre científico es *Brama brama*, y pertenece a la familia de los *Brámidos*. Su talla, suele ser intermedia 50 cm, aunque puede llegar a medir 1 metro.

Este pescado, en un 75% es agua, pero tiene una carne de alto valor nutricional, se le considera un pescado graso, con hasta 5 gramos de grasa por 100 de producto y 20 de proteínas, sin aportar hidratos de carbono, de este modo el aporte calórico se sitúa en 125 calorías. Sus grasas son polinsaturadas y saturadas y en menor medida monoinsaturadas, por tanto, es un perfil de grasa con interés nutricional, con un aporte bajo de colesterol.

Entre los minerales destacan los aportes de selenio, fósforo, potasio y yodo. Y en el aporte de vitaminas, la vitamina B12 es la fundamental, de este modo una ingesta de 100 gramos aporta 6 veces los requerimientos diarios. Es llamativo su contenido, sobrepasando el que presentan la carne de mamíferos y los huevos, es una vitamina importante para el desarrollo de los glóbulos rojos y el mantenimiento del sistema nervioso. Entre las liposolubles, destaca el contenido en vitamina D y vitamina E.

En resumen, la palometa aporta importantes cantidades en la dieta de **vitamina B12 y grasas saludables**.

105. PERCEBES: TODO UN LUJO CULINARIO

El **percebe** es un **crustáceo** perteneciente a la familia de las *Scalpellidae*. Entre las principales propiedades nutricionales de los percebes tenemos su bajo aporte calórico, apenas 50 calorías por 100 gramos, debido al bajo contenido en grasas (contiene ácidos grasos esenciales, como los ácidos grasos poliinsaturados y los monoinsaturados), y la inexistencia de hidratos de carbono. Este es un aspecto diferencial con respecto al resto de mariscos, que presentan todos unos elevados aportes calóricos. Por otra parte, el contenido en proteínas es importante, alcanzado los 13 gramos, y la presencia de colesterol es mínima (tan solo 14 mg). Por tanto, es un alimento que puede ser consumido por personas que realizan dietas para controlar su peso.

Con respecto al aporte de vitaminas, destaca sobre todo la presencia de vitamina B12, ayuda al buen funcionamiento del sistema nervioso y del cerebro, y refuerza el sistema inmune. También aporta otras vitaminas del complejo B, como la vitamina B9 o ácido fólico, B6, B3, B2 y B1; es decir presenta un aporte amplio de vitaminas del grupo B, como las carnes de origen animal. Como característica especial, aporta cantidades interesantes de vitamina E, un antioxidante natural.

Por otra parte, es un alimento con un contenido interesante en minerales, destacando sobretodo la presencia de yodo, fósforo, potasio, selenio, magnesio y sodio. Y en menor medida el calcio y hierro. Destaca el selenio, que nos protege ante enfermedades cardiovasculares, que junto al contenido en potasio que mejora los niveles de tensión arterial lo convierten en un alimento cardiosaludable. Y también el yodo, de hecho, consumiendo 100 gramos de percebes, aportaríamos en nuestra dieta un tercio de las necesidades recomendadas de yodo diario.

En resumen, el percebe aporta a nuestra dieta **pocas calorías**, con proteínas de alto valor biológico, así como **vitaminas del grupo B, yodo** y otros minerales.

106: PESCADILLA: PESCADO DE REGIMEN

La **pescadilla** es un pez marino de la familia de los *gádidos* que recibe, el nombre científico de *Merluccius merluccius*, es un pescado muy común en nuestro país, y recibe varias denominaciones. El nombre depende mucho de su tamaño, las pescadillas que pesan menos de 200 gramos se denominan pijotas, a lo que denominamos pescadilla presenta pesos de 500 g a 1,5 kg. A las especies con pesos que pueden alcanzar el kg se les denomina carioca.

La pescadilla contiene menos grasa que la merluza (0,6 g), casi 5 veces menos y un aporte de proteínas de 16 gramos, por tanto, es un pescado bajo en calorías (menos de 70 calorías), ideal para las dietas de personas que quieren perder peso. Las grasas son muy cardiosaludables, fundamentalmente omega 3. Con solo 30 mg de colesterol y 86 mg de sodio, también es ideal como alimento para personas con hipertensión y hiperlipemia.

En el aporte de minerales destacan en el caso del selenio y el fósforo. Respecto a las vitaminas, presentan contenido importante de vitamina B6, B12 y niacina.

En resumen, la pescadilla es un pescado interesante en dietas de pacientes que quieren perder peso o tienen una tensión arterial elevada, por **su bajo contenido en calorías y sodio.**

107. PEZ ESPADA: VITAMINAS Y MINERALES A PARTES IGUALES

El **pez espada** (*Xiphias gladius*) se caracteriza por su morro alargado terminado en una prominencia en forma de espada, que le da su nombre, este pez puede alcanzar hasta los 6 metros de longitud.

Desde el punto de vista nutricional es un pescado semigraso, con 4,3 g de grasa por 100 g de porción comestible, de esta grasa casi la mitad son monoinsaturadas y un gramo de omega 3, por tanto, son grasas con un claro beneficio cardiovascular. El aporte de proteínas es de alto valor biológico e interesante en cantidad, aunque no alcanza los 20 gramos. El aporte de colesterol es mínimo no alcanzando los 40 mg.

Este pescado aporta de manera equilibrada **vitaminas** hidrosolubles (vitamina B12, niacina y vitamina B6) y vitaminas liposolubles (vitamina A y D). Probablemente la más importante es la vitamina B12, ya que una ración al día aportaría el 300% de los requerimientos diarios de esta vitamina. La cual es muy importante para nuestro sistema nervioso y la producción adecuada de glóbulos rojos.

Con respecto a los **minerales**, como en el resto de pescados, son muy significativos los aportes de selenio, fósforo, magnesio y potasio. El aporte de minerales es tan interesante que una ración diaria puede aportar hasta el 100% de las ingestas recomendadas al día de fósforo y un 25% de las necesidades de magnesio.

En resumen, el pez espada aporta **vitaminas y minerales** a partes iguales con una grasa **muy cardiosaludable** para nuestra dieta.

108. PULPO: BAJO EN COLESTEROL

El **pulpo**, denominado *Octopus vulgaris* es un molusco cefalópodo (pies en la cabeza) con ocho patas (octópodo). Las patas salen de la cabeza y dejan en el medio la boca que tiene un pico como un loro que le permite cazar.

Tiene una bolsa de tinta al lado del hígado que le sirve para generar como una cortina de humo y defenderse. Dentro de los cefalópodos, es uno de los más consumidos en nuestra cocina.

El pulpo contiene un 88% de agua, por ello su valor calórico es bajo, alrededor de unas 88 calorías por 100 gramos, que son aportadas fundamentalmente por las proteínas 10 gramos y por las grasas 1 gramo, un tercio de estas grasas son polinsaturadas, de alto valor nutricional. El aporte de colesterol es más bajo que en otros cefalópodos, con tan solo 48 mg.

Respecto al aporte de minerales, el pulpo es fuente de selenio, yodo, fósforo, calcio y zinc. Destaca el selenio, como antioxidante, aportando una ración diaria las tres cuartas partes de las necesidades diarias. Al ser un alimento con tanta agua, destaca la presencia de vitaminas hidrosolubles (vitamina B6, B12 y niacina), dentro de las liposolubles merece la pena comentar el aporte de la vitamina E como antioxidante.

En resumen, el pulpo es un alimento **bajo en calorías, con poco colesterol y un buen aporte de proteínas y antioxidantes** naturales.

109. RAPE: UN PESCADO BLANCO MUY NUTRITIVO

El **rape** es un pescado blanco, por tanto, es un pescado con bajo aporte de grasas (menos de 1 gramo por 100) y de calorías (alrededor de 75 calorías por 100 gramos). Esto le convierte en un pescado ideal para incluir en dietas hipocalóricas para perder peso y en las dietas de fácil digestión en pacientes con enfermedades del estómago o intestino. Con respecto al aporte de proteínas, en cantidad es prácticamente similar al de las carnes, alcanzando casi 20 gramos por 100 de producto, siendo también de alto valor biológico.

El rape por otra parte contiene diferentes vitaminas y minerales. Entre las vitaminas se pueden destacar las del grupo B como la B6 y B12, y en cantidades más discretas la B1, B2, B3 y B9. En general, todas ellas implicadas en funciones de obtención de energía de los nutrientes como los hidratos de carbono, grasas y proteínas.

Con respecto a la composición de minerales en el rape, aparece en cantidades interesantes el potasio, fósforo y selenio y, en menor medida, el magnesio. El potasio es un mineral necesario para el sistema nervioso y la actividad muscular. El fósforo está presente en huesos y dientes, actúa en el sistema nervioso y en la actividad muscular y participa en procesos de obtención de energía. El selenio es un antioxidante natural. Por último, el magnesio tiene funciones en los nervios y los músculos, y además forma parte de huesos y dientes, mejora la inmunidad y posee un suave efecto laxante.

Este aporte importante de **vitamina B1, fósforo y proteínas** le convierten en un pescado con una gran capacidad de influir en el metabolismo de nuestro organismo, con **un aporte de calorías bajo**, ideal para personas con dietas para perder peso o con dietas de fácil digestión.

110. RAYA: FÓSFORO Y SELENIO

Las **rayas** son un gran grupo de especies con características muy particulares, todas tienen un cuerpo fuertemente aplastado, con grandes aletas pectorales, que le confieren forma de rombo, probablemente la más consumida es la raya de clavos (Raja clavatta).

La raya es un pescado blanco, por tanto, desde el punto de vista nutricional tiene un contenido graso muy bajo, menos de 80 calorías por 100 gramos, al presentar menos de un gramo de grasa. Esta grasa presenta una distribución de un tercio de grasa saturada, un tercio de grasa monoinsaturada y un tercio de grasa polinsaturada. El colesterol también aparece en una cantidad moderada (65 gramos). Presenta un alto contenido de proteínas, en torno a 17 gramos y son de alto valor biológico, como todas las proteínas de origen animal.

Al no ser un pescado graso, la mayor parte de sus vitaminas son hidrosolubles, del grupo B. Entre estas vitaminas, destacan la B3 o niacina, la B6 y la B12, todas ellas contribuyen a mantener un metabolismo energético ajustado. Una mención especial merece la vitamina B12, que está presente en una cantidad superior incluso a la mayoría de las carnes y lácteos.

En cuanto a los minerales, como en la mayor parte de los pescados, destacan el selenio y el fósforo. El selenio es un potente antioxidante y el fósforo contribuye al mantenimiento de los huesos y forma parte del "ATP", nuestra moneda energética.

En resumen, el consumo de **raya**, nos aporta **proteínas de alto valor biológico, vitamina B12, fosforo y selenio.**

111. RODABALLO: PESCADO DE FACIL DIGESTIÓN

El **rodaballo** es un pescado semigraso, al igual que la dorada. Este pescado no alcanza los 4 gramos de grasas por 100, con un predominio de las grasas polinsaturadas (cardiosaludables) y en menor medida de grasas saturadas. El contenido en colesterol es muy bajo, apenas 25 mg. El aporte de hidratos de carbono también es bajo, y el macronutriente más abundante son las proteínas, alcanzando casi los 16 gramos de proteínas de alto valor biológico. El aporte calórico con una ración de 100 gramos es de tan solo 96 calorías.

Con respecto a la presencia de vitaminas, su contenido en B2, B3 y B12 es poco importante frente al que contienen otros pescados. La más interesante es la vitamina B9, es decir el conocido ácido fólico, importante para la mujer en edad fértil y en las embarazadas durante el primer trimestre, siendo su contenido más elevado que en la mayoría de pescados.

Con respecto a los minerales, destaca el potasio, con un aporte moderado de fósforo, magnesio, sodio y hierro. Como hemos comentado en otros alimentos, el potasio es necesario para el sistema nervioso y los músculos. El fósforo está presente en los huesos y en dientes, interviene en el funcionamiento del sistema nervioso y también en la contracción muscular, y en los procesos de obtención de energía. El hierro es necesario para la formación de hemoglobina, proteína que transporta el oxígeno desde los pulmones a todas las células. Una de las características interesantes con respecto a los minerales en el rodaballo es un contenido moderado en sodio (114 mg).

Para ir finalizando, teniendo en cuenta la textura de este pescado, su bajo contenido en grasa y fácil digestión de este pescado, podemos afirmar que **está indicado en personas con difícil digestión y personas mayores**, así como en personas con obesidad e hipertensión que siguen una dieta.

112. SALMÓN: EL PESCADO AZUL POR EXCELENCIA

El **salmón**, junto al atún es uno de los pescados azules más consumidos a nivel mundial. Es un pescado graso, por tanto, con un aporte elevado de este macronutriente, hasta 12 gramos por 100 gramos. Esta propiedad le confiere un aporte calórico intermedio (200 calorías por 100 gramos). Desde el punto de vista cualitativo, las grasas predominantes son insaturadas, sobre todo polinsaturadas y monoinsaturadas, y en menor cantidad las grasas saturadas. Este perfil de grasas es muy cardiovascular, mejorando los niveles de colesterol en sangre, tensión arterial y resistencia a la insulina. A pesar de ser un pescado graso, el aporte de colesterol es apenas de 50 mg por 100 gramos.

El aporte de grasa de este pescado le permite ser un alimento con una buena cantidad de vitaminas liposolubles, como son la vitamina A y la vitamina D. Por tanto, el consumir salmón contribuye al mantenimiento, crecimiento y reparación de los tejidos del cuerpo (vitamina A), favorece la resistencia a las infecciones (vitamina A), ayuda al desarrollo del sistema nervioso y mantiene los niveles de calcio y la salud de nuestros dientes y huesos (vitamina D). También aporta vitaminas del grupo B como la B1, B3, B6, B9 y B12, aunque en menor medida.

El aporte de proteínas es elevado, casi de 20 gramos por 100 y el contenido en hidratos de carbono prácticamente inexistente. Su consumo supone un aporte interesante de minerales como son el potasio y fósforo; y otro grupo importante son el magnesio, selenio, yodo y calcio. El potasio es necesario para el sistema nervioso y la actividad muscular. El fósforo está presente en los huesos y dientes, interviene en el sistema nervioso y en la actividad muscular. El selenio es un antioxidante que también participa en el metabolismo de las grasas y en el sistema defensivo. El magnesio se relaciona con el funcionamiento de intestino, nervios y músculos El yodo es indispensable para el buen funcionamiento del tiroides, así como para el crecimiento del feto y el desarrollo de su cerebro. El único inconveniente de este pescado es el contenido en purinas que van a producir niveles elevados de ácido úrico, debiéndose evitar en los pacientes con gota o hiperuricemia.

Por tanto, el salmón es un **pescado cardiosaludable**, puede ser un alimento ideal en dietas de pacientes con cardiopatía isquémica o ictus, además destaca su alto contenido en **proteínas, vitaminas liposolubles y minerales.**

113. SARDINA: FUENTE DE ÁCIDOS GRASOS OMEGA 3

La **sardina** es uno de los pescados grasos por excelencia, que en estos últimos años ha recibido mucha atención por su aporte de ácidos omega 3. Como hemos mencionado, estamos ante un pescado graso (7,5 gramos por 100 gramos) y por tanto, con un interesante aporte calórico (140 calorías). Otra de sus características nutricionales es su aporte de proteínas (18 gramos), además de vitaminas y minerales. El perfil de grasas de este pescado es muy interesante, ya que aproximadamente un 30 % son grasas polinsaturadas que tienen claros beneficios cardiológicos. Estos ácidos grasos característicos de la grasa de la sardina poseen efectos antitrombóticos y antiinflamatorios, siendo estos dos mecanismos los que producen una mejoría en el riesgo cardiovascular. Por otra parte, el elevado consumo de ácidos grasos omega 3 se relaciona con un efecto beneficioso sobre enfermedades inflamatorias como la artritis reumatoide y enfermedades oncológicas. Una ración de 200 gramos de sardinas al día permite alcanzar el total de las necesidades diarias de estos ácidos grasos.

Con respecto a las vitaminas, este pescado presenta un aporte interesante de vitaminas liposolubles, vitaminas D, E y A. La vitamina D es muy importante para nuestro metabolismo óseo, y las vitaminas A y E son potentes antioxidantes. También presenta un aporte interesante de vitaminas hidrosolubles del grupo B, con importantes funciones en el aprovechamiento de los nutrientes energéticos.

Con respecto a los minerales a destacar, estos son el fósforo (el consumo de 200 gramos de sardina nos aporta el 100 % de las recomendaciones diarias de este mineral), muy importante para la formación de nuestros huesos. Otros minerales a destacar son el selenio, el yodo, el hierro y el magnesio. También es importante el aporte de calcio, ya que este pescado suele consumirse con espinas, las cuales presentan una alta concentración de este mineral.

En resumen, la sardina es un buen alimento para aportar **grasas cardiosaludables**, proteínas de alto valor biológico, fósforo, calcio y **vitamina D**.

114. SEPIA: EL CALAMAR LIGHT

La **sepia** o también denominada jibia (*Sepia officinalis*) es un molusco cefalópodo (pies en la cabeza), como el pulpo, pero en este caso es decápodo, es decir tiene 10 patas. La sepia también tiene una bolsa de tinta que le ayuda a ahuyentar a sus presas.

Desde el punto de vista nutricional, la sepia tiene una composición similar a la del calamar, su aporte calórico es un poco más bajo (70 calorías), que provienen fundamentalmente de las proteínas (16 gramos) y de las grasas (0,7 gramos), justo la mitad que el calamar. Son grasas polinsaturadas en su mayoría, por tanto, cardiosaludables y el aporte de colesterol, también es la mitad (110 mg por 100 gramos). Dentro de los minerales destaca, el selenio, el yodo, el fósforo, el hierro y el potasio. El aporte de selenio es muy importante, ya que una ración de 100 gramos al día, sobrepasa las necesidades diarias de este mineral, tan importante para los circuitos antioxidantes de nuestro organismo.

Como sucede con el calamar, la sepia es fuente de vitaminas del grupo B (B12, niacina, riboflavina y B6), y en menor medida de liposolubles, en especial de vitamina E.

En resumen, la sepia aporta **vitaminas, proteínas y selenio** en nuestra dieta.

115. TRUCHA: TESORO AZUL DE NUESTROS RÍOS

La **trucha** es un pescado azul semigraso, que aporta en torno a 3 gramos de grasa por 100 gramos de producto, siendo la mayor parte grasas poliinsaturadas (muy cardiosaludables). Contiene proteínas de alto valor biológico (16 gramos) en cantidades ligeramente inferiores a otros pescados, que pueden alcanzar hasta los 20 gramos. Debido a estas propiedades nutricionales, si se cocina de manera sencilla puede formar parte habitual de las dietas hipocalóricas y bajas en grasas que utilizamos en los pacientes obesos.

Por otra parte, este pescado presenta un aporte interesante de fósforo (208 mg) y potasio (250 mg) y moderado de sodio, magnesio, hierro y zinc. Otro de los minerales que aporta la trucha es el magnesio (28 mg). Este mineral interviene en el funcionamiento del intestino, los nervios y los músculos, además de formar parte de huesos y dientes.

Entre las vitaminas destacan el grupo B, sobretodo B1, B2 y B3. No obstante, el contenido en estas vitaminas no es tan importante si se compara con otros alimentos ricos en ellas (carnes, cereales integrales, legumbres o verduras de hoja verde). Respecto a las vitaminas liposolubles, la trucha contiene en cantidades significativas vitamina A, que acumula en su hígado y su músculo. Esta vitamina interviene en el mantenimiento de las mucosas, la piel y la retina.

Por todo ello, este alimento puede formar parte de nuestra dieta aportando una buena cantidad de proteínas de alto valor biológico y **una grasa cardiosaludable con vitamina A,** todo esto con un bajo aporte calórico.

116. VIEIRA: SABOR A MAR

La **vieira**, también llamada venera es la especie *Pecten maximus* de la familia de los pectínidos. Es un animal hermafrodita, la zona anaranjada es la parte femenina y la zona blanquecina es la masculina. En nuestro país es muy conocida no solo por su consumo, sino también porque su concha es conocida popularmente como "Concha de Santiago".

La composición nutricional de las vieiras se caracteriza por un 80% de agua con un aporte calórico de 84 calorías por 100 gramos a expensas de las proteínas que aportan 19 gramos por 100 y 1 gramo de grasas, predominando los polinsa-turados, sin aportar hidratos de carbono. Su contenido en colesterol es bajo 40 mg por 100.

Con respecto a los minerales, como todos los bivalvos, son fuente de selenio, fósforo, calcio, hierro, yodo y potasio. Y en cuanto a las vitaminas, sobre todo hidrosolubles del grupo B (niacina y vitamina B12). Por tanto, con un aporte bajo de calorías y rico en vitaminas que modulan el metabolismo, es un alimento ideal en dietas hipocalóricas.

En resumen, la veira aporta **vitaminas, proteínas con muy pocas calorias** en nuestra dieta.

FRUTAS

117. AGUACATE: UNA FRUTA CON HISTORIA

El **aguacate** en contra de lo que podamos pensar inicialmente es una fruta, en este caso del árbol del mismo nombre, de hoja perenne de la familia de las lauráceas. El aguacate es oriundo de México, Colombia y Venezuela, era ya consumido por los aztecas que lo denominaban *ahuacatl* (testículo), ya que se le consideraba como un fruto afrodisíaco, aunque los españoles lo rebautizaron con el nombre de «pera de las Indias». Las variedades que más se comercializan son: Hass, Bacon, Cocktail o dátil, Fuerte y la variedad Pinkerton.

Posiblemente es la fruta con mayor aporte calórico conocido, con casi 140 calorías por 100 gramos, en relación con el porcentaje de grasas que presenta (10 gramos por 100), que son el macronutriente más importante seguido de los hidratos de carbono con casi 6 gramos y, por último, las proteínas con 1,5 gramos. Además, dentro de las grasas, las dominantes con un 90% son las monoinsaturadas, y el aporte de colesterol es nulo. Esa densidad calórica también se relaciona con el bajo contenido el agua, menos del 80% del peso.

Con respecto a los minerales el más importante es el potasio y en el capítulo de las vitaminas, merece la pena mencionar las vitaminas C, E y B6. La presencia de vitamina C es un antioxidante común en la mayoría de las frutas, lo que no es habitual es la presencia de otro antioxidante natural como la vitamina E, por ello el aguacate es una fruta con grandes propiedades protectoras frente a los radicales libres. A esto se le une que su grasa mayoritaria es el ácido oleico con importantes propiedades cardiosaludables.

Por tanto, el aguacate es una fruta con **alta capacidad antioxidante** y una **grasa** que le confiere propiedades **cardiosaludables**.

118.   ALBARICOQUE: POCAS   CALORIAS   Y   MUCHAS MINERALES Y VITAMINAS

El **albaricoque** fue denominado inicialmente *Prunus armeniaca* porque los romanos lo introdujeron en nuestro continente desde el lejano oriente vía Armenia. Las variedades de albaricoque son múltiples, diferenciándose entre sí por su tamaño, forma y aroma. Las más conocidas en España son: Bulida, Canino, Nancy, Pavito, Maniqui, Currot, Galta roja, Ginesta y Mitger.

En relación con otras frutas, su aporte energético es bastante bajo (40 calorías), dada su elevada cantidad de agua, alrededor de un 87% y modesto aporte de hidratos de carbono (9,5 gramos). El aporte de grasas es nulo, así como el de colesterol, y el de proteínas no alcanza 1 gramo por 100. El aporte de fibra es intermedio, en torno a 2 gramos por 100.

Con respecto a los micronutrientes, el albaricoque es una fruta rica en **beta-carotenos** (168 ug). Este beta-caroteno se transforma en vitamina A en nuestro organismo, un potente antioxidante y mantenedor de nuestros epitelios. También es necesario destacar la presencia de vitamina C (27 mg), representando esta cantidad más de un tercio de nuestras necesidades diarias. En cuanto a su contenido en minerales podemos comentar que posee cantidades apreciables de potasio. Por último, el albaricoque presenta en su composición **ácidos orgánicos** como el ácido málico y el cítrico, aunque hay que destacar que la maduración hace que disminuya la cantidad de estos ácidos También contiene mínimas cantidades de flavonoides, entre los que se encuentra la quercetina (flavona).

Por tanto, el albaricoque es una fruta **hipocalórica**, pudiendo convertirse en una fuente interesante de **potasio, vitamina C y carotenos**.

119. ARÁNDANO: UN ANTIBIÓTICO NATURAL

El **arándano** es una baya de un arbusto de la familia de las ericáceas del género *vaccinium*, que alcanza los 30 centímetros de altura. Existen diversas variedades: los arándanos negros o los americanos (*V. corymbosum L.*), que son los más ricos en vitamina C y arándanos rojos (*V. oxycoccus L.*), que son frutos más agrios que los de color azul. No obstante, podríamos citar una infinidad de variedades comercializadas en España, como son las siguientes: Early Blacks, Highbuss, Bluetta, Ivanhoe, Rabiteis, Blue crop y Blueray.

A diferencia de otras frutas, esta tiene un bajo aporte de calorías, debido a su escaso aporte de hidratos de carbono (6 gramos por cada 100), con un contenido en proteínas y grasas prácticamente anecdótico (0,6 gramos), presentando casi un 90% de agua en su composición. Dentro de los nutrientes destaca el aporte de una buena cantidad de fibra (5 gramos).

Con respecto a los minerales el más abundante es el potasio. Sin embargo, la importancia nutricional de esta fruta viene de la mano de las vitaminas, siendo especialmente ricas en vitamina C (22 mg por 100), uno de nuestros más importantes antioxidantes naturales. Por otra parte, estas frutas son ricas en pigmentos naturales, como son los antocianos y carotenoides, que presentan también una acción antioxidante. El arándano constituye una de las fuentes más importantes de antocianos, que le confieren su color característico y que unido a los ácidos orgánicos, como **el ácido oxálico o el ácido málico**, son los responsables de su sabor característico y de sus propiedades de prevención y tratamiento de las infecciones urinarias. Esto ha provocado que los arándanos estén también comercializados en forma de extractos para prevenir la infección de orina.

Para resumir, estamos ante una fruta baja en calorías, pero llena de sorpresas nutricionales por su **poder antioxidante y antiséptico urinario**.

120. CAQUI: FIBRA SOLUBLE Y VITAMINAS

El árbol del caqui, recibe muchos nombres como son el palosanto, persimonio (persimon) o zapote, este árbol pertenece a la familia de las *ebanáceas,* siendo originario de Asia. Su fruto, el **caqui**, es una baya comestible de piel lisa, brillante, y de color amarillo, anaranjado o rojo intenso. La pulpa del fruto inmaduro es dura, de sabor áspero y muy astringente (por su contenido en taninos), aunque al madurar adquiere una textura fina y un sabor muy dulce. Este fruto es originario de China y Japón, donde se cultiva desde el siglo VIII, de ahí se introdujo en los países occidentales. Los tipos de caqui se dividen teniendo en cuenta su astringencia, a*stringentes*, necesitan una adecuada maduración para su consumo (por ejemplo, la variedad tomatero). Y los n*o astringentes,* los de mayor consumo actualmente (manzana, sharon y fuyu).

El aporte calórico del caqui es más elevado que el de otras frutas alcanzando las 290 calorías, debido al alto contenido en hidratos de carbono y azúcares 32 gramos, el aporte de proteínas es anecdótico y el de grasas nulo, así como el de colesterol. El aporte de fibra es muy interesante, contiene pectina y mucilagos, incluidas en el grupo de la **fibra soluble**, que son responsables de la consistencia de la pulpa del caqui, y una cantidad considerable de fibra insoluble. La fibra soluble, enlentece el vaciamiento gástrico y retiene agua disminuyendo los procesos diarreicos, y la fibra insoluble aumenta el volumen de las heces, mejorando el tránsito intestinal.

Con respecto al contenido vitamínico, el caqui es una fuente de **provitamina A**, sustancias que una vez en el organismo se transforman en vitamina A, concretamente de b-criptoxantina. Un caqui de tamaño medio, aporta la mitad de las ingestas diarias recomendadas de esta vitamina. Con respecto a los minerales, aporta sobre todo potasio, y en menor cantidad magnesio y fosforo.

Por tanto, el caqui es una fruta **hipercalórica**, aportando **fibra soluble, vitamina C y A.**

121. CEREZA: UNA FRUTA CON SORPRESA

La **cereza** es una fruta que pertenece a la familia de las *Rosaceae*. Existen múltiples variedades de cerezas, siendo la más común en Europa la *cereza amarga (Prunus cerasus)*, que es la típica cereza oscura de tallos cortos, pequeña y redonda que tienen un color entre rojo oscuro y negro. El segundo tipo más común son las cerezas dulces *(Prunus avium)*, estas son grandes, crujientes y doradas, con tonalidades rojizas.

Como la mayor parte de las frutas, su principal componente es el agua, representando un 85% de su composición. Su aporte calórico es intermedio, de alrededor de 60 calorías por cada 100 gramos. Esta energía la aporta principalmente en forma de hidratos de carbono (14 gramos). Apenas aporta proteínas (0,8 gramos) ni grasas (0,5 gramos). Tampoco podemos olvidarnos del alto aporte de fibra (1,5 gramos), que modula el tránsito intestinal.

La cereza aporta fundamentalmente potasio, siendo el resto de minerales menos importantes en su composición, pudiendo destacar entre ellos fósforo, magnesio y calcio. Este perfil de minerales la convierte en una fruta muy interesante en la dieta de los pacientes con hipertensión arterial, al disminuir estos minerales los niveles tensionales.

En resumen, el aporte de **potasio,** junto al aporte de **fibra**, proporciona a esta fruta propiedades laxantes, siendo un alimento que debe estar presente en la dieta de las personas con hábito intestinal estreñido.

122. CHIRIMOYA: LA FRUTA DE LOS ANDES

La **chirimoya** es el fruto del chirimoyo, árbol de la familia de las *anonáceas*. La chirimoya no es un fruto simple, sino un agregado de frutos adheridos sobre un solo receptáculo, producto de las pequeñas flores que se fecundan individualmente, así cada «escama» delimita teóricamente cada minifruta. Se cree que su origen esta en los Andes, realmente su nombre en quechua "chirimuya", significa «semillas frías», ya que es un árbol que germina a elevadas altitudes. En Europa fue incorporada por los descubridores españoles que la denominaron inicialmente «manjar blanco». Existen más de 50 variedades, aunque solo se consumen hasta 8.

En comparación nutricionalmente con otras frutas, la chirimoya presenta una gran cantidad de carbohidratos (20 gramos por 100), sobre todo azucares simples como la fructosa y glucosa (en torno al 10%) y sacarosa (el otro 10%), por lo que tiene un mayor valor energético, alcanzando casi las 90 calorías, y además su contenido en agua está en torno al 75%. Apenas aporta grasas ni proteínas.

En relación a los minerales, aporta fundamentalmente potasio, por tanto, es un buen alimento para mantener el funcionamiento neuromuscular. Y con respecto a las proteínas, aporta sobre todo vitamina C, en una cantidad muy interesante, ya que el consumo de una ración de chirimoyas aporta más de un tercio de las necesidades diarias de vitamina C. Por último, de su pulpa se han extraído numerosos compuestos volátiles, responsables de su agradable aroma, siendo los mayoritarios los ácidos hexanoico y octanoico (1 mg/kg).

En resumen, el consumo de chirimoya aporta **calorías, potasio y vitamina C**, con un sabor muy particular.

123. CIRUELA: REGULADORA DE NUESTRO INTESTINO

La **ciruela** es una fruta que, como la cereza, pertenece a la familia de las rosáceas. Las ciruelas son originarias de Asia, del área de Anatolia (Turquía) y Persia (Irán). Podemos consumir diferentes variedades: amarillas, rojas, negras y verdes. Las primeras son frutas de sabor ácido y abundante jugo, las rojas son jugosas y con un sabor más dulce que las amarillas, las de piel verde se denominan ciruela Claudia y se caracterizan por su dulzor, y las negras son azuladas y son mejores para cocer.

Con respecto a su composición nutricional, casi un 90% de su contenido es agua. Desde el punto de vista calórico, el aporte es de aproximadamente 50 calorías por 100 gramos, provenientes fundamentalmente de los 11 gramos de hidratos de carbono que contienen, ya que el aporte de grasa es nulo y el de proteínas prácticamente también (0,6 gramos). El aporte de hidratos de carbono es interesante no solo por su cantidad sino también por el tipo. De este modo, las ciruelas contienen sorbitol, un tipo de azúcar modificado que es difícilmente digerible por nuestro intestino y, por ello es conocido el **efecto laxante** de las ciruelas. Este efecto laxante se ve incrementado también por el alto contenido de fibra que presenta (2,1 gramos).

En referencia al aporte de vitaminas, destaca la vitamina A, siendo su contenido más abundante en las ciruelas de color más oscuro. Otra vitamina con un aporte interesante es la vitamina E. Tanto la vitamina A como la E tienen acciones antioxidantes.

En cuanto al contenido de minerales, el más importante es el potasio, como sucede en la cereza. Las ciruelas también se caracterizan por la presencia de antocianos (pigmentos de acción antioxidante y antiséptica) y de ácido málico. Este último ácido forma parte del pigmento vegetal y proporciona sabor a la fruta.

Para finalizar, la ciruela no solo es una fruta con **acción laxante** que puede ayudar a mejorar el tránsito intestinal en pacientes con estreñimiento, sino que además tiene un **alto poder antioxidante**.

124. COCO: MINERALES Y GRASA

El **coco** pertenece a la familia de las *palmáceas*, se cree que es originario de las islas del Pacífico. El cocotero, o árbol de coco, tiene un fruto, de forma redondeada, puede pesar 2-3 kg y tiene una cáscara fibrosa de color amarillento, y otra capa intermedia marrón (hueso central), en cuyo interior se encuentra la semilla o pulpa (parte blanca comestible). El agua que alberga en su interior, el agua de coco, es un líquido azucarado, suele contener alrededor de 300 ml. Si se utiliza la fruta fresca o se destina a la industria con fines de envasar agua, la cosecha se efectúa cuando el coco tiene alrededor de 6 meses. Si se utiliza para producir de coco rallado o para la extracción de aceite, la cosecha se realiza cuando los cocos caen al suelo.

Desde el punto de vista nutricional, es un alimento rico en calorías sobrepasando las 350 calorías por 100 gramos, con 36 gramos de grasas y menos de 4 gramos de proteínas y otros 4 gramos también de hidratos de carbono. No obstante, presenta una gran cantidad de fibra, sobrepasando los 10 gramos. La grasa del coco, a pesar de ser un vegetal, es una grasa rica en ácidos grasos saturados, por eso se debe consumir de manera moderada.

Con respecto a los minerales, destacan el selenio, hierro y potasio. El selenio contribuye a mantener lo que denominamos los anejos cutáneos (uñas y pelos), el hierro contribuye a la síntesis de glóbulos rojos y su hemoglobina; el potasio contribuye al mantenimiento de la tensión arterial y los impulsos nerviosos. Con respecto a las vitaminas, destaca el ácido fólico.

En resumen, el coco es **un alimento rico en energía, grasas y minerales.**

125. DÁTIL UNA DESPENSA DE ENERGIA

La palma datilera o palmera real (Phoenix dactylifera L.) es el árbol que produce el **dátil**, este es un fruto de 3 a 9 cm de longitud, de color naranja, cáscara lisa y con pulpa carnosa y dulce. Debido a sus propiedades nutritivas, los árabes, griegos, judíos y egipcios llamaron a la palmera, "árbol de la vida", parece que su origen está en Asia o Norte de África.

El dátil es una fruta muy especial, ya que se deseca en el propio árbol antes de su recolección y eso le confiere unas propiedades nutricionales muy diferentes a las de otras frutas que consumimos. Entre los más comercializados se encuentra el dátil tunecino Deglet Noor de piel lisa y brillante, el dátil Medjool, de piel arrugada y textura parecida a la de un caramelo toffee y los dátiles que se cultivan en Elche.

Desde el punto de vista nutricional tienen un alto aporte de energía con casi 300 calorías por cada 100 gramos, fundamentalmente por los hidratos de carbono que alcanzan los 71 gramos y la baja cantidad de agua que presentan, menos de un 20% de su peso. El aporte de grasas y proteínas es testimonial. Sin embargo, aporta una gran cantidad de fibra, sobrepasando los 8 gramos por 100.

De su valor mineral, destaca el potasio y el magnesio, estos dos minerales son muy importantes para el mantenimiento normal del sistema nervioso. En el grupo de las vitaminas destaca la niacina para el buen funcionamiento del sistema nervioso, el ácido fólico, muy importante para las embarazadas y los carotenos como antioxidantes.

En resumen, el dátil es una fruta con **un alto poder energético**, con **vitaminas y minerales** que ayudan a nuestro sistema nervioso.

126. ENDRINA: UNA BAYA CON MUCHA FIBRA Y VITAMINA C

La **endrina** es una baya silvestre poco calórica y rica en antioxidantes, como sucede con todas las frutas del bosque. También se le denomina arañón o ciruela silvestre, y es muy conocido por ser el fruto con el que se elabora el pacharán.

Desde el punto de vista organoléptico es similar al arándano, pero su sabor es más fuerte y amargo, por ello se utiliza solo en la elaboración de bebidas. Es una fruta muy poco energética, no llegando a las 50 calorías por 100 gramos, y con un aporte de hidratos de carbono entorno a los 11 gramos. La fibra es otro de sus componentes de interés, alcanzando casi los 1,5 gramos por 100, y regulando el transito intestina.

Con respecto a los minerales destacan el hierro y el calcio, pero en valores inferiores a otros vegetales. Sin duda su componente vitamínico más interesante es la vitamina C, que mejora la absorción del hierro que aporta y por otra parte le confiere un alto poder antioxidante.

En resumen, estamos ante una fruta del bosque rica en **fibra y vitamina C.**

127. FRAMBUESA: ANTIOXIDANTE DE NUESTROS BOSQUES

La **frambuesa** es un fruto de color magenta y cubierto por un fino vello que crece en los bosques europeos, madurando en verano, aunque en otoño también se pueden saborear. Junto con otras frutas, como las fresas, cerezas, moras y arándanos, las frambuesas forman parte de los conocidos frutos rojos, caracterizados todos por tener un elevado poder antioxidante.

La frambuesa, debido a su alto contenido en agua (casi un 90%), aporta muy pocas calorías (25 calorías por 100 gramos), aportando 5 gramos de hidratos de carbono y 4 gramos de azucares (glucosa, fructosa o xilitol), siendo los hidratos de carbono su principal nutriente. El aporte de proteínas es mínimo, en torno a 1,4 gramos y el de grasas de tan solo 0,3 gramos. Es muy importante el aporte de fibra, alcanzando casi los 7 gramos.

Con respecto a los minerales, como en todas las frutas rojas, el que predomina es el potasio, aportando en menor cantidad fósforo, magnesio y calcio. Dentro de las vitaminas, la de mayor presencia es la vitamina C (32 mg por 100 gramos, la mitad que el aporte de las fresas), representando la ingesta de 200 gramos de frambuesas el aporte del 100% de las necesidades diarias de vitamina C. Otra vitamina con un contenido interesante es el ácido fólico, que interviene en la producción de glóbulos rojos y blancos y en la formación de anticuerpos del sistema inmunológico. Al igual que las fresas, presentan ácidos orgánicos, y entre ellos podemos citar el **ácido cítrico,** el **ácido oxálico** y el **ácido málico.**

Por tanto, la frambuesa es un alimento con elevado potencial **antioxidante**, bajo en calorías y con un aporte de **potasio** y **vitamina C** interesante.

128. FRESAS: EXPLOSIÓN DE SABOR EN LA BOCA

La **fresa** procede de América y fue introducida por colonos estadounidenses desde Virginia a Europa durante el siglo XIX. La fresa y los fresones *(Fragaria xananassa)* pertenecen a la familia de las rosáceas y, a su vez, al género de las Fragarias. Posiblemente debido a su color rojo brillante y a su aroma, es una de las frutas más sabrosas y apetitosas que nos podemos encontrar en nuestra mesa, además de presentar una serie de propiedades nutricionales interesantes.

La fresa, debido a su alto contenido en agua, aporta muy pocas calorías (35 calorías por 100 gramos), aportando 7 gramos de hidratos de carbono. El aporte de proteínas es de 0,7 gramos y el de grasas de tan solo 0,5 gramos.

Con respecto a los minerales, el que predomina (como en todo este tipo de frutas) es el potasio, aportando también calcio, magnesio y fósforo. Dentro de las vitaminas, la de mayor presencia es la vitamina C (60 mg por 100 gramos), el doble que la frambuesa, representando la ingesta de 100 gramos de fresas o fresones el aporte del 100% de las necesidades diarias de vitamina C que presenta cualquier adulto. Otros nutrientes de interés, como sucede en la frambuesa, son los ácidos orgánicos, y entre ellos podemos citar el **ácido cítrico,** el **ácido oxálico** o el **ácido málico.**

Por tanto, las fresas son un alimento interesante en cualquier dieta saludable en la que queramos alcanzar una cantidad adecuada de antioxidantes, en este caso, **vitamina C.**

129. GRANADA: UN CONCENTRADO DE POLIFENOLES

La **granada** es originaria del sur de Asia. En España las variedades más comunes son la Mollar de Elche, la Mollar Valenciana y la Wonderful. Está fruta está cubierta por una piel dura, y en su interior esconde unas semillas cubiertas de una pulpa roja y carnosa muy sabrosas. El 90% de su composición es agua, con un aporte energético de 30 calorías por 100 gramos, con un bajo contenido en hidratos de carbono 15 gramos por 100, y en menor medida de proteínas 0,7 gramos por 100 y 0,1 gramos de grasas. Por otra parte, estos hidratos de carbono tienen un bajo índice glucémico, convirtiéndolo en ideal para los **pacientes diabéticos**.

Su importancia nutricional viene de la mano de los micronutrientes, ya que es una de las frutas con mayor poder **antioxidante** (debido a su contenido en antocianinas, polifenoles y taninos), siendo tres veces superior por ejemplo al que presenta el té verde. Tiene un contenido importante de vitamina C y carotenos, otros dos conocidos antioxidantes naturales. Y con respecto a los minerales destaca la presencia de potasio, calcio, magnesio, sodio, hierro, selenio y zinc.

Teniendo en cuenta su alto contenido en **polifenoles**, esta fruta tiene unas importantes acciones propiedades antiinflamatorias y antioxidantes, que junto a la disminución de colesterol que producen la convierten en un alimento cardioprotector muy interesante.

La granada presenta importantes propiedades **antioxidantes y un bajo aporte calórico**, además de presentar un bajo índice glucémico, convirtiéndola en una fruta ideal en la dieta de los pacientes con patologías cardiovasculares.

130. GUAYABA: PURA VITAMINA C

Las guayabas (*Psidium*) o arasá son un género de unas cien especies de árboles tropicales y árboles pequeños en la familia Myrtaceae, originarias de América. La **guayaba** es una fruta tropical muy parecida al tomate cuando lo cortamos, tanto por su aspecto como por sus características nutricionales. Su pulpa es rojizarosada debido a la presencia de licopeno.

Desde el punto de vista nutricional, casi el 90% es agua, es un alimento con muy poco aporte energético, alcanzando solo las 30 calorías por 100 gramos. Este aporte calórico proviene fundamentalmente de los hidratos de carbono y azucares, casi 12 gramos entre ambos. Aporta menos de un gramo de proteínas y apenas 0,5 gramos de grasas, con nulo aporte de colesterol. Sí que es importante el aporte de fibra, sobrepasando los 5 gramos por 100.

El nutriente más importante en la guayaba es la **vitamina C**, alcanzado los 270 mg por 100 gramos, cinco veces más que la naranja, siendo por tanto un alimento con alto poder antioxidante. Por otra parte, esta vitamina ayuda a sintetizar el colágeno, muy necesario para nuestras estructuras ligamentosas y tendones. La presencia de altas cantidades de licopeno como en tomate, la convierten a la guayaba en una de las frutas con mayor poder antioxidante y reparador. También es importante el aporte de vitamina A y B12. En el grupo de los minerales aporta sobre todo potasio, con importantes funciones a nivel nervioso y muscular.

En resumen, con la guayaba aportamos gran poder **antioxidante** a nuestro organismo para protegernos de agresiones solares, quemaduras, etc.

131. HIGO: UN FRUTO DIFERENTE

Del **higo** podemos comentar que todos creemos que es la fruta obtenida de la higuera *(Ficus carica)*, y realmente proviene de este árbol frutal, pero no es una fruta sino una infrutescencia (un conjunto de frutos). Este alimento proviene de Asia Occidental, aunque posteriormente se distribuyó por todo el Mediterráneo. Se sabe que el ser humano ya lo recolectaba antes del año 8000 a.C. El árbol de la higuera posee la peculiaridad de dar fruto dos veces al año: la primera, entre abril y mayo, son las brevas, mientras que la segunda, entre agosto y septiembre, son lo que conocemos como higos, presentando una composición nutricional similar.

El higo fresco, también en contra de la creencia popular, no presenta un gran aporte calórico, oscilando este entre 60-70 calorías por 100 gramos, con un 80% de agua, ligeramente inferior al comentado en otras frutas. Las calorías provienen principalmente de los hidratos de carbono (16 gramos), presentando un bajo aporte proteico (alrededor de 1 gramo) y sin aportar grasas. Es muy importante el aporte de fibra (2,5 gramos), el cual junto al aporte de polifenoles y la presencia de muy poco sodio (2 mg) le convierten en un alimento interesante para disminuir el riesgo cardiovascular. Los minerales más importantes de esta fruta son el potasio, el calcio y el magnesio. Dentro de las vitaminas, son importantes los aportes de vitaminas A, B1, B2, B3 y C.

Las especies comestibles son muy digestivas porque los higos frescos contienen una sustancia llamada **cradina** que es un fermento digestivo, lo cual, junto a su alto contenido en fibra, lo convierten en un alimento que mejora el tránsito intestinal, ideal para las personas con estreñimiento.

Por último, debemos comentar que los higos secos, al sufrir un proceso de deshidratación, aplastándolos con la mano y dejándolos secar al sol sobre cañizos, presentan una composición nutricional algo diferente al higo fresco. Es un alimento con más calorías (250 calorías), con un mayor aporte de hidratos de carbono (48 gramos) y mayor concentración de calcio.

A modo de resumen, podemos decir que el higo es un alimento con propiedades interesantes para incluir en la dieta de las personas con riesgo cardiovascular, así como las personas con problemas de estreñimiento y problemas digestivos, por su **composición en fibra** y aporte de **cradina**.

132. KIWI: UNA FRUTA JOVEN PERO ILUSTRE

El **kiwi** *(Actinidia deliciosa)* se ha extendido por todo el planeta gracias a su sabor y valor nutricional, por tanto, ha llegado desde Nueva Zelanda para quedarse. Realmente el kiwi tiene su origen en los bosques del río Changjiang, al noreste de

China. Allí se consumían variedades silvestres, a las que se denominaba "melocotón de los monos", porque la planta enredadera ascendía hasta las copas de los árboles. Una misionera británica llevó la semilla a Nueva Zelanda en 1904, allí se fueron seleccionando las plantas y en 1950 se empezó a exportar con el nombre de "uva espina china". El nombre actual fue idea de un distribuidor de alimentos en los Estados Unidos (Jack Turner): eligió **"kiwi", término maorí** para un pájaro pequeño, que no vuela, de cuerpo redondeado y traje de plumas finísimas, que se parece algo a la fruta y al piar dice su nombre.

El kiwi tiene un importante contenido en agua, casi un 85%, con un aporte bajo de calorías (50 calorías por 100 gramos), aportando 10 gramos de hidratos de carbono. El aporte de proteínas es mínimo, en torno a 1 gramo, y el de grasas casi nulo, de solo 0,5 gramos. Es curioso pero sus semillas son fuente de ácidos grasos omega 3, buenos para nuestro corazón. Es muy importante el aporte de fibra, alcanzando casi los 2 gramos, la mitad en forma de fibra soluble (que regula los niveles de colesterol, triglicéridos y azúcar en la sangre), y la otra mitad en forma de fibra insoluble que previene el estreñimiento.

Con respecto a los minerales, el que predomina es el potasio, aportando en menor cantidad fósforo, magnesio y calcio. Dentro de las vitaminas, la de mayor presencia es la vitamina C (60 mg, como las fresas). Esta vitamina es un potente antioxidante y ayuda a la formación de colágeno. Otras vitaminas con un contenido interesante son los carotenos y la vitamina E, que intervienen en procesos antioxidantes.

El kiwi es un postre recomendable tras una comida copiosa porque contiene actinidina, que ayuda a digerir las proteínas, lo que evita la pesadez del estómago y la formación de gases.

Por tanto, el kiwi es una fruta con elevado potencial **antioxidante, rico en fibra soluble e insoluble**, y que ha venido desde las antípodas para quedarse en nuestra dieta.

133. LIMA: VITAMINA C Y ÁCIDO CÍTRICO A PARTES IGUALES

El nombre «**lima**» no corresponde exactamente con ninguna clasificación científica, y las especies que reciben este nombre varían según la región. La denominación se emplea para nombrar a frutos pequeños, verde-amarillentos, de pulpa ácida y fuertemente aromáticos. Esta fruta fue introducida en Europa desde el Medio Oriente durante las Cruzadas, y el término proviene del Persa. Este alimento es más aromático que el limón, pero es menos utilizado en nuestra cocina. Como buena fruta que es su contenido en agua es elevado, alcanzando casi el 95%, por tanto, su aporte calórico es muy bajo no llegando a las 50 calorías. Los macronutrientes fundamentales son los hidratos de carbono y azucares, que alcanzan los 3,8 gramos, con un aporte de proteínas y grasas por debajo de los 0,5 gramos. El aporte de fibra, si consumimos su zumo con pulpa, alcanza casi los 3 gramos.

El contenido de minerales es bajo con respecto a las verduras, pero aporta sobre todo un buen contenido de potasio. El aporte más importante de esta fruta es la **vitamina C**, con casi 44 mg por 100, es decir casi el 100% de las necesidades de vitamina C diarias de una persona sana. Es una vitamina antioxidante, que protege nuestras mucosas de las agresiones de los resfriados y catarros. Además, la presencia de vitamina C en la dieta mejora la absorción del hierro de los alimentos de origen animal. Y además se potencia con el **ácido cítrico**, elemento muy presente en la lima. Se trata de un desinfectante natural, además de antiséptico y alcalinizador de la orina, por lo que el zumo de lima está indicado para personas con cálculos renales, porque facilita la eliminación de ácido úrico por la orina

En resumen, la lima aporta grandes cantidades de **vitamina C y ácido cítrico**, y en menor medida **potasio y fibra.**

134. MANDARINA: UN REGALO DE LA CHINA

De entrada, con respecto al nombre "**mandarina**", este se refiere al color de los trajes que utilizaban los mandarines, altos gobernantes de la antigua China, pudiendo afirmar que es una fruta originaria de China e Indochina, cuyo cultivo se introdujo en Europa a mediados del siglo XIX.

La mandarina es el fruto del mandarino, un árbol de la familia de las rutáceas, con características muy parecidas al naranjo. Además, el género botánico Citrus, que incluye a esta fruta, es el más importante de la familia y consta de unas 20 especies con frutos comestibles. Todos ellos presentan como características específicas la presencia de altos niveles de vitamina C, flavonoides y aceites esenciales. Las mandarinas se dividen en cuatro grandes grupos, dentro de los cuales se encuentran las diferentes variedades: clementinas, híbridos, clemenvillas y satsumas

Como buena fruta, el componente mayoritario de las mandarinas es el agua (88,3%). Por otra parte, aportan una baja cantidad de hidratos de carbono y azucares (menos de 10 gramos), y por ello el aporte calórico de esta fruta es muy bajo (40 calorías), con un aporte nulo de grasas y colesterol. La cantidad de fibra es de unos 2 gramos y la encontramos sobre todo en la parte blanca entre la pulpa y la corteza, por lo que el consumo de estas partes blanquecinas favorece el tránsito intestinal.

Con respecto a su contenido en vitaminas sobresale la vitamina C (35 mg por 100), los carotenos y la vitamina A, aportando por tanto vitaminas que nos protegen frente a las infecciones y agendes oxidantes del medio que nos rodea y en el caso particular de la vitamina A, es muy importante para la visión. Llama la atención en esta fruta el aporte de ácido fólico (21 ug). El aporte de minerales es menos relevante, destacando el potasio, el calcio y el fósforo.

Por tanto, la mandarina es una fruta con un bajo aporte de calorías y un interesante aporte de **fibra, vitamina C, vitamina A y ácido fólico**.

135. MANGO: UN CONCENTRADO DE ANTIOXIDANTES

El **mango** es la fruta del árbol *Mangifera indica,* de la misma familia botánica que el pistacho, siendo originario de la región del noroeste de la India (a los pies del Himalaya). Desde esta área se extendió a todo el sudeste asiático, donde se cultiva desde hace más de 4.000 años. A través de comerciantes y monjes se extendió por todo el mundo, fundamentalmente en zonas cálidas. El termino mango deriva del tamil "mangkay", transformándolo los portugueses en "manga" y los ingleses en "mango". Es el fruto nacional de la India y está vinculado a miles de leyendas. Por ejemplo, a Buda se le representa casi siempre a la sombra de un mango de lozanía perpetua. La razón es que Buda alcanzó la iluminación bajo este árbol, al que desde entonces se conoce como "el árbol de la sabiduría".

Desde el punto de vista nutricional, su contenido de agua es elevado (casi un 85%). Con respecto al aporte de macronutrientes, destacan los hidratos de carbono, con 14 gramos por 100 gramos, y con un contenido de grasa prácticamente nulo, así como el aporte de colesterol. Con respecto al contenido de proteínas es prácticamente anecdótico (0,7 gramos). Como curiosidad, aporta también los ácidos tartárico y málico. Todo ello hace que, a pesar de su sabor dulce, su valor calórico sea más bien bajo (menos de 60 calorías). La presencia de fibra, en torno a 3 gramos, ayuda a mejorar el tránsito intestinal.

Respecto a su composición en minerales, destacan el contenido en potasio y también en magnesio, calcio y fósforo. En el capítulo de las vitaminas destaca la vitamina C, con 37 mg por 100 gramos, así como la vitamina A y la vitamina E. La vitamina C interviene en la formación de colágeno, huesos y dientes y además posee actividad antioxidante. Que junto a la elevada cantidad de vitamina E y A, convierten al mango en una poderosa fruta antioxidante para eliminar de nuestro organismo los radicales libres.

En resumidas cuentas, el mango es una fruta con bajo aporte calórico y con un interesante aporte de **vitaminas antioxidantes**, lo que nos ayuda a proteger a nuestro organismo de los fenómenos de envejecimiento, eliminando radicales libres.

136. MANZANA: LA FRUTA MAS ANTIGUA

Aunque parece ser que la **manzana** fue la fruta prohibida del Edén, en este capítulo solo nos detendremos en su valor nutricional. Desde este punto de vista, la manzana es agua en un 85% de su composición, aportando apenas 50 calorías por 100 gramos. Con respecto a los azúcares, la mayor parte los aporta en forma fructosa y en menor proporción, en forma de glucosa y sacarosa. Estos azucares son de rápida absorción por parte del organismo, siendo los nutrientes más abundantes después del agua. La manzana es un alimento rico en fibra (tanto soluble como insoluble). En el grupo de la fibra soluble es característica la presencia de pectina, que actúa ayudando a controlar los niveles de colesterol y azúcar en la sangre. La pectina también tiene la particularidad de retener agua, y por ello tiene efectos beneficiosos en caso de diarrea ya que hace más lento el tránsito intestinal. No obstante, debemos tener en cuenta que, si comemos la manzana, cruda y con piel, es útil para tratar el estreñimiento, ya que se aprovecha la fibra insoluble presente en la piel.

Dentro de los minerales que aporta la manzana, uno de los más importantes es el potasio. La manzana contiene también antioxidantes como los flavonoides y polifenoles. Además, gracias a la presencia de ácido málico y tartárico, la manzana facilita la digestión de aquellos alimentos que posean un alto contenido en grasas.

Por sus diferentes beneficios y propiedades nutricionales mencionadas, la manzana es un alimento saludable, sabroso y refrescante que nos aporta **fibra y antioxidantes**.

137. MELOCOTÓN, UNA FUENTE DE POTASIO Y CAROTENO

El **melocotón** (*Prunus Persica L. Batsch.*) pertenece a la familia de las rosáceas. Esta fruta es también originaria de China, siendo en este país un símbolo de inmortalidad. Las variedades de melocotón que podemos encontrar en nuestra mesa son enormes: Baby Gold, May Crest, Quee Crest, Merryl y Elegant Lady, Royal Glory, Alexandra, María Blanca, Mireille y Red Wing.

Uno de los mitos del melocotón es su elevado contenido en calorías. Nada más lejos de la realidad, y esa creencia es debido a su habitual gran dulzor. Esta fruta aporta tan solo unas 40 calorías por 100 gramos, con un 90% de su peso en agua. Estas calorías proceden de los hidratos de carbono (9 gramos), con un nulo aporte de grasas y proteínas. Con respecto a las calorías, debemos tener especial cuidado con el melocotón en almíbar, cuyo aporte calórico puede alcanzar las 90 calorías, debido al aporte elevado de los azúcares añadidos en su elaboración.

Es relevante el aporte de fibra (1,6 gramos). Con respecto a su contenido en minerales, destacan como en todas las frutas, el aporte de potasio (260 mg por 100) y, en menor medida, otros como el fósforo, el sodio, el calcio, el magnesio y el yodo.

En referencia al grupo de las vitaminas hidrosolubles, el melocotón aporta todas las de grupo B y la vitamina C, aunque las cantidades no son muy elevadas. Dentro de las vitaminas liposolubles, destacan los carotenos, cuya presencia es superior a la de otras frutas. Estos carotenos o provitamina A se transforman en vitamina A en nuestro organismo. Esta vitamina, biológicamente más activa, es esencial para la visión, el buen estado de la piel, el cabello, las mucosas y los huesos, y tiene acción antioxidante.

Con todo lo previamente mencionado esta fruta refrescante y dulce presenta un bajo aporte de calorías, pudiendo convertirse en una fuente interesante de **potasio, fibra y carotenos** en nuestra dieta.

138. MELÓN: BAJO EN CALORÍAS

El **melón** pertenece a la familia de las Cucurbitáceas, al género *Cucumis* pertenecen especies tan diversas como el pepino (*Cucumis sativus L.*). El melón tiene características muy similares a la sandía. La primera de ellas es su alto contenido en agua, alcanzando un 92% de su composición. Esto hace que esta fruta tenga un bajo aporte calórico (26,4 calorías por 100 gramos), con un contenido moderado de hidratos de carbono (6 gramos). Con respecto al aporte de vitaminas, es una fruta rica en carotenos; no obstante, la cantidad de esta vitamina antioxidante es variable y depende de la intensidad del pigmento anaranjado en la pulpa. El tipo de melón es también una variable importante en cuanto a la cantidad de esta vitamina antioxidante, y así los melones reticulados se diferencian del resto en que son una fuente excelente de provitamina A (beta-caroteno) y vitamina C. En los melones también es importante su aporte de vitamina C (35 mg), comportándose, como hemos comentado en capítulos anteriores en un agente antioxidante natural.

Los minerales que aporta en mayor cantidad son el potasio, el magnesio y el calcio. Sin embargo, llama la atención, tratándose de una fruta, el alto aporte de sodio (14 miligramos), siendo el promedio en otras frutas de 4 miligramos por cada 100.

Por tanto, este alimento es una fruta refrescante con un **bajo aporte calórico** y de hidratos de carbono y con un buen aporte de **vitaminas antioxidantes**.

139. MEMBRILLO: ALTO PODER ASTRINGENTE

El **membrillo** (*Cydonia oblonga*) es un frutal originario de Asia. El fruto presenta una coloración amarillenta y con un fino terciopelo marrón por fuera, siendo su carne de características harinosas, de color blanco y de sabor ácido. Su apariencia es muy similar a una pera, sin embargo, su sabor ácido no le hace agradable al paladar, de ahí que el membrillo no se consuma habitualmente crudo, debe tener algún tipo de cocción para hacer posible su ingesta. La variedad más comercializada en España es Gigante de Wranja, con frutos de gran calibre, redondeados, de piel lisa y áspera y pulpa color crema y sabor ácido; no obstante, existen otras variedades con las mismas propiedades nutricionales: común, esferoidal, Fontenay, Vau de Mau y Portugal.

Desde el punto de vista nutricional, como buena fruta, está compuesta por agua en un 86%, con un elevado contenido en fibra, hasta 6 gramos por cada 100. El membrillo es una fruta con un escaso contenido de hidratos de carbono (6,8 gramos) y, por tanto, aporta muy pocas calorías (30 calorías). Sin embargo, hemos comentado que su consumo crudo es excepcional, y en la mayoría de las ocasiones se consume en forma de dulce de membrillo, que lleva adicionado azúcar, por lo que el valor calórico de este producto se dispara, multiplicándose casi por 10 (300 calorías).

Dentro del apartado de vitaminas, es importante su alto contenido en vitaminas A, C, B6, tiamina, niacina, riboflavina y folatos, mientras que en el apartado de los minerales están presentes el hierro, el calcio, el magnesio, el fósforo, el sodio, el potasio, el selenio, el zinc y el cobre. No obstante, al consumirse el membrillo siempre cocinado, el aprovechamiento de esta vitamina es muy pequeño, ya que tanto los minerales como las vitaminas hidrosolubles difunden al líquido de cocción. Las verdaderas propiedades nutricionales del membrillo se deben a su abundante contenido en **fibra** (pectina y mucílagos) y **taninos**, sustancias que le confieren su propiedad astringente ante situaciones de diarrea. También contiene ácido málico, un ácido orgánico que forma parte del pigmento vegetal y que proporciona sabor a la fruta, presentando propiedades desinfectantes y favorecedoras de la eliminación de ácido úrico (que en exceso produce ataques de gota).

Estamos por tanto ante una fruta con unas características nutricionales excepcionales y con un elevado contenido en **fibra**, con **un alto poder astringente**.

140. MORA: REGALO DE NUESTROS CAMPOS

La **mora** es el fruto de la zarzamora un arbusto de la familia de las rosáceas, como la ciruela. Esta fruta tan típica de nuestros campos es originaria de Asia y Europa y podemos disfrutar de ella en estado silvestre en los márgenes de nuestros senderos y caminos rurales. Esta fruta está constituida por pequeñas drupas o granos que se agrupan entre sí, presentando en un primer momento un color verde, después rojo y, cuando están maduras, un color negro característicamente brillante y llamativo.

Existen más de 250 especies de mora. Las tres variedades más comercializadas son: Logan (cruce entre una zarzamora y una frambuesa, más ácidas que las zarzamoras y con menos aroma que las frambuesas), Young (resultantes del cruce entre una zarza de los rastrojos y una frambuesa, con un sabor ácido y poco aromatizado) y Boysen (cruce entre la variedad Young y la frambuesa, de gran tamaño y con un aspecto muy similar a la frambuesa).

La mora presenta un aporte escaso de calorías (25 calorías por 100 gramos), debido a su elevado contenido en agua (87 %) y a su bajo aporte en hidratos de carbono (5 gramos), siendo prácticamente nulo su contenido en grasa y proteínas. Uno de sus nutrientes más importantes es la fibra, alcanzando valores superiores a 6 gramos.

Lo más interesante desde el punto de vista nutricional es su contenido en vitaminas hidrosolubles. Las moras son un alimento rico en vitamina C (15 mg), y de hecho en algunas variedades de moras estas cantidades de vitamina C son mayores que las presentes en algunos cítricos. Esta vitamina tiene una acción antioxidante y participa en la producción de colágeno, una de nuestras proteínas cicatrizantes. Esta fruta también es una fuente importante de pigmentos naturales, como los antocianos y los carotenoides, que unido a la vitamina C presentan una importante acción antioxidante.

Con respecto al aporte de minerales, destaca el contenido en potasio, hierro y calcio, aunque estos dos últimos como sucede en los alimentos de origen vegetal se absorben mal en nuestro intestino.

Para finalizar, podemos resumir que la mora se caracteriza por tener un bajo aporte calórico, con un alto contenido en fibra y con un aporte muy elevado de **antioxidantes,** como la vitamina C y los **pigmentos naturales.**

141. NARANJA Y LIMÓN: MÁS QUE UN PREMIO

Estas dos frutas son las más representativas del grupo de los cítricos, y son una seña de identidad de nuestro país. La **naranja** se caracteriza por presentar un bajo aporte calórico (37 kcal por cada 100 gramos), siendo su componente más abundante el agua. Su principal nutriente es la vitamina C, aportando 50 mg por 100 gramos. La vitamina C interviene en una serie de sistemas fisiológicos muy variados, comentados ya en alimentos previos, como son la formación de colágeno, mantenimiento de la estructura de los huesos y dientes, funcionalidad de los glóbulos rojos y la absorción del hierro de los alimentos, así como resistencia a las infecciones.

Pero, además, la naranja también es fuente de otros antioxidantes naturales como son los carotenos y la vitamina A. Los betacarotenos son además los pigmentos que le dan su coloración naranja, transformándose posteriormente en vitamina A en nuestro organismo. Esta vitamina A es esencial para la visión, el mantenimiento de piel, cabello, huesos y mucosas y el buen funcionamiento del sistema inmune, que nos protege contra diferentes enfermedades.

La naranja contiene cantidades apreciables de flavonoides (sustancias biológicas con potencial para reducir el riesgo de cáncer y enfermedades cardiovasculares), que poseen también propiedades antioxidantes. Con respecto a los minerales, contiene cantidades significativas de potasio, magnesio y calcio.

Otras sustancias menos conocidas que se pueden encontrar en las naranjas son los ácidos málico, oxálico, tartárico y cítrico, con diferentes funciones en nuestro organismo. El ácido cítrico y el ácido málico tienen por ejemplo acción desinfectante y alcalinizan la orina, pudiendo prevenir algunas infecciones.

El **limón** es otro cítrico que se emplea fundamentalmente para aderezar o realzar el sabor de otras frutas o platos y preparaciones culinarias, así como en zumos naturales. Su componente mayoritario es el agua, con un aporte calórico de minerales y de vitamina C similar a la naranja, aportando ácido cítrico y sustancias de acción astringente.

Como podemos analizar, ambas frutas aportan escasas calorías, pero contienen potentes **antioxidantes**, destacando sobre todo la **vitamina C**, con múltiples funciones biológicas beneficiosas.

142. NECTARINA: UN PRIMO DEL MELOCOTÓN

La **nectarina**, también denominada **pavía** es una fruta con una pulpa carnosa y dulce muy similar al melocotón, en el aspecto se diferencian porque la nectarina presenta la piel lisa, sin pelo y es más rojiza. En principio parece surgió como un injerto de un melocotonero, aunque también se sospecha que pudo deberse su aparición a una mutación espontanea. Esta fruta aporta alrededor de 40 calorías por 100 gramos, con casi un 90% de su peso en agua, estas calorías proceden de los hidratos de carbono (9 gramos por 100), con un aporte anecdótico de grasas y proteínas. Contienen una cantidad interesante de fibra, sobrepasando los dos gramos con importantes funciones para mantener el ritmo intestinal.

Las nectarinas tienen un importante contenido en minerales como son el potasio, fósforo, magnesio, calcio, sodio, hierro, zinc y selenio. También contienen vitaminas hidrosolubles como son; C, B6, B3, B2 y B1, y finalmente carotenos. Este alto contenido en potasio y muy bajo en sodio, hacen que sea una fruta ideal para pacientes con la tensión arterial elevada, además aporta una buena ración de **antioxidantes** en forma de vitamina C y carotenos. Siendo los carotenos más elevados que en el melocotón, una de las pocas diferencias nutricionales entre ambas frutas.

Por tanto, la **nectarina** es una fruta con pocas calorías y una interesante cantidad de **fibra** y **antioxidantes naturales**.

143. NÍSPERO: FRUTA ASTRINGENTE CON ALTO CONTENIDO EN FIBRA

EL **níspero** es una fruta perteneciente a la familia de las *rosáceas*, con forma ovalada y la pulpa tiene un color anaranjado. En su interior contiene entre 3 y 7 semillas de gran tamaño y color marrón. Esta fruta ya se cultivaba hace unos 3.000 años en la región del Mar Caspio, se difundió por todo el Mundo a través de Grecia y posteriormente Roma. En la actualidad, las variedades de níspero que más se comercializan se clasifican en; Japones, con una maduración más temprana y un color más opaco, y el Chino, que *t*iene más semillas, tarda un poco más en madurar, y el color de la piel y de la pulpa es más intenso y brillante. De estas dos especies derivan todas las demás; Argelino (Algar)*,* Tanaka*,* Golden Nuget*,* Peluche, etc.

El aporte de agua es ligeramente inferior a otras frutas, sobrepasando ligeramente el 75%. El aporte de energía es bajo, menos de 50 calorías por 100, a expensas de hidratos de carbono y azucares (21,2 gramos), con menos de medio gramos de proteínas y de grasas como macronutrientes adicionales, y nulo aporte de colesterol. Es una de las frutas que tiene más fibra, aportando alrededor de 10 gramos.

Con respecto al contenido en minerales destaca el potasio, y en menor medida el calcio y el fósforo. El aporte vitamínico es escaso, destacando únicamente el aporte de provitamina A en forma de b-caroteno y b-criptoxantina, que le confieren su color anaranjado. En su composición también se encuentran ácidos orgánicos como el ácido cítrico y el ácido málico. Los nísperos también contienen taninos, compuestos fenólicos con acción astringente, y en sustancias aromáticas de tipo triterpénico.

En resumen, estamos ante una **fruta astringente y rica en provitamina A y fibra.**

144. PAPAYA: UN ALIADO DE NUESTROS OJOS

La **papaya** es una fruta procedente de América tropical, y hoy en día se consume en todo el mundo. El principal productor de papaya es Brasil. Es una fruta, por tanto, su contenido en agua es elevado, casi un 90%. Aun así, su aporte energético es interesante, sobrepasando las 150 calorías por 100 gramos, a expensas de los más de 16 gramos de hidratos de carbono y azucares que aporta. El aporte de proteínas es de apenas medio gramo y el aporte de grasas anecdótico, siendo el de colesterol nulo. Aporta también fibra, alcanzando en algunos casos los 2,5 gramos.

El aporte de minerales no es alto en cuanto a cantidad, pero si en cuanto a variedad, aportando sodio, potasio, calcio, magnesio, fósforo, hierro, zinc y yodo. El verdadero tesoro de esta fruta son las vitaminas. Por ejemplo 100 gramos de papaya aportan el 100% de las necesidades diarias de una persona de vitamina C. También aporta cantidades muy elevadas de carotenos y de vitamina A, ambos antioxidantes muy importantes y con funciones protectoras en nuestras mucosas, piel y retina. Como presenta importantes cantidades de **zeaxantina y luteína**, junto a los carotenos, es un protector de nuestro cristalino para evitar el desarrollo de cataratas. Además, protege el sistema digestivo gracias a su contenido en papaína, una enzima proteolítica, que descompone las proteínas y ayuda en la disolución de las grasas.

En resumen, la papaya es una fruta rica en **carotenos, zeaxantina y luteína**, un gran aliado de nuestros **ojos.**

145. PERA. UNA FRUTA ESPECIAL

La **pera** es una fruta de amplio consumo en nuestra dieta y podemos encontrar hasta 30 variedades diferentes en el mercado. Como todas las frutas, su contenido en agua es superior al 85%, con un aporte de calorías muy bajo, siendo inferior a 45 calorías por 100 gramos, proveniente fundamentalmente de los hidratos de carbono que aporta (10 gramos). No contiene grasas y contiene menos de 0,5 gramos de proteínas. Teniendo en cuenta su bajo aporte de calorías, es un buen alimento para formar parte del postre de las dietas para perder peso.

En cuanto al aporte de minerales, una de sus principales características es el bajo aporte de sodio (solo 2 mg por cada 100 gramos) y un aporte muy interesante de potasio. Este bajo aporte de sodio, junto al adecuado aporte de potasio hace que esta fruta sea ideal para los pacientes con la tensión arterial elevada.

Con respecto a las vitaminas aporta 3 mg de vitamina C, inferior al resto de frutas. No obstante, debido a su bajo aporte calórico, lo habitual en una dieta es que podamos comer dos peras de tamaño mediano en el postre, cubriendo esta cantidad el 15- 20% de la ingesta diaria recomendada de vitamina C, el 10% de ácido fólico y una buena parte de las vitaminas del complejo B (B1, B2) y vitamina E.

Las peras presentan un aporte de fibra de 2,3 gramos. La presencia de pectina (un tipo de fibra soluble presente también en la zanahoria) hace a este alimento útil en los casos de diarrea.

Finalizaremos resumiendo que estamos ante una fruta con unas propiedades nutricionales muy interesantes para las personas que deseen perder peso o bajar sus niveles de tensión arterial, al presentar un **bajo aporte de calorías y sodio**.

146: PÉTALOS: ADEMÁS DE DECORATIVOS APORTAN MICRONUTRIENTES

En estos últimos años hemos podido observar como en los diferentes platos que solicitamos en los restaurantes aparecen con finalidad decorativa, **pétalos de flores.** Sin embargo, esta parte de las flores tiene unas propiedades nutricionales interesantes, así como un sabor agradable, a diferencia por ejemplo del tallo y hojas verdes que presentan habitualmente un sabor amargo.

Los pétalos aportan vitaminas, sobre todo antioxidantes (A, C y E) y además tiene un alto contenido en minerales y otros compuestos antioxidantes. Una característica habitual en muchas de las flores que se pueden comer es el contenido de antioxidantes no vitamínicos, como fitonutrientes y flavonoides, dos familias de potentes antioxidantes. Estos compuestos son de interés para prevenir la aparición de enfermedades como el cáncer, infarto de miocardio, ictus y otras enfermedades neurodegenerativas y del sistema inmunológico. Además, aportan fibra, siendo este nutriente importante para tener un adecuado transito gastrointestinal. Por último, aportan minerales como calcio, fósforo, hierro y potasio.

Probablemente uno de los pétalos más consumidos son los **pétalos de rosa**, específicamente estos pétalos aportan vitamina A y C, vitamina B2 (riboflavina) y vitamina B3 (niacina), aunque esta última en menor medida. El incremento en el uso de los pétalos de rosa en la cocina se ha producido por su dulce aroma, que las hace interesantes para aderezar las ensaladas de frutas. Los aromas que presentan son lo que realmente hace atractivo el uso de pétalos en la nueva cocina. De este modo, la flor del aliso produce un aroma a miel, la flor de la Begoña a

manzana verde o sidra, la flor de los claveles un suave dulzor, la flor de la drago-
naria genera un aroma a tomate y pepino, la flor del Ncgui un sabor a cebolla, la
flor de la viola un aroma a violeta mezclado con miel y, por último, la Mertensia
marítima un sabor a ostra. Esta variedad hace que se puedan utilizar para potenciar sabores tanto en ensaladas, como en platos con carnes, pescados o incluso
repostería.

Por tanto, el uso de pétalos en las comidas, más allá de su efecto visual, y su
capacidad de generar **aromas y sabores**, aporta **vitaminas, antioxidantes, minerales y fibra** a nuestra dieta.

147. PIÑA: UNA FRUTA DIGESTIVA

La **piña** pertenece a la familia de las bromeliáceas, en la cual existen casi 1.400
especies de plantas, casi todas herbáceas, de hoja perenne y con flores muy vistosas.
La piña tropical proviene de Brasil, país donde la encontraron los colonizadores españoles y portugueses, introduciéndola en Europa, y de ahí se distribuyó por todo el
mundo. Se conocen tres variedades botánicas de piña tropical: Sativus (sin semillas),
Lucidus (permite una recolección más fácil porque sus hojas no poseen espinas) y
Comosus (forma semillas capaces de germinar).

Desde el punto de vista nutricional, su contenido en agua es muy elevado, superior al 85 %. Con respecto al aporte de macronutrientes, destacan los hidratos de carbono, con 11,5 gramos por 100 gramos, con un aporte de grasa prácticamente nulo,
así como es nulo el aporte de colesterol. Con respecto al aporte de proteínas es prácticamente anecdótico (0,5 gramos). Sin embargo, presenta una curiosidad, la presencia de bromelina, una enzima que ayuda a la digestión de estas proteínas. Todo ello
hace que, a pesar de su sabor dulce, su valor calórico sea más bien bajo (menos de 50
calorías). Además, su aporte de fibra mejora el tránsito intestinal.

Respecto al contenido en minerales, destacan el potasio y el yodo (30 ug por
100). El yodo es indispensable, como hemos comentado en otros capítulos para el
buen funcionamiento de la glándula tiroidea, que controla nuestro metabolismo energético y el desarrollo cerebral en la vida fetal e infancia temprana. En el capítulo de
las vitaminas destaca la vitamina C, con 20 mg, así como los carotenos.

Por tanto, la piña es una fruta con bajo aporte calórico, con un interesante
aporte de **vitamina C, yodo y potasio**, y que además nos ayuda a digerir las proteínas de la dieta.

148. PLÁTANO: MUY ENERGÉTICO

El **plátano** aparece ya en nuestra dieta desde la Antigüedad. Así, en la India
recibía el nombre de "la fruta de los sabios", ya que, según una antigua leyenda, los
pensadores hindúes meditaban bajo la sombra de los plataneros mientras comían su
fruto, siendo a lo largo de la historia un símbolo de fecundidad y prosperidad. El

plátano llegó a Canarias en el siglo XV y desde allí fue llevado a América por los colonizadores.

Pertenece a la familia de las musáceas, la cual incluye los plátanos comestibles crudos (*Musa cavendishii*), los bananitos o plátanos enanos (*Musa paradisiaca*) y los plátanos machos (Musa paradisiaca). Desde el punto de vista nutricional, aporta casi 90 calorías por cada 100 gramos, fundamentalmente a partir de los hidratos de carbono (un total de 20 gramos). El contenido de proteínas es bajo, menos de 1,5 gramos, y el de grasas menor que 0,5 gramos, con un aporte nulo de colesterol. Por último, dentro de los macronutrientes, la composición más relevante viene de la mano de la fibra, aportando 3,4 gramos.

Con respecto a la composición en minerales, el más importante es el potasio (350 mg), siendo también relevante el contenido en fósforo y magnesio. Con respecto a las vitaminas, las más abundantes son los carotenos. Además, el plátano es una buena fuente de antioxidantes naturales, como la vitamina C y la vitamina A.

Podemos resumir que el plátano es una fruta con **alto aporte energético**, de minerales y de antioxidantes. Por ello es habitual que en alguna retrasmisión deportiva podamos observar algún deportista ingiriendo trozos de plátano junto a un líquido para reponer energía y minerales, tan necesarios para realizar esfuerzos musculares.

149. POMELO: FIBRA, VITAMINA C Y SABOR

El **pomelo** pertenece a la familia de las *rutáceas*. El árbol es perenne *Citrus paradisi* y el fruto tiene una cascara gruesa, carnosa, de color amarillo o rosáceo, con glándulas oleosas muy aromáticas. Probablemente procede de Asia, aunque su origen verdadero es una incógnita. Existen muchas variedades de pomelo cuyos nombres dependen del lugar de procedencia, tamaño y color.

El agua es el principal componente de este cítrico, alcanzando el 90% de su composición, por lo que el pomelo tiene un bajo contenido calórico (30 calorías), a expensas de los hidratos de carbono y azucares (13 gramos). La cantidad de fibra es inferior a 2 gramos y esta se encuentra sobre todo en la parte blanca entre la pulpa y la corteza, su consumo favorece el movimiento intestinal.

Con respecto al contenido mineral, sobresale el potasio. En cuanto a las vitaminas, posee un alto contenido de vitamina C. El contenido en carotenoides, pigmentos que confieren a los vegetales el color anaranjado-rojizo, no es muy elevado habitualmente, salvo en el pomelo rosa, donde el contenido en b-caroteno y licopeno es muy alto. Abundan en el pomelo los ácidos málico, oxálico, tartárico y cítrico, este último potencia la acción de la vitamina C; todos ellos son responsables de su sabor.

En resumen, el pomelo aporta en nuestra dieta **fibra y vitamina C**, con un sabor muy peculiar.

150. SANDÍA: APORTA LICOPENO Y CITRULINA

La **sandía** es una fruta muy característica de nuestro postre y es oriunda del África tropical. En la actualidad se conocen más de cincuenta variedades de sandía, las cuales se clasifican según el color de la piel, la forma de sus frutos, el color de la pulpa y el peso.

Una característica común de todas las frutas es el alto porcentaje en agua que contienen, siendo la sandía posiblemente la fruta más rica en ella (entorno a un 95% de su peso). Por ello su aporte calórico es de tan solo 19 calorías por 100 gramos, aportando apenas 4,5 gramos de hidratos de carbono, con un nulo aporte de grasas y un aporte mínimo de proteínas (0,4 gramos). La sandía contiene un importante contenido en vitaminas A, C, E, B1 y B6, lo que, junto al aporte de potasio y fibra, convierte a esta fruta en un buen alimento para las dietas en los pacientes con sobrepeso. Teniendo en cuenta que las porciones de esta fruta pueden ser mayores que las del resto, una ración de 250-300 gramos aporta el 42% de las necesidades diarias de vitamina C, el 15-20% de las de vitamina A y el 10-15% de la vitamina B1. Su bajo contenido en sodio (4 mg) la convierte en una fruta muy interesante en los pacientes con hipertensión arterial.

Todavía nos aguarda una sorpresa más en la composición de esta fruta: su alto contenido en **licopeno**, pigmento que le da el color rojo a su pulpa. El licopeno es un compuesto fitoquímico que lucha contra los perjudiciales "radicales libres", moléculas que dañan y envejecen nuestro organismo. El licopeno convierte a esta fruta en un alimento que puede ayudar a la prevención del cáncer de próstata y a combatir el envejecimiento celular. Otras de las sorpresas nutricionales de la sandía a pesar de su bajo contenido en proteínas a pesar de su bajo contenido en proteínas es su alto contenido en un aminoácido denominado **citrulina**. Este aminoácido es transformado en nuestro organismo en arginina, un agente que dilata nuestras arterias, siendo por tanto beneficioso para nuestro corazón y sistema circulatorio.

Con todo lo previamente mencionado, la sandía aporta muy pocas calorías, unas cantidades interesantes de **vitamina C, fibra, citrulina** y un aliado frente a los radicales libres: el **licopeno**.

151. TAMARINDO: UN FRUTO EXOTICO

Este alimento, es el fruto del árbol del mismo nombre y es un alimento muy consumido en Asia y Latinoamericana. El **tamarindo** es un fruto originario de África, que se extendió por la India. El fruto del tamarindo posee una vaina rígida, donde se encuentra su pulpa rodeada de unos hilos no comestibles. El tamarindo tiene unos huesos en su interior parecidos a los de las aceitunas.

Es un alimento rico en calorías, como todos los frutos secos al presentar un bajo contenido en agua (menos de un 30%) y un alto contenido en hidratos de carbono 119 gramos, casi la mitad de ellos azucares. El aporte de proteínas es bajo 2,8 gramos y el de grasas mucho menor 0,6 gramos, siendo la mitad grasas saturadas, con un aporte nulo de colesterol.

Este fruto es una gran fuente de carotenos, vitamina C y vitamina B3, además de tener un alto contenido en fibra, más de 5 gramos por 100 de producto. Con respecto a los minerales aporta fundamentalmente potasio, fósforo, magnesio y calcio por este orden, elementos que nos ayudan a mantener la salud osteomuscular. Otro de los elementos que contiene el tamarindo es el ácido acético (el ácido del vinagre), que nos puede ayudar a controlar algunas infecciones por hongos.

A modo de resumen, estamos ante un alimento que aporta mucha energía en forma de **azucares**, así como **vitaminas antioxidantes y fibra**, cuyo consumo de hace en forma de pulpa, salsas, helados y mermeladas, también en forma de zumo o infusiones.

152. UVA: LLENA DE RESVERATROL

La **uva** es una fruta con un aporte calórico importante, de alrededor de 70 calorías por 100 gramos, provenientes fundamentalmente de los hidratos de carbono (16 gramos), con la presencia de azúcares como la glucosa y la fructosa. Dentro de los minerales presenta un elevado aporte de potasio (350 mg por 100 gramos), y en menor medida de calcio y magnesio.

Con respecto a las vitaminas, las uvas son una buena fuente de ácido fólico para las gestantes y de vitamina B6. Las uvas aportan diversas sustancias con importantes propiedades beneficiosas, tales como antocianos, flavonoides y taninos, responsables de su color, textura y aroma, y de los que dependen diversas propiedades saludables como son los beneficios sobre el riesgo cardiovascular, disminuyendo la oxidación a nivel de las arterias y mejorando los niveles de colesterol. La piel y las pepitas son ricas en resveratrol, con actividad antioxidante, siendo este también un elemento con acción anticancerosa.

Las diferencias nutricionales entre las uvas blancas y las de color son mínimas, por ejemplo, el aporte de azúcares es mayor en las uvas blancas. La uva negra tiene más potasio y la uva blanca más magnesio y calcio.

En conclusión, este alimento además de sus saludables características nutricionales presenta acciones beneficiosas sobre nuestro sistema cardiovascular a través del **resveratrol** y otros.

FRUTOS SECOS

153. ALMENDRA: FIBRA Y GRASAS INSATURADAS A PARTES IGUALES

La **almendra** es una buena fuente de energía para nuestra dieta (casi 580 calorías por 100 gramos), lo que se debe a que tiene muy poca agua y todos sus nutrientes están muy concentrados. Es un alimento muy rico en proteínas (20 gramos), aunque son de bajo valor biológico (como sucede con todos los vegetales). Con respecto a las grasas (53 gramos), presenta un elevado porcentaje de grasas monoinsaturadas, que disminuyen el riesgo cardiovascular, y también grasas poliinsaturadas, que son las grasas que el organismo no puede sintetizar a partir de otras sustancias y que debemos ingerir necesariamente a partir de la dieta. Los hidratos de carbono que contienen las almendras (3,5 gramos) son complejos, y por ello su absorción es lenta afectando menos a los niveles de azúcar en sangre. Esto es lo que denominamos un alimento con bajo índice glucémico. A todo lo anteriormente mencionado debemos unirle que es una fuente de fibra, en especial de fibra soluble que regula nuestro intestino y nuestro metabolismo de las grasas.

Con respecto a las vitaminas, aporta sobre todo vitamina E, convirtiéndola en un alimento con gran poder antioxidante. Algunos de los minerales que encontramos en las almendras son: zinc, fósforo, sodio, potasio, magnesio y hierro. Sin embargo, donde destaca especialmente la almendra es en su aporte de calcio, este calcio es menos biodisponible que el de la leche, pero es muy importnate en su aporte.

Por último, cabe destacar que en estos últimos años se han publicado estudios científicos que indican que un consumo regular de 7-10 almendras al día (por su contenido en **fibra y grasas insaturadas**) podría disminuir el riesgo de sufrir enfermedades cardiovasculares, debido a su efecto beneficioso sobre los niveles de colesterol, de triglicéridos y de insulina en sangre, mejorando el control metabólico de los pacientes diabéticos.

154. ANACARDO: CARDIOSALUDABLE HASTA EN EL NOMBRE

El **anacardo** está incluido en la familia de los frutos secos, aunque en realidad es una semilla de un árbol. Este alimento es originario del norte de Brasil y en el siglo XVI, fue llevado a la India por los colonos portugueses y se expandió su consumo por todo el mundo. El nombre de anacardo, deriva de corazón invertido "ana" significa "hacia arriba" y el "cardo" viene de cardium, que significa corazón.

Es un alimento muy energético, aportando casi 600 calorías por cada 100 gramos, debido al alto contenido en grasas (42 gramos por 100) y en hidratos de carbono 32 por 100, con un aporte nada despreciable de proteínas, alcanzando casi los 18 gramos. Hay que tener en cuenta que las proteínas de los frutos secos también son deficitarias en lisina y deben complementarse con otras proteínas como la de las legumbres, carnes, pescados, lácteos o huevos. Por otra parte, el 80% de las grasas que aportan son monoinsaturadas (cardiosaludables), con un aporte nulo de colesterol, por tanto, es un buen alimento para proteger nuestro corazón. Aporta también casi 3 gramos de fibra.

Con respecto a los minerales destaca el contenido en magnesio, potasio y fósforo. Sobre todos ellos, destaca el magnesio Al contener magnesio, apoya la función del sistema muscular, el impulso nervioso y ayuda a mantener un ritmo cardíaco estable. El magnesio también es imprescindible para el tejido óseo, por lo que consumir anacardos puede ayudarnos a tener unos huesos más fuertes. También son fuentes de vitaminas del grupo B (B1, B3, B6 y B9) así como también contienen vitamina E.

El anacardo, es un alimento **cardiosaludable**, tanto en su composición de **grasas, minerales y vitaminas**.

155. AVELLANA: FRUTO SECO POLIVALENTE

La **avellana** es el fruto del avellano común (*Corulus avellana*). Etimológicamente, proviene del latín *nux abellana*, fruto seco de Avella, municipio italiano de la Campania.

Las avellanas, junto con las almendras, son los frutos secos más ricos en ácidos grasos cardiosaludables como son las grasas monoinsaturadas. El ácido oleico (ácido monoinsaturado, omega 9) constituye alrededor del 80% de los ácidos grasos presentes en las avellanas, siendo esta grasa la más importante del aceite de oliva. Teniendo en cuenta este aporte de grasa, su contenido energético es elevado, de aproximadamente unas 550 calorías por 100 gramos, con un aporte de proteínas de 14 gramos (alrededor de 5 gramos menos de proteínas por peso que carnes y pescados). Sin embargo, estas proteínas son de bajo valor biológico a diferencia de las proteínas de origen animal. El aporte de hidratos de carbono es muy bajo (5 gramos) y el de colesterol practicante inexistente. Otra de las bondades nutricionales de las avellanas, además de su perfil de ácidos grasos cardiosaludables y su nulo contenido de colesterol, es el elevado aporte de fibra (alrededor de 10 gramos).

Con respecto al aporte de minerales, es interesante el contenido en fósforo, potasio, calcio y magnesio, convirtiendo a la avellana en un alimento ideal para los pacientes con osteoporosis, al mejorar la salud ósea (sin olvidarnos que la absorción intestinal del calcio de los productos de origen vegetal es inferior al calcio presente en la leche de vaca).

Con respecto al aporte de vitaminas, destaca el contenido de las hidrosolubles, entre ellas el ácido fólico (96 ug por cada 100), siendo por tanto un alimento interesante para la mujer que desea quedarse embarazada o que ya está embarazada, sobre todo en el primer trimestre del embarazo. Otra de las vitaminas (en este caso liposoluble) con alto aporte en este fruto seco es la vitamina E (21 mg). Esta vitamina tiene una importante acción antioxidante que nos protege frente a las agresiones de los radicales libres, el envejecimiento y la arteriosclerosis.

Por tanto, la avellana es un fruto seco con un importante **aporte de ácido fólico, calcio y grasas cardiosaludables,** que la convierten en un invitado especial en nuestra dieta, útil en pacientes con riesgo cardiovascular, con osteoporosis y en mujeres en edad fértil.

156. CACAHUETE O MANI: FRUTO SECO CON SORPRESA

El nombre de este alimento procede del griego «subterráneo», en referencia a la peculiaridad botánica de esta planta. El **cacahuete** o **mani** es la semilla comestible de la planta leguminosa Arachis hypogaea, perteneciente a la familia de las *fabáceas*, cuyos frutos —de tipo legumbre— contienen semillas muy apreciadas en gastronomía. La planta es fibrosa, al marchitarse la flor, el pedúnculo de la vaina en desarrollo se alarga y crece hacia abajo, introduciéndose en el suelo, así sus semillas maduran bajo tierra, dentro de una cáscara leñosa que, normalmente, contiene dos o más semillas. De ese modo, se recolectan como las patatas. Los conquistadores españoles observaron su consumo en México y lo distribuyeron por Europa y el resto del mundo.

Esta leguminosa es fuente de proteínas y grasa, casi tanta como la carne. Mas de un 50% de su grasa es monoinsaturada, y un tercio poliinsaturada, mayoritariamente de la serie omega-6. A un aporte significativo de proteínas (27 gramos), se le suma el de fibra, en torno a 10 gramos. Es también muy importante el aporte de minerales, por ejemplo, son fuente de fósforo, potasio, magnesio y zinc. Respecto al contenido en vitaminas, la niacina es la más destacada, seguida de la vitamina E, por ejemplo medio puñado de cacahuetes sin cáscara aportan el 25% de las ingestas recomendadas para la niacina. Es por tanto un alimento que equilibra aporte de vitaminas hidrosolubles y liposolubles.

El cacahuete, es una **leguminosa muy especial**, con un aporte de **grasas saludables y gran cantidad de minerales.**

157. CASTAÑA: POCA GRASA Y MUCHA FIBRA

La **castaña** (*Castanea sativa*) es un fruto seco de la familia de las Fagáceas. La variedad de castaña que se consume de forma habitual en España es la común o europea, pero existen otros tres tipos: la china, la japonesa y la americana.

A pesar de pertenecer al grupo de los frutos secos, a veces criticado por su alto contenido calórico, dentro de este grupo la castaña es el fruto seco que presenta menos aporte de calorías (195 calorías por 100 gramos), sobre todo debido al bajo aporte de grasas (2,6%), comparada con el promedio del resto de frutos secos (500 calorías y un 50% de grasas), siendo necesario tener en cuenta que el 50% de su contenido es agua. También contienen hidratos de carbono y fibra. Dentro de los micronutrientes que aporta, destacan entre otros las vitaminas (ácido fólico, vitamina E y vitamina B3) y los minerales, como por ejemplo el magnesio, el hierro, el potasio, el calcio y el fósforo.

Su alto contenido en ácido fólico y otros antioxidantes la convierten en un alimento cardiosaludable. En un alimento muy recomendado incluso para la mujer que desea quedarse embarazada o la que ya lo está, es un alimento muy recomendable al favorecer el ácido fólico el adecuado desarrollo neurológico del feto. El alto contenido en fibra (6-7gramos) puede presentar ventajas para el buen funcionamiento de nuestro intestino. La única precaución que debemos tener es no consumirlas crudas tras su recolección, debido al alto contenido en taninos que presentan. En cambio, es aconsejable esperar de 7 a 14 días para que disminuya la presencia de estos y el contenido en almidón también descienda, transformándose en azucares de más fácil digestión.

Como advertencia debemos tener precaución, si las consumimos en forma de castaña marrón glacé, se incrementa su carga calórica y de grasas, porque aumentan al estar bañadas las castañas en huevo y azúcar glaseado. Por ultimo, si comemos las castañas crudas, estamos ante un alimento **bajo en grasa y rico en fibra y vitaminas** como el ácido fólico.

158. NUEZ: AMIGA DE NUESTRO CORAZÓN

La **nuez**, proveniente del nogal (*Juglans regia*) y originaria de Persia, presenta una gran variedad de beneficios nutricionales a nivel cardiaco que han sido demostrados en investigaciones científicas durante estos últimos años. Es un alimento muy rico en calorías, como todos los frutos secos al presentar un bajo contenido en agua y una alta densidad energética (600 calorías por cada 100 gramos). Aporta 14 gramos de proteínas, y entre los aminoácidos más importantes esta la arginina, que es un aminoácido cardiosaludable, al favorecer la formación de sustancias (óxido nítrico) que dilatan las arterias y que, por tanto, disminuyen la tensión arterial. El aporte de grasas es elevado, alrededor de unos 60 gramos. No obstante, a pesar de esta cantidad elevada, el 90% de las grasas de este alimento son insaturadas: contiene ácidos grasos poliinsaturados esenciales del tipo omega 3 y omega 6 que reducen los niveles de colesterol y triglicéridos en la sangre y disminuye por tanto el riesgo cardiovascular. La nuez aporta también cantidades considerables de ácido alfalinolénico (7% del contenido graso), que es un tipo de grasa con un importante efecto hipolipemiante. La presencia de estos ácidos grasos poliinsaturados diferencia a las nueces de otros frutos secos, convirtiendo a la nuez en la más cardiosaludable. La proporción entre ácidos grasos saturados y poliinsaturados que contiene la nuez es de 1 a 7, siendo una proporción difícil de encontrar en otros alimentos naturales y que la industria nutricional está intentando imitar en algunos alimentos procesados. Su consumo diario, en sustitución de las grasas saturadas de origen animal, es una buena recomendación para reducir el riesgo de enfermedades cardiovasculares. Estos frutos secos también son ricos en fibra, que beneficia el tránsito intestinal y previene varios tipos de cáncer del tubo digestivo, sobre todo del colon.

Las nueces también se consideran un importante antioxidante gracias a su contenido en vitamina E (0,8 mg), disminuyendo el riesgo de ciertos tipos de cáncer y de enfermedades cardiovasculares. Aportan cantidades significativas de vitamina B1 y B6 que favorecen el buen funcionamiento del sistema musculoesquelético y del cerebro. Las nueces contienen minerales como el cobre, el zinc, el potasio, el magnesio y el fósforo, que son beneficiosos para nuestro organismo.

A modo de resumen, podríamos recomendar a la población tomar un puñado de nueces peladas al día (unos 30-40 gramos) como una medida nutricional cardiosaludable por su elevado contenido en **grasas polinsaturadas**.

159. NUEZ DE MACADAMIA: APORTA GRASAS MONOINSA-TURADAS Y ANTIOXIDANTES

Las **nueces de macadamia** son oriundas de Australia e Indonesia, se caracterizan por un color marrón chocolateado por la parte exterior y un tono blanquecino en su interior. Este fruto seco tiene una textura dura y se puede tomar como snack crudo, tostado, o incluso utilizarse para elaborar postres, por último, a partir de este alimento también se realizan aceites.

Desde el punto de vista nutricional es uno de los frutos secos más energéticos que existe, tan solo tiene un 6% de agua en su composición, alcanzando un aporte de mas de 700 calorías por 100 gramos. Este aporte de calorías es debido a su alto aporte de grasas, unos 75 gramos por 100, de los cuales casi 60 gramos son mono-insaturados y el aporte de colesterol es nulo. Junto al aceite de oliva y al aguacate es el alimento que mayor proporción tiene de grasa monoinsaturada en la natura-leza. El aporte de proteínas es intermedio con bajo valor biológico (8 gramos).

Con respecto a los minerales aporta buenas cantidades de potasio y fósforo. Es muy llamativo su aporte de magnesio, que junto a los minerales previamente comentados y su bajo aporte de sodio es un buen alimento para los hipertensos. Las nueces de macadamia son una fuente excelente de vitaminas del grupo B, espe-cialmente niacina y tiamina, esenciales para el sistema nervioso y para el meta-bolismo celular. Proporciona además una dosis apreciable de vitamina E en forma de alfa-tocoferol. Además, contiene **compuestos fenólicos** como el catecol y pi-rogalol con propiedades antioxidantes que contribuyen a evitar enfermedades re-lacionadas con el envejecimiento.

A modo de resumen, las nueces de macadamia nos aportan **grasas monoin-saturadas, magnesio y vitaminas antioxidantes.**

160. NUEZ MOSCADA, LA NUEZ DE LA DISCORDIA

La **nuez moscada** es una baya del fruto de un árbol tropical, *Myristica fra-gans*, pertenece a la familia de las *miristáceas*. Es una baya de color rojo, en el momento de la maduración libera la semilla, y esta semilla es, propiamente, la nuez moscada, con un sabor dulce y aromático. La nuez moscada se convirtió en una especia universalmente cotizada en el siglo XVI, cuando fueron descubiertas las islas de las especias (las actuales Islas Malucas, en Indonesia). El monopolio de su comercialización fue causa de hostilidades y de discordias entre diferentes Estados europeos.

 La nuez moscada se usa tanto en platos salados como dulces, dando un toque especial a las verduras, legumbres, carnes y pescados. Desde el punto de vista nutricional, apenas tiene agua, solo un 6%, con un aporte energético de 350 calo-rías por 100 gramos, a expensas de las grasas que superan los 35 gramos, de pre-dominio saturadas, con un nulo aporte de hidratos y unos 6 gramos de proteínas, sin aporte de colesterol. No obstante, su consumo en la dieta es en cantidades tan pequeñas, por tanto, el aporte de los nutrientes mencionados no influye en una ingesta habitual. No obstante, destaca su contenido en minerales y vitaminas. Con respecto a los minerales destaca el fósforo, magnesio y potasio. Y con respecto a las vitaminas, los carotenos y el ácido fólico.

De la nuez moscada, se obtiene el aceite esencial, es incoloro o ligeramente amarillento y se utiliza como saborizante alimentario en productos horneados, jarabes, bebidas, dulces, etc. Por último, la miristicina es el agente químico responsable de los efectos psicotrópicos del aceite de nuez moscada.

En resumen, la nuez moscada es una **especia** con importante aporte de **minerales y vitaminas**.

161. PASAS, ENERGIA

Desde la antigüedad hemos recurrido a desecar algunos alimentos animales y vegetales para aumentar su persistencia en el tiempo, consiguiendo un ambiente menos hidratado que es capaz de disminuir el crecimiento de bacterias. Esta desecación la podemos hacer con calor natural al aire libre con exposición solar o con calor artificial, a través de hornos o con microondas incluso. En el ultimo caso en pocos minutos podemos tener fruta desecada, y en el caso de la exposición solar deberemos esperar varios días.

En este contexto, las uvas **pasas** se consumen desde la Edad Media, y las más consumidas se obtienen de uva sin semillas, con poca acidez y mucha azúcar. En España, incluso tenemos zonas de producción con Denominación de Origen como son las pasas de Málaga que proceden de la uva Moscatel.

Desde el punto de vista nutricional, las pasas durante su proceso de producción reducen su contenido en agua, alcanzando solo un 25%, esto hace que su valor energético aumente hasta las 272 calorías por 100 gramos, es decir multiplica por 4 el aporte calórico de la uva recién recogida. Este aporte calórico proviene de los hidratos de carbono, presentando muy pocas proteínas y grasas, con un alto aporte de fibra que casi alcanza los 7 gramos. Con respecto a los minerales aporta sobre todo potasio y fósforo. Respecto a las vitaminas, destaca el contenido en vitamina B6.

Las **pasas**, aportan **energía** y **fibra** en nuestra dieta**.**

162. PIÑÓN: EL FRUTO SECO CASTELLANO

El **piñón** es un fruto seco muy típico de nuestra zona, que además han sido utilizado desde la Antigüedad en la cocina y en especial en diferentes postres. Por otra parte, el piñón es tan nuestro que no precisa de un cultivo especifico previo, ya que lo tenemos en los pinares de Castilla a través del pino piñonero ampliamente distribuido en toda nuestra geografía nacional y en Portugal.

Si analizamos su aporte nutricional, de manera similar a todos los frutos secos, es una buena fuente de calorías (700 calorías por 100 gramos). Esto es debido a la baja cantidad de agua en su composición, siendo un alimento concentrado. Como promedio presenta menos de un 12% de agua y un elevado aporte de grasas (70 gramos), de ahí el elevado aporte calórico. Con respecto a este aporte de grasas, son de buena calidad, ya que casi dos tercios son poliinsaturados y en segundo lugar aparecen las grasas monoinsaturadas. Por tanto, estas grasas presentan una actividad beneficiosa cardiovascular importante. El aporte de hidratos de carbono es bajo, de 4 gramos, siendo en cambio considerable el aporte de proteínas (14 gramos). No obstante, como todas las proteínas de origen vegetal son de bajo valor biológico.

El mineral que más aporta el piñón es el potasio, seguido del fósforo, el magnesio y en menor medida el calcio. En cuanto a las vitaminas, es una buena fuente de vitamina E (14 mg), que ayuda a mejorar el perfil graso del alimento, al ser un potente agente antioxidante.

Por tanto, este fruto seco tan nuestro es una buena fuente de **energía, grasas cardiosaludables y vitamina E** para nuestra dieta mediterránea.

163. PISTACHO: UN FRUTO SECO QUE HECHIZA

El pistachero es un árbol pequeño originario de las regiones montañosas de Grecia, Siria, Turquía, Irán, Pakistán y Afganistán, y su fruto es el conocido **pistacho** o **alfóncigo.** Es uno de los frutos secos más deliciosos que tenemos, con un sabor típico agridulce. El poder seductor de este fruto seco encandilo a la reina de Saba, según cuenta la leyenda, esta reina lo nombró alimento exclusivo de la corte y prohibió al pueblo su cultivo.

Desde el punto de vista nutricional, como todo fruto seco su aporte de calorías es importante, llegando casi a las 600 calorías por cada 100 gramos de producto. Este aporte de calorías se debe a su bajo contenido en agua (8 gramos). Es un alimento deshidratado, que contiene 50 gramos de grasas, con más de 30 gramos como grasas monoinsaturadas, seguidas de grasas polinsaturadas y saturadas (6 gramos de cada tipo). Es decir, presenta un perfil de grasas cardiosaludables. Con respecto al aporte de proteínas, su contenido es elevado casi 18 gramos (muy similar a la de muchas carnes y pescados por unidad de peso), aunque su composición de aminoácidos no es tan completa, siendo por tanto de menor valor biológico. El aporte de hidratos de carbono no es muy alto, alrededor de 15 gramos por 100, pero sí que es importante el aporte de fibra llegando casi a los 7 gramos. Este perfil nutricional lo convierte en un alimento cardiosaludable por su efecto positivo sobre el colesterol de nuestra sangre, a través de su perfil graso y alto aporte de fibra.

En el aporte de micronutrientes y concretamente en el capítulo de minerales el mineral que destaca es el potasio, aportando casi 1 gramo por 100 de producto. También son importantes el fósforo, el calcio y el magnesio. El hierro (7 mg), aunque en cantidad no parece importante, solo es superado por el sésamo entre lo vegetales en su contenido en este mineral. Con respecto a las vitaminas la más abundante es la E. Por último, el pistacho es abundante en antioxidantes y otros agentes que inhiben la expresión de genes relacionados con los procesos inflamatorios, pudiendo disminuir el riesgo de sufrir una variedad de enfermedades crónicas, como la diabetes mellitus.

En conclusión, a pesar de su alto aporte de calorías, este fruto seco tiene un perfil de **grasas muy saludable, con alta presencia de fibra, potasio y antioxidantes**. Un puñado de 30 g de pistachos contiene más sustancias antioxidantes que una taza de té verde.

164. SÉSAMO: ANTIOXIDANTE NATURAL

El **sésamo** (*Sesamum indicum*) se le conoce también como "ajonjolí". El sésamo es una planta originaria de la India y de África, que con las migraciones de los esclavos se extendió por América. Inicialmente en la cocina se utilizaba como espesante, y para potenciar el sabor en algunos platos. En la actualidad su uso en repostería esta muy extendido, y es mundialmente conocida por ser una semilla oleaginosa.

Nutricionalmente, como solo tiene un 4% de agua y casi 60 gramos de grasa, hace que su aporte energético sea de más de 600 calorías por 100 gramos. Las grasas son fundamentalmente polinsaturadas y saturadas, también aporta proteínas de bajo valor biológico (18 gramos) y en menor medida hidratos de carbono. Un aminoácido destacado en esta semilla es la meteonina. El aporte de fibra es importante, casi 8 gramos y el aporte de colesterol es nulo.

Por otra parte, aporta también micronutrientes, como minerales del tipo del magnesio, hierro, zinc, calcio, potasio y fósforo. Con respecto a las vitaminas, su aporte es menor que el de otros frutos secos, destacando la tiamina o vitamina B1, seguida de la vitamina B6. Otros componentes característicos de esta oleaginosa son la sesamina y el sesamol con carácter antioxidante.

El sésamo, es una oleaginosa con **alto contenido calórico y potentes sustancias antioxidantes**.

LÁCTEOS

165. CUAJADA: UN FALSO PROBIÓTICO

Cuando hablamos de **cuajada**, nos referimos a un producto derivado de la leche, mediante coagulación natural o provocada sin un proceso de fermentación como en el Kefir o yogur. El consumo de este alimento se remonta a la época bíblica de Noe. Teniendo en cuenta su producción, podemos tener dos tipos de cuajadas, la que se obtiene de forma natural, casi no contiene nata ni suero y es muy rica en proteínas lácteas y calcio. El segundo tipo es la obtenida por coagulación, añadiendo cuajo (renina) a la leche pasteurizada, generalmente animal (procedente del estómago de mamíferos rumiantes), a una temperatura de unos 35ºC, dejándola en reposo durante unos 30 minutos.

Con respecto a su composición nutricional es similar a la leche, de la cual procede, con un aporte calórico inferior a 100 calorías, conteniendo fundamentalmente hidratos de carbono, en forma de lactosa, además de proteínas de alto valor biológico (alrededor de 5 gramos) y grasas, siendo la mayor parte saturadas.

Con respecto a los minerales aporta fundamentalmente calcio, fósforo y potasio, siendo fundamental para la salud de nuestros huesos. Con respecto a las vitaminas, sobre todo del grupo B, la vitamina B2 y entre las liposolubles, la vitamina A. Este lácteo no aporta probióticos, al no sufrir un proceso de fermentación, no obstante, es de más fácil digestión que la leche al haber sufrido el proceso de coagulación. Por otra parte, en paciente con intolerancia a la lactosa o diarreas, no debería ser ingerida, porque aporta la misma cantidad de lactosa que la leche de la que procede.

En resumen, estamos ante un producto con los mismos beneficios que la **leche, pero con más fácil digestibilidad**.

166. FLAN: CONCENTRADO DE PROTEINAS Y CALCIO

El **flan** es un postre lácteo tradicional, dentro de sus ingredientes tenemos huevos enteros, leche y azúcar. El sabor más habitual es el de vainilla, pero podemos encontrar otros sabores como son el coco, almendras, café, limón y otras variedades de frutas. La historia del flan empieza en los tiempos de la Antigua Roma, aunque en aquella época tenía un procesado diferente, denominado "flan de anguila".

Desde el punto de vista nutricional destaca su contenido en proteínas, ya que aporta este macronutriente de alto valor biológico, proveniente tanto de la leche como del huevo. Su aporte energético es superior a las 100 calorías, siendo más alto en flanes de huevo o azucarados. Aporta también hidratos de carbono y grasas, fundamentalmente saturadas, con un contenido bajo de colesterol, que se eleva si estamos ante un flan de huevo.

El aporte de minerales, es el proveniente de la leche, es decir calcio, fósforo y potasio, con un efecto positivo sobre la salud de huesos y músculos. En el grupo de las vitaminas destacan, las vitaminas del grupo B, la vitamina A y C.

En resumen, como buen derivado lácteo estamos ante una fuente de **proteínas de alto valor biológico y calcio**.

167. KEFIR: UN PROBIÓTICO CON DOBLE FERMETACIÓN

El **kéfir** es el resultado de la modificación de la leche mediante una fermentación controlada, a diferencia del yogur convencional, los gérmenes implicados son bacterias y levaduras (*Lactobacillus acidophilus* y la levadura (hongo unicelular) *Kluyveromyces marxianus*,). La gran diferencia entre uno y otro es que el yogur es el resultado de una fermentación láctica, mientras que en el kéfir existen dos fermentaciones de la lactosa: una láctica y otra alcohólica. Cuenta la leyenda que el Kéfir fue un regalo del mismísimo Mahoma a los monjes ortodoxos del Cáucaso.

Desde el punto de vista organoléptico es muy parecido al yogur, aunque más líquido, viscoso y un poco más ácido. En el análisis nutricional aporta menos de 100 calorías por 100 gramos, con un aporte equilibrado de los 3 macronutrientes (hidratos de carbono, grasas y proteínas). Este alimento es muy rico en vitaminas, tanto hidrosolubles, todas las del grupo B (B1, B2, B5, B3, B12, B9, biotina) y la vitamina C, como el grupo de las vitaminas liposolubles A, K y carotenos. El contenido en minerales nos proporciona una buena fuente de magnesio, calcio y potasio, por tanto, es un alimento ideal para nuestros huesos y dientes.

Por último, aporta unos 400 millones de microorganismos por gramo, de los que más o menos la mitad son bacterias de tipo *Lactobacillus* que protegen al organismo de bacterias dañinas. Un componente único del kéfir es un polisacárido insoluble llamado **kefiran**, con una actividad potente antimicrobiana.

En resumen, el kéfir es una fuente de **calcio y vitaminas**, con aporte de **microorganismos vivos** que regulan nuestro intestino.

168. LECHE. UN ALIMENTO MUY COMPLETO

El valor nutricional de la **leche** es único. La cantidad de agua en la leche representa casi un 90 % en la que se encuentran más de 100 sustancias. El principal hidrato de carbono en la leche es la lactosa, con una concentración alrededor del 5 %. Esta concentración se mantiene similar en las diferentes leches existentes, a diferencia de la cantidad de grasa que varía en función de la raza del animal. Con respecto a las proteínas, estas se suelen situar en torno al 3-4 % de la composición de la leche y se dividen en dos grandes grupos: caseínas (80 %) y proteínas séricas (20 %).   Por último, la grasa se presenta en una concentración del 3,5 al 6,0 %. La grasa de la leche contiene principalmente ácidos grasos de cadena corta producidos a partir de la fermentación ruminal. Esta es una característica única de la leche si la comparamos con otras clases de grasas animales y vegetales.

La leche también es una buena fuente de minerales. Destaca la presencia de calcio (32 mg) por 100 ml, potasio (150 mg) y fósforo (95 mg). Además, la biodisponibilidad del calcio y fósforo es alta, en parte debido a que se encuentran en asociación con la caseína de la leche, además la lactosa presente en la leche también mejora la absorción del calcio. Si consumimos un litro de leche o de sus derivados al día alcanzaremos la recomendación de 1 gramo de calcio diario que nos sugieren las Sociedades Internacionales. También es una buena fuente de yodo, al presentar una concentración intermedia de este mineral (90 ug) y consumirse por encima del medio litro al día. El único mineral con bajo aporte en la leche es el hierro.

A modo de resumen, la leche es un alimento muy completo con un alto aporte de **proteínas de alto valor biológico, calcio y fósforo.**

169. NATA. ENERGIA Y VITAMINA D

Podemos clasificar la **nata** utilizando diferentes criterios, uno de ellos es la leche de origen, fundamentalmente la más utilizada es la leche de vaca, en menor medida puede ser elaborada con leche procedente de otras especies animales (oveja, cabra). Otro criterio es el proceso de obtención de la nata, que puede ser por reposo o centrifugación. También se puede utilizar el contenido graso, expresado en porcentaje de materia grasa, la nata se clasifica en doble nata (> 50% en materia grasa), nata (con un mínimo del 30% y menos del 50% de materia grasa) y nata delgada o ligera (con un mínimo del 12% y menos del 30% de materia grasa) que no se usa para montar, sino que tiene otros usos (salsas, cremas, guisos y gratinados).

El proceso de producción de la nata consiste en dejar la leche en reposo durante 24 a 48 horas, en este periodo los glóbulos de grasa suben a la superficie facilitando su separación del resto de componentes lácteos, se denomina nata acida, consecuencia de las fermentaciones llevadas a cabo por bacterias lácticas. La nata mediante un proceso de centrifugación en desnatadoras u otros mecanismos, recibe el nombre de nata dulce.

Aunque los distintos tipos de nata pueden diferir en el contenido final de materia grasa, su contenido en grasa va ser alto y por tanto su aporte **calórico** también, alcanzando en algunos casos las 500 calorías por 100 gramos. También aportan proteínas 1,5 gramos por 100 e hidratos de carbono unos 4 gramos por 100, el aporte de colesterol es intermedio 140 mg.

Con respecto a los minerales su principal aporte es de calcio y fósforo, al ser un derivado lácteo, también aporta importantes cantidades de potasio. Destaca su aporte en vitamina A, que supera en más de 5 veces el contenido de la leche entera de la que procede.

En resumen, la leche es un alimento muy completo con un alto aporte de **proteínas, calcio, fósforo y vitaminas**.

170. NATILLA: UN POSTRE ESPECIAL

Las **natillas** son uno de los postres lácteos tradicionales y típicos de nuestra gastronomía. Las natillas son el resultado de la combinación de leche o crema de leche, yemas de huevo, azúcar y aromas como la vainilla, en algunas ocasiones se les añade harina de trigo, maíz o gelatina. Uno de los posibles orígenes de este postre estaría en los conventos de monjas.

Desde el punto de vista nutricional, el porcentaje de agua es elevado, alcanzando un 75%, aun así, su aporte energético, teniendo en cuenta el huevo y la leche, también es alto, superando las 500 calorías por 100 gramos. El aporte de hidratos de carbono es elevado, alcanzando los 30 gramos, seguido de las grasas, alrededor de 4 gramos, este aporte es algo mayor que el de la leche al tener huevo. El aporte de proteínas es de3 gramos. En el perfil de grasas dominan las saturadas. Y el aporte de colesterol es intermedio, alrededor de 20 mg.

Teniendo en cuenta sus componentes es una buena fuente de calcio, fósforo y potasio, sin olvidarnos del magnesio al presentar huevo en su composición. Aporta vitaminas liposolubles de la leche como la vitamina A, pero también vitaminas hidrosolubles del grupo B (especialmente B12 y riboflavina).

En resumen, las natillas son un postre rico en **calorías**, con **vitaminas** y **minerales**.

171. QUESO: DERIVADO LÁCTEO CON GRANDES PROPIEDADES

El **queso** es elaborado a partir de la leche cuajada de vaca, cabra, oveja, camella, búfala o cualquier otro mamífero, derivando esta palabra del latín *caseus*. En torno a un 40-50% de la composición del queso es agua. Esta baja proporción de liquido es debida a que en su procesamiento industrial lleva un proceso de secado, aunque esta cantidad de agua puede ser muy variable en función del tipo de queso, siendo pequeña en los quesos curados y mayor en los frescos. Debido a esta pequeña cantidad de agua, en la mayoría de las ocasiones es un alimento hipercalórico aportando por término medio 380 calorías por 100 gramos, sobre todo a través de las grasas (29 gramos), que pueden ser de muy diferente perfil en función de la leche utilizada para fabricar.

El queso debe ser considerado un alimento con elevado contenido en proteínas, teniendo una cantidad de proteínas superior a carnes y pescados por cada ración lo que, en parte es debido a su baja cantidad de agua (contiene valores superiores a los 25 gramos de proteínas). Con respecto al aporte de vitaminas, destaca la vitamina A. Los minerales que aporta en mayor cantidad son el calcio (alrededor de 1 gramo) y el fósforo (500 miligramos), siendo dos minerales muy bien absorbidos en nuestro intestino con la presencia de las proteínas lácteas.

Para finalizar, debemos tener en cuenta que las variaciones nutricionales entre los diferentes tipos de quesos son enormes en función de la leche usada y del proceso utilizado para su elaboración. A modo de regla general, podemos decir que **cuanto más curado es el queso, más calorías, grasas y calcio aporta**.

172. REQUESÓN: CONCENTRADO DE SUERO LÁCTEO

El **requesón** a pesar de su nombre no es un queso, sino un lácteo obtenido a partir del suero de la leche, realmente se obtiene mediante la fermentación del suero sobrante de la elaboración de los quesos, gracias a la acción de unas bacterias lácticas denominadas *lactobacillus*. Una vez que las bacterias han realizado la fermentación, el producto se calienta a 90ºC, de este modo las proteínas precipitan y forman una masa mantecosa, el requesón.

El requesón se utiliza con frecuencia en platos fríos, calientes, dulces o salados. Este alimento es un producto muy calórico, sobrepasando las 400 calorías, con un aporte bajo de hidratos de carbono no alcanzando los 4 gramos, intermedio de grasas, alrededor de 4 gramos e importante de proteínas, sobrepasando los 13 gramos. Son proteínas de alto valor biológico y gran digestibilidad ya que provienen del suero de la leche. El aporte de colesterol es bajo, menos de 20 mg.

En cuanto a los micronutrientes (minerales y vitaminas) es fuente de fósforo, niacina, riboflavina y vitamina B12. El contenido en sodio es más moderado que el de los quesos clásicos.

En resumen, el requesón es un **concentrado de proteínas de alto valor biológico del suero lácteo** con importantes propiedades nutricionales.

173. YOGUR: EL MEJOR PROBIÓTICO

El **yogur** nos acompaña en nuestra dieta desde hace más de 4.000 años. Su consumo se inició en Tracia (actual Bulgaria), y de ahí se expandió a Turquía y hacia el Este, cruzando Asia Central y el Sudeste Asiático. Es curioso que en Europa no se extendiera su consumo hasta que un biólogo ruso Ilya Ilych Mechnikov, expuso una teoría interesante: " la elevada esperanza de vida de los campesinos búlgaros se relacionaba con la gran cantidad de yogur que consumían". Los estudios realizados por este investigador y otros científicos consiguieron que se validaran y demostraran sus efectos beneficiosos, y lo que en Europa era un producto de venta en farmacias, a partir de la mitad del siglo XX se expandió.

Desde el punto de vista nutricional es un derivado de la leche de vaca, (aunque en la actualidad podemos encontrar yogures de leche de cabra, oveja, etc.). Por tanto, su composición nutricional es muy parecida al producto de origen, el cual ha fermentado y coagulado por la acción de bacterias y levaduras (probióticos). En este apartado revisamos las características nutricionales de un yogur natural entero, el cual aporta unas 60 calorías por cada 100 gramos, provenientes fundamentalmente de los hidratos de carbono (alrededor de 4 gramos) y de las proteínas (casi 4 gramos) y en menor medida de las grasas (menos de 3 gramos). El aporte de colesterol es bajo, alrededor de 10 mg. No obstante, esta composición de macronutrientes, y por ende el aporte de calorías puede variar sensiblemente, incrementándose por ejemplo si tomamos un yogur con frutas (aumenta el aporte de azucares), a diferencia de un yogur desnatado o semidesnatado en el cual disminuye el aporte de grasas y calorías). Con respecto al aporte de minerales, el más importante es el calcio con casi 150 mg también es interesante el aporte de fósforo y potasio. El calcio del yogur se absorbe muy bien debido a la presencia de la proteína de la leche de vaca (caseína). Con respecto a las vitaminas, las liposolubles como la A y la D son importantes en su concentración. Tampoco debemos olvidarnos de que el yogur aporta una serie de bacterias vivas beneficiosas para nuestro intestino.

El consumo regular de yogur se ha relacionado con la disminución de las enfermedades alérgicas, mejoría de la salud del hueso y disminución de problemas intestinales. Es necesario tener en cuenta que ante un proceso diarreico de cualquier tipo perdemos el enzima que digiere la lactosa (azúcar de la leche). Esta enzima (la lactasa) puede estar presente en el yogur debido a las bacterias vivas que contiene este lácteo y que la aportan a nuestro intestino, por lo que el yogur en personas intolerantes a la lactosa puede ingerirse sin problemas.

A modo de resumen, el yogur es una fuente de **proteínas, calcio y vitaminas**, con aporte de **microrganismos vivos** que son beneficiosos para nuestra salud.

BEBIDAS

174. AGUA: INDISPENSABLE PARA LA VIDA

El **agua** es un elemento indispensable para la vida, ya que nuestro cuerpo está compuesto por un 60% de agua, siendo los niños el grupo de edad con mayor porcentaje de agua. En general se recomienda un consumo de unos 30 ml de agua por kg de peso al día, no obstante, estas necesidades pueden variar en función de la temperatura ambiental, edad, actividad física, presencia de fiebre, vómitos o diarrea. El agua no aporta calorías ni tampoco macronutrientes (hidratos de carbono, proteínas y grasas), sin embargo, es una fuente interesante de calcio en nuestra dieta, sobre todo en aguas con alta dureza. Así como de otros minerales en función del tipo de agua que consumamos, manantial o mineromedicinal, destacando el sodio y el flúor.

La variación de las necesidades de agua en los niños es muy importante, por ejemplo, en el primer año de vida se debe beber más de medio litro al día, lo que equivale a más de 100 ml por kg de peso y día. En los adolescentes las necesidades se estiman en torno a 1,8-2,6 litros. En las mujeres también es de gran importancia su consumo, jugando un papel fundamental en el embarazo, favoreciendo su adecuado desarrollo, o durante la lactancia, preservando la cantidad y calidad de la leche materna. También es importante en la menopausia, ya que se requiere mayor hidratación. Además, en esta edad la presencia de osteoporosis es muy frecuente, y por ello las aguas con presencia de flúor, calcio, fósforo y magnesio actúan sobre los huesos y ayudan a prevenir esta enfermedad.

En resumen, la presencia de agua en nuestra dieta es **indispensable**. Como recomendación general debemos indicar que debemos consumir **entre 6 y 8 vasos de agua al día.**

175. CAFÉ: MÁS QUE UN AROMA

Se denomina **café** a la bebida que se obtiene a partir de las semillas tostadas y molidas de los frutos de la planta de café (*Coffea*). El café es una bebida muy estimulante, pues contiene cafeína, variando su concentración en función de si bebemos café soluble (65 mg), café express (40 mg) o café filtrado (60 mg). Además de la estimulante cafeína, se han detectado más de 700 compuestos químicos fenólicos en el café. Por ejemplo, podemos citar algunos componentes que le confieren a los cafés diferentes matices: la vainilla, el guaiacol, el 4-Ethylguaiacol (le da toque a especias), el 2,3-butadion (un aroma a mantequilla), el 2-Methoxy-3-isobutylpyrazine (un aroma a tierra), el methional (aroma a azúcar) y finalmente el 2-Furfurylthiol (un aroma, simplemente, de café). Sin embargo, estos compuestos se deterioran con el aire y la luz, lo que explica el consejo habitual de conservar el café en un recipiente hermético al vacío y protegido de la luz.

Si revisamos los micronutrientes, en el grupo de las vitaminas dominan las del grupo B y con respecto a los minerales, el componente más importante es el potasio. Por ejemplo, tomando una taza de café obtenemos alrededor del 20 por ciento de la cantidad diaria recomendada de niacina (vitamina B3) y dos tazas de café cubren el diez por ciento de las necesidades de potasio. También es interesante el contenido en yodo.

Dentro de los efectos del café, es bien conocida su acción estimulante del sistema nervioso. También se han descrito efectos beneficiosos de la **cafeína** al disminuir las cefaleas. Recientemente se ha descrito una relación beneficiosa entre el consumo de café y la diabetes mellitus, enfermedades cardiovasculares y el hígado graso.

Por tanto, su consumo moderado (dos o tres tazas al día) nos puede producir efectos beneficiosos, disminuyendo el riesgo cardiovascular por sus compuestos **fenólicos**. Además, son también conocidos sus efectos estimulantes secundarios a la **cafeína**.

176. CERVEZA: BEBIDA FERMENTADA SALUDABLE

La **cerveza** es una bebida cada vez más implantada en nuestra dieta. Esta bebida contiene sobre todo agua (97%), lo que unido a su baja graduación alcohólica y al hecho de presentar en su composición maltodextrinas, la convierte en una bebida con alto poder hidratante. Solo tenemos que repasar sus ingredientes, **agua**, **cebada** y **lúpulo**, así como su proceso de producción, fermentación de baja graduación, para comprender las propiedades nutricionales mencionadas.

Es una bebida con bajo aporte calórico, alrededor de 30 calorías por 100 ml, con una composición de macronutrientes en la que, como comentábamos inicialmente, dominan los hidratos de carbono (2,4 gramos), con una presencia testimonial de proteínas (0,3 gramos) y nula cantidad de grasas y colesterol.

Con respecto a las vitaminas, al derivar de un cereal, fundamentalmente aporta vitaminas del grupo B (fólico, B1 y B6), es decir vitaminas que nos ayudan a obtener energía en nuestro metabolismo. El aporte de minerales es importante, aunque moderado, en forma de calcio, fósforo, magnesio y potasio. Es llamativa la poca cantidad de sodio que aporta esta bebida, aunque el aporte de minerales depende más del agua con el que se fabrica cada tipo cerveza, presentando más minerales las cervezas elaboradas con aguas duras.

Asimismo, hay otras sustancias no nutritivas, con importantes efectos sobre nuestra salud, como son los antioxidantes, que provienen fundamentalmente del tercer componente de la cerveza, el lúpulo. Este elemento que se añade a la cerveza durante su elaboración sirve para darle ese toque amargo y aporta multitud de polifenoles.

Esta composición nutricional hace que se haya relacionado a la cerveza con una disminución del riesgo cardiovascular, por el efecto del moderado contenido del alcohol que aporta sobre la concentración del colesterol bueno (HDL). También es importante su efecto sobre la salud del hueso, al aportar calcio y fosforo. Incluso existen trabajos que muestran su efecto beneficioso en la gestación por el aporte de fólico. Su poder de rehidratación tras esfuerzos físicos es importante, debido a la composición de sodio y maltodextrinas.

A modo de resumen, podríamos decir que esta bebida de baja graduación alcohólica presenta unas propiedades nutricionales únicas debido a la mezcla especial de **agua, cebada y lúpulo.**

177. INFUSIONES: UN AMPLIO ABANICO

Cuando pensamos en **infusiones** nos vienen a la cabeza múltiples aromas, sabores y colores. No obstante, la infusión más consumida en el mundo es el té. Existen múltiples variedades de té, siendo una de las más consumidas el té verde, que se obtiene tras un proceso de mínima oxidación de las hojas de la planta del mismo nombre y que contiene una gran cantidad de catequinas e isoflavonas, los cuales tienen una gran acción antioxidante, con beneficios para nuestro aparato cardiovascular, sistema nervioso y actividad preventiva ante ciertos tumores. El té negro se produce tras un proceso oxidativo más prolongado que otros tipos, como el blanco o el verde y por eso tiene un sabor más pronunciado y un color oscuro. Además de compartir las propiedades del té verde al presentar gran cantidad de metilxantinas, es una bebida estimulante del sistema nervioso. El té blanco es una variedad que se elabora con los brotes más jóvenes de la planta. Tiene una mayor concentración de polifenoles que otras variedades de té, con un efecto beneficioso sobre los niveles de colesterol. En la actualidad está de moda el té rojo, que es una variedad que se somete a un largo proceso de posfermentado. Su maduración se realiza en bodegas y puede durar varios años.

Otras variedades de infusiones consumidas son la menta poleo, la valeriana, la manzanilla, la cola de caballo, la tila, la salvia y un largo etc. La menta poleo, además de tener efectos sobre el tubo digestivo, tiene efectos tópicos, reduciendo la picadura de los insectos y el picor de los eccemas. La manzanilla es útil para tratar los trastornos digestivos como diarrea, dolor abdominal y cólico. La tila y la valeriana tienen propiedades sedantes y la cola de caballo es diurética. Por último, la salvia tiene una acción antiinflamatoria sobre todo en el aparato respiratorio. Todas estas infusiones, si no las añadimos azúcar, son prácticamente acalóricas, aportando pequeñas cantidades de potasio y trazas de fósforo.

Para finalizar no debemos olvidar que estas infusiones las preparamos en agua, por tanto, además de los beneficios previamente señalados, son una magnifica forma de **hidratarse**.

178. SIDRA: UN ZUMO DE MANZANA FERMENTADO

La **sidra** es una bebida alcohólica de baja graduación, realizada con el zumo fermentado de la manzana. El origen de la palabra sidra, viene de griego *sikera*. Además de ser típica de la zona Norte de España, también se consume en Alemania, Francia, Italia, Irlanda, Escocia, Inglaterra, Argentina, México, EEUU. La diferencia es que en la zona norte de España se consume mayoritariamente la sidra natural, y en el resto de lugares se consume la sidra espumosa. Ya Estrabón, unos sesenta años antes de Cristo, escribe que los astures también usan sidra, pues tienen poco vino.

La sidra en más de un 95% es agua, con un aporte de energía de 183 calorías por 100 ml, y un aporte de 8 gramos de hidratos de carbono, nulo de proteínas, grasas y colesterol. Con respecto al aporte de minerales, el mayoritario es el potasio, y aporta trazas de calcio y sodio. En relación a las vitaminas aporta sobre todo ácido fólico.

En resumen, esta bebida de **baja graduación alcohólica** presenta unas propiedades nutricionales interesantes con un aporte interesante de **ácido fólico y potasio** y muy bajo de sodio.

179. VINO: *IN VINO VERITAS*

A pesar del viejo proverbio latino *in vino veritas*, que nos indicaba que "en el vino esta la verdad", no fue hasta 1991 cuando el **vino** fue encumbrado en el grupo de los alimentos cardiosaludables, al describirse el fenómeno que ha llegado a ser conocido como la "paradoja francesa". Esta paradoja explicaba como las personas en el sur de Francia, a pesar de incluir en su dieta una proporción muy alta de queso, mantequilla y carnes (todos alimentos que contienen grasas saturadas), presentaban una tasa de enfermedades cardiacas tan bajas, explicándose esta situación como un efecto cardioprotector secundario al consumo habitual de vino tinto en esa zona.

Dentro de los componentes del vino, a la cabeza tenemos el alcohol. Este alcohol es el que genera el aporte calórico de unas 90 calorías por 100 ml. El consumo moderado de alcohol tiene un papel relevante en la salud cardiovascular, con un efecto directo sobre la pared de las arterias y sobre marcadores de riesgo cardiovascular, disminuyendo los niveles de colesterol malo y aumentando los de colesterol bueno. Sin embargo, el vino ofrece una superior protección cardiovascular a otras bebidas alcohólicas. Este mayor beneficio del vino sobre otras bebidas alcohólicas es debido fundamentalmente a los polifenoles. Algunos de los polifenoles (antocianas, flavonoles, flavonoides, y resveratrol) tienen efectos sobre la coagulabilidad sanguínea, mejorando la circulación y disminuyendo el riesgo de sangrados, además de estabilizar las placas de ateroma. Por otra parte, tienen también un efecto antioxidante, protegiendo nuestro organismo del envejecimiento. Dentro de los polifenoles, el más interesante es el resveratrol que, además de todas las propiedades que hemos comentado previamente, ha demostrado una acción preventiva frente al desarrollo del cáncer y antinflamatoria. Por último, podemos citar que recientemente algunos estudios han demostrado los beneficios del consumo moderado del vino sobre las funciones intelectuales de pacientes con enfermedad de Alzheimer.

El aporte de minerales es anecdótico, a expensas de potasio, calcio, fósforo, hierro y sodio, con alguna vitamina del grupo B (B6 y ácido fólico).

Resumiendo, el consumo de una copa diaria de vino en las mujeres y hasta dos en los varones se ha demostrado beneficioso para la salud por su aporte **moderado en alcohol y polifenoles**.

OTROS ALIMENTOS

180. ACEITE DE GIRASOL: EL ZUMO DE LAS PIPAS

El **aceite de girasol** es la grasa procedente de la semilla del girasol (Helianthus annuus), esta planta es originaria de América, y fue traída a España por los colonizadores, difundiéndose por todo el Mundo. Su proceso de obtención conlleva varias fases; descascarillado de la semilla, trituración en molinos, calentamiento-acondicionamiento, extracción del aceite: se realiza con disolvente, si la semilla contiene menos del 25% de aceite; y por prensado, si contiene más del 25%, clarificación, desgomado y desacidificación.

Su aporte calórico es elevado, como el de todas las grasas, 9 calorías por cada gramo/mililitro. La mayor parte de estos lípidos se encuentran como triglicéridos, y los ácidos grasos que forman parte de ellos son mayoritariamente poliinsaturados (62% del total de la grasa). Entre los poliinsaturados destaca el ácido linoleico (omega 6), con efectos beneficiosos. En segundo lugar, presenta grasas monoinsaturadas (omega 9), alcanzando un 25%. Los ácidos grasos que se encuentran en menor proporción son los saturados (12%). Recientemente se han seleccionado variedades con un contenido mayor en ácidos grasos monoinsaturados (84% del total de la grasa, frente al 25% anterior) y menor de ácidos grasos poliinsaturados (4% frente al 62%), que le dan al aceite una composición muy similar al aceite de oliva (aceite de girasol alto oleico). Esta aproximación al aceite de oliva le confiere mayores propiedades cardiosaludables y también mejora su manejo culinario, con mayor resistencia a la oxidación y posibilidades de uso.

El aceite de girasol no tiene minerales y en cuanto al contenido vitamínico, cabe destacar la presencia de vitamina E. Por ejemplo, el consumo de una cucharada de aceite aporta casi el 50% de las ingestas recomendadas.

En resumen, el aceite de girasol es una buena fuente de **grasas cardiosaludables y de antioxidantes como la vitamina E.**

181. ACEITE DE OLIVA: ORO LÍQUIDO EN NUESTRA DIETA

El **aceite de oliva** es uno de los alimentos indispensables en nuestra dieta y uno de los grandes secretos de la dieta mediterránea. Sus propiedades derivan de su alto contenido en un ácido graso monoinsaturado con muy buenas propiedades cardiosaludables denominado ácido oleico (omega 9), que como término medio representa el 70% de las grasas del aceite de oliva. Este ácido graso produce en sangre una disminución del colesterol malo (LDL) y un aumento del colesterol bueno (HDL), es decir protege nuestras arterias. Además, el aceite de oliva tiene otros nutrientes que también poseen efectos beneficiosos, como son la vitamina E y los polifenoles. La vitamina E tiene una potente acción antioxidante, lo que hace que el ácido oléico además de disminuir el colesterol malo en la sangre, el colesterol existente tenga menor poder dañino en nuestras arterias (arterioesclerosis), ya que la vitamina E las protege. Los polifenoles son una familia de moléculas con múltiples acciones como, por ejemplo, prevenir el envejecimiento celular y también la formación de sustancias cancerosas. Como ventaja adicional, el aceite de oliva virgen extra durante la fritura se infiltra muy poco en el alimento, y además se produce una costra en el alimento que no deja que se escapen sus nutrientes, por lo que es el mejor aceite de oliva para realizar fritos. No obstante, el aceite de oliva es un alimento graso que por tanto posee un alto valor calórico, aportando casi 900 calorías por 100 ml. Debe estar presente en nuestra dieta, pero no debemos olvidar el aporte calórico que supone.

En esta última década, los trabajos publicados a raíz del estudio PREDIMED (Efectos de la Dieta Mediterránea en la Prevención Primaria de la Enfermedad Cardiovascular) han demostrado que el consumo regular de aceite de oliva disminuye los eventos cardiovasculares, fracturas secundarias a osteoporosis y el desarrollo de algunos tumores, como el cáncer de mama.

Por tanto, este aceite debe acompañar nuestra dieta por sus beneficios cardiovasculares y de prevención del cáncer, debiendo tener como única precaución su aporte calórico, y teniendo en cuenta que el aceite virgen extra es el más saludable de todos, con presencia de **ácido oleico, vitamina E y polifenoles.**

182. ACEITUNA: GRASAS MONOINSATURADAS Y FIBRA

La **aceituna** u oliva es una drupa carnosa, que tiene una semilla en el interior (¡el hueso!). Es el fruto del olivo (*Olea europaea*), que se introdujo en la cuenca mediterránea desde Asia Menor. Existen muchas variedades, las que más se consumen como "aceitunas de mesa" son; Gordal, Manzanilla y Hojiblanca. También podemos denominar a las aceitunas por su color; verdes, se recolectan antes de que el fruto adopte el color dorado cuando inicia la maduración, color cambiante, obtenidas de frutos con color rosado, rosa vino o castaño y negras, en este caso el fruto se recoge en plena madurez.

Todas las aceitunas se caracterizan desde el punto de vista nutricional por presentar un alto valor energético, al ser frutos grasos, alcanzan más de 150 calorías por 100 gramos con un predominio de grasa, más de 15 gramos por 100, con muy poco contenido en hidratos de carbono (1 gramo) y proteínas (menos de 1 gramo). EL aporte de grasa, más de un 70% son monoinsaturadas, el más importante el ácido oleico. Las grasas saturadas y polinsaturadas representan el mismo porcentaje, siendo el aporte de colesterol nulo y el de fibra muy importante, alcanzando casi los 5 gramos.

En relación de a los minerales, es necesario tener precaución en las personas con hipertensión arterial por su excesivo aporte de sodio, por ser el ingrediente base de la salmuera. Con respecto a las vitaminas, las aceitunas son fuente de vitamina E, es una vitamina liposoluble con gran capacidad antioxidante, que junto a la presencia de grasas monoinsaturadas son dos nutrientes cardioprotectores.

En resumen, las aceitunas aportan a nuestra dieta gran cantidad de **grasas cardiosaludables, fibra y vitamina E**.

183. ARROZ: UN ALIMENTO DE ORIENTE

Con respecto al **arroz**, hay que decir que habitualmente consumimos arroz integral y arroz blanco, aunque de manera residual han aparecido en nuestras cocinas otros tipos como el salvaje, el rojo o el basmati. En realidad, existen más de 80.000 variedades de arroz, que han sido censadas en el Instituto Internacional de Investigaciones del Arroz (IRRI). Este alimento procede de oriente, y a partir de ahí se ha extendido su consumo por todo el mundo, siendo España una zona de especial consumo sobre todo el área levantina.

En este capítulo vamos a analizar las propiedades nutricionales del arroz blanco. El grano de arroz solo posee un 6% de agua (antes de su cocción) y, teniendo en cuenta el alimento crudo antes de cocinarlo, su aporte calórico es importante alcanzado unas 380 calorías por 100 gramos, que provienen fundamentalmente de los hidratos de carbono en forma de almidón (86 gramos) y en menor medida de proteínas que solo alcanzan los 7 gramos (siendo estas proteínas, a diferencia de las presentes en alimentos de origen animal, de bajo valor biológico), con una presencia mínima de grasas (menos de 1 gramo), sin aportar colesterol. El aporte de fibra es mínimo (0,2 gramos), sin embargo, cuando consumimos arroz integral el aporte puede llegar a los 2,9 gramos. Un dato importante de este alimento es que no contiene gluten, y esto lo convierte, junto al maíz, en los cereales de elección en los pacientes con enfermedad celiaca.

Con respecto a las vitaminas y minerales, el arroz contiene fundamentalmente tiamina o **vitamina B1**, riboflavina (vitamina B2) y niacina (vitamina B3), así como fósforo y potasio. No obstante, en la práctica, con el procesamiento industrial, con su refinamiento y pulido, se pierde hasta el 60% de su contenido en minerales y el 90 % de las vitaminas del grupo B, quedando por tanto convertido en un alimento que aporta sobre todo energía. El arroz integral, al no sufrir un proceso de trasformación tan complejo, es una buena opción, ya que tiene cantidades apreciables de ácido fólico, niacina y vitamina B6. Con respecto a los minerales al ser un alimento con muy bajo contenido en sodio (6 mg), estos convierten al arroz en un cereal ideal para pacientes con hipertensión arterial.

Teniendo en cuenta los componentes nutricionales del arroz, este alimento tiene una importante **función energética**, y si lo consumimos en su versión **integral** aumentaríamos en nuestra dieta las **cantidades de fibra y vitaminas del grupo B**.

184. AZAFRAÁN: MÁS QUE UN COLORANTE

El **azafrán** es una especia muy especial que se obtiene de los estigmas de la flor del *Crocus sativus*, conocida por todos como "rosa del azafrán". La rosa de azafrán es una planta de la familia de las *iridáceas.* La flor es muy llamativa con un color morado suave, con unos estigmas muy rojos y unos estambres amarillos que se caracteriza por tener una flor color lila, en la que destacan el color rojo de los estigmas y el amarillo de los estambres. De la flor se obtienen 3 estigmas de azafrán que se denominan hebras. Es una especie que nos acompaña desde hace miles de años y que su nombre puede derivar de la palabra árabe "asfar" que significa amarillo. Ya existen menciones del azafrán en la Biblia, en la antigüedad se ha usado como elemento de embalsamamiento, como colorante y como tributo.

Como cualquier otra especia, su consumo es muy bajo en la dieta, por tanto, el aporte nutricional a nuestra ingesta habitual es poco llamativo. No obstante, tiene una serie de propiedades nutricionales, en primer lugar, es un producto con poca hidratación, llegando escasamente al 11% de su contenido en agua. El aporte calórico por 100 gramos es alto, 345 calorías, lo que sucede que su consumo en una dieta normal suele ser de 0,25 gramos. El aporte calórico proviene fundamentalmente de los hidratos de carbono, más de 60 gramos, seguido de las proteínas (11 gramos) y de las grasas (6 gramos). Entre los micronutrientes que aporta se encuentran el hierro, potasio y fósforo. Otro compuesto importante es el carotenoide dimetil-crocetín.

Por último, es necesario recordar que en ocasiones no utilizamos directamente el azafrán en nuestra dieta, como puede ser al realizar una paella, y utilizamos un colorante alimentario llamado «falso azafrán», que es la tartracina, un colorante artificial de la familia de los colorantes azoicos. Se presenta en forma de polvo y es soluble en agua.

Por tanto, este condimento además de dar **color** a nuestras comidas, puede aportar interesantes **nutrientes** en nuestra dieta.

185. CANELA: UN CONDIMENTO MUY ESPECIAL

La **canela** se cultiva en ambientes cálidos, de ahí que su origen sea Asia, y desde allí se ha extendido a todo el mundo. Su nombre deriva del griego, significando corteza dulce. Se obtiene dejando secar la corteza que se acaba enrollando formando las canillas. Con las canillas se comercializa la canela en rama, cortándolas y formando palitos de unos 5 centímetros. Con estas canillas también se produce la canela en polvo después de molerlas. La canela en polvo tiene un sabor más fuerte que la canela en rama. Existen dos variedades principales de canela. En primer lugar, tenemos la *Cinnamomum verum* (canela original o la canela de Ceilán), que es cultivada en Sri Lanka y el sur de India. En segundo lugar, tenemos la *Cinnamomum aromaticum*, también conocida como cassia, que se cultiva en China, Indonesia y Vietnam

Desde el punto de vista nutricional, es un alimento que a priori no nos llamaría mucho la atención, ya que aporta menos de 45 calorías por cada 100 gramos, con un aporte de alrededor de 4 gramos de proteínas y otros 3 gramos de grasas, distribuidas prácticamente a partes iguales en monoinsaturadas, polinsaturadas y saturadas. Dentro del aporte de minerales destaca el calcio y el potasio, y con respecto a las vitaminas destacan los carotenos (vitamina E), la vitamina A y la vitamina C.

Sin embargo su uso esta muy extendido, por ejemplo; en la cocina se usa fundamentalmente como agente saborizante en bebidas gaseosas, té y productos de panadería (barritas de cereales, puddings, pasteles, tartas, etc.). En ocasiones, se añade la canela a la harina de avena, pan tostado, dulces, chocolate caliente, té o café, e incluso a veces se añade a los chicles. Es también un ingrediente en muchas fórmulas medicinales para mejorar el sabor y el aroma de algunos fármacos.

A nivel medicinal se han realizado diversos estudios en el área de oncología, mostrando como inhibe en experimentos in vitro el crecimiento tumoral, debido a la presencia de procianidinas y de eugenol. La canela puede ser también utilizada como un conservante de alimentos para inhibir el crecimiento de las bacterias comunes. Por último, también existen trabajos que demuestran un efecto beneficioso sobre la diabetes mellitus al mejorar la sensibilidad a la insulina mediante polímeros polifenólicos derivados de las catequinas que presenta la canela y también por la presencia de cromo. No obstante, todos los estudios comentados previamente deben ser tomados con cautela ya que las dosis usadas son muy superiores a las consumidas habitualmente en nuestra dieta.

Por tanto, este "condimento" además de dar **sabor** a nuestras comidas, puede tener interesantes beneficios para nuestra salud por sus **componentes polifenólicos**.

186. CHIA: EL CEREAL DE MODA

La **chia** (Salvia hispánica L.) es un cereal precolombino con características especiales que le diferencien del resto de cereales que habitualmente consumimos en nuestra dieta, es originario del sudoeste de México y Noroeste de América Central.

La primera peculiaridad es que su aporte calórico es alto, casi 500 calorías por 100 gramos, esto es debido al elevado contenido en grasa, siendo el alimento de origen vegetal más rico en ácidos grasos omega 3 (entre 3-10 veces la concentración de ácidos grasos insaturados de la mayoría de los granos de cereal que consumimos habitualmente) y también es rico en omega 6. Este grupo de grasas son esenciales para nosotros, ya que no podemos sintetizarlas, e intervienen en el mantenimiento de unos niveles de colesterol adecuados y una correcta funcionalidad de las membranas de nuestras células. Con respecto a las proteínas, en porcentaje sobrepasa a casi todos los pescados y a algunas carnes, alcanzando hasta un 23% del aporte calórico. A pesar de ser una proteína vegetal tiene un perfil muy completo, al contener casi todos los aminoácidos esenciales y una buena proporción de lisina, aminoácido que es deficitario en el resto de cereales. Por todo ello la semilla de chía es un alimento indicado en las personas vegetarianas y además no contiene gluten, pudiéndose consumir con total libertad por los enfermos celiacos. Con respecto al resto de los macronutrientes, tiene un elevado contenido en fibra, casi 30 gramos por 100, esto representa el 100% de las recomendaciones diarias si consumimos 100 gramos de este alimento. Nos ayudará por tanto a mantener un ritmo intestinal adecuado.

En relación a los micronutrientes, es una buena fuente de vitaminas del grupo B y vitamina A. Y con respecto a los minerales, esta semilla es buena fuente de calcio, presenta de 6 a 10 veces más cantidad que la leche de vaca (125 mg por cada 100 gramos). La chía aporta también hierro, contiene casi 17 mg por cada 100 gramos, llegando hasta 20,4 mg por cada 100 gramos en el caso de su harina; estos valores son 3 veces más que el contenido en dicho oligoelemento del hígado de ternera. No obstante, la absorción del calcio y hierro es peor que la que se produce cuando estos minerales son aportados a la dieta en alimentos de origen animal.

Por tanto, estamos ante un **cereal**, con alto valor **energético** y con un elevado aporte de **proteínas de alto valor biológico**, así cómo **fibra, calcio y hierro.**

187. CHOCOLATE: UN REGALO DE LOS DIOSES

El **chocolate** se obtiene mezclando azúcar con dos productos derivados de la manipulación de las semillas del cacao: una parte sólida (la pasta de cacao) y una parte grasa (la manteca de cacao). A partir de esta combinación triple, se producen todos los tipos de chocolate, su apellido va a depender de la proporción entre estos tres elementos y de la introducción de otros productos tales como leche y frutos secos. El árbol que produce el cacao (*Theobroma cacao*) tiene sus orígenes en América del Sur, en la cuenca del río Orinoco o el río Amazonas y fue traída por los conquistadores a Europa. Debido a su sabor amargo y picante y por su aspecto sucio, no cuajo su consumo en época de los Reyes Católicos en España. A partir de Hernán Cortés en la corte de Carlos I es cuando se inicia su consumo.

Todo chocolate debe tener como mínimo un 35% de componentes del cacao, teniendo en cuenta que el contenido en cacao seco desengrasado no tiene que ser inferior al 14%, ni el de manteca de cacao inferior al 18%. El chocolate es un alimento con mucha energía, superando las 500 calorías por 100 gramos el chocolate negro y llegando casi a las 600 o sobrepasándolos en el caso de contener leche o frutos secos. Centrándonos en el chocolate negro, el aporte de grasas es de 35 gramos y los hidratos y azucares juntos sobrepasan los 80 gramos. Las grasas son mayoritariamente saturadas, aunque presenta más de un 30% de monoinsaturadas, y el colesterol en el chocolate negro es prácticamente testimonial (1 mg), aumentando a 30 mg en el chocolate con leche. El aporte de proteínas es moderado, en torno a 6 gramos.

El chocolate es fuente de minerales tales como el **fósforo**, el magnesio, el hierro y el potasio, además si el chocolate es con leche, el aporte de calcio es relevante. Con respecto a las **vitaminas** las más relevante son los carotenos. Pero su verdadero secreto es el aporte de catequinas, un tipo de **flavonoides** con múltiples acciones antioxidantes para nuestra salud.

188. GALLETA: CADA VEZ MAS SALUDABLE

Las **galletas** forman parte de nuestra dieta y las encontramos dentro de las pirámides de alimentos en la base, en el grupo de los cereales y derivados. En las tiendas existen múltiples tipos de galletas, y para revisar este capítulo nos basaremos en la composición nutricional de la galleta "tipo maría".

Este alimento aporta unas 400 calorías por cada 100 g, siendo un alimento con alto contenido calórico, al presentar solo un 4% de agua. La fuente de energía proviene fundamentalmente de los hidratos de carbono, pero también aporta unos 8 g de grasa y 7 de proteínas. No debemos olvidar que proviene de la harina de trigo (u otros cereales), y por ello conserva prácticamente los mismos aportes nutricionales. No obstante, es muy importante a la hora de comprar unas galletas analizar el tipo de grasa que utiliza el fabricante, pues tenemos que buscar que las grasas utilizadas sean saludables como el oleico y evitar la presencia de grasa de palma o coco.

En cuanto al aporte de minerales, las galletas aportan sodio, fósforo, potasio y calcio. Los aportes suelen ser equilibrados, no obstante, si consumimos unas galletas saladas, el aporte de sodio puede llegar a los 1100 mg por cada 100 gramos. Con respecto al aporte de vitaminas, destacan las vitaminas del grupo B (B1-tiamina, B2-

riboflavina y B6 piridoxina). Este aporte aumenta en las galletas integrales, al utilizar la cáscara del cereal en su realización.

Para finalizar, teniendo en cuenta la **amplia variedad** de galletas existentes y su gran consumo, las industrias galleteras han invertido en investigación para hacer todavía más saludables estos alimentos, **enriqueciéndolas** en fibra con beneficios a nivel cardiovascular, en ácidos grasos omega 3 y en otros nutrientes con potenciales beneficios saludables. No obstante su consumo debe ser moderado y siempre en el contexto de una dieta saludable.

189. HELADO: UN REGALO EN LA DIETA

El **helado** es un alimento que apareció en China hace más de 3.000 años y que fue incorporado en nuestra cultura culinaria occidental por Marco Polo. Desde este inicio hasta la actualidad, las variedades de helados que han aparecido son múltiples. Podemos citar como las más representativas: helados de crema con un 7 a 10 % de grasa de leche, helados de leche, con un 2,5% de grasa de leche, sorbetes, que son productos congelados compuestos de azúcar, agua y fruta, helados de fruta, con una fracción de fruta del 20%, helados dietéticos con bajo contenido calórico y un sinfín de variedades y sabores. Teniendo en cuenta esta gran variedad, la composición nutricional también es amplia.

A grandes rasgos el aporte de calorías oscila entre 160 y 260 calorías por cada 100 gramos en los helados de crema, siendo inferior a 40 calorías en los sorbetes. Los hidratos de carbono presentes en el helado son fundamentalmente la sacarosa o azúcar común y la glucosa o jarabe de glucosa (representando un 15-25% de hidratos de carbono en helados de crema o leche). En la actualidad los helados comercializados para diabéticos incluyen edulcorantes artificiales o incluso fructosa. La grasa de los helados procede de la leche, y en helados de menor calidad nutricional de coco y palma (debemos ser cuidadosos con este aspecto y leer las etiquetas. Los sorbetes cuya base es el agua no contienen grasa ni colesterol). La fuente proteica en este alimento también es la leche, aportando un 5-7% de proteínas los helados de crema o leche. La cantidad final de proteínas en los helados puede aumentar si se añade yema de huevo, frutos secos, galletas u otras fuentes proteicas.

Con respecto al aporte de vitaminas, su contenido va a depender de la leche que contengan, **aportando fundamentalmente vitaminas** liposolubles (A y D) e hidrosolubles (como la vitamina B2 o riboflavina). El aporte de minerales tiene de nuevo la misma fuente, la leche, y por ello los helados aportan fundamentalmente calcio y fósforo. Los sorbetes cuya base es el agua apenas aportan minerales y vitaminas.

Por tanto, los helados consumidos de una manera moderada pueden ser una fuente interesante de **proteínas y calcio** en nuestra dieta.

190. HUEVO: UN ALIMENTO DE REFERENCIA

El **huevo** es uno de los alimentos de referencia en nuestra cocina, no solo porque lo consumamos cocido, duro o frito, sino por la multitud de platos en los que podemos usar huevos, como salsas, reboces, etc. Fundamentalmente consumimos los huevos de gallina (*Gallus gallus*), seguidos por los de codorniz, y en menor medida de pato y oca. Los huevos de avestruz son también comestibles y pueden llegar a pesar 1,3 kg, aunque no son de uso habitual en nuestra mesa.

El primer mito que tenemos que desmontar es el efecto del color de los huevos sobre su composición nutricional. Los huevos blancos y los huevos morenos únicamente se distinguen por el color de su cáscara, en función de la raza de la gallina que lo ha puesto, siendo su contenido nutricional el mismo. Los huevos de gallina presentan, en relación con su peso, la siguiente distribución: 11% cascara, 31% yema y 58% clara Un huevo medio de gallina suele pesar entre los 60 y 70 gramos. Los huevos aportan unas 130 calorías por 100 gramos, 11 gramos de proteínas, 10 gramos de grasa y la nada despreciable cantidad de 300 mg de colesterol. La yema viene a aportar la tercera parte del peso total del huevo y como su función es aportar nutrientes al futuro pollo, su contenido calórico es alto, así como la presencia de vitaminas del grupo A, tiamina y hierro. Su característico color naranja no proviene de los betacarotenos (como sucede en la zanahoria) sino de los xantofilos, provenientes del grano de cereal y maíz que consume la gallina.

La clara aporta las dos terceras partes del peso total del huevo. Se puede decir que es una textura casi transparente, constituida alrededor del 90% por agua: en su composición el resto fundamentalmente son proteínas, trazas de minerales, materiales grasos, vitaminas y glucosa. Las proteínas son muy importantes en la clara, incluyendo diversos tipos ovomucina, ovoalbúmina, conalbumina, ovomucoide, lisozima, avidina, favoproteina y ovoinhibidor, teniendo muchas de estas proteínas una función de protección para el huevo. Este contenido en proteínas hace que los huevos sean una fuente barata y rica de este nutriente.

Otro de los mitos nutricionales del huevo es la polémica sobre su contenido elevado en colesterol. Sin embargo, la yema de huevo es rica también en fosfolípidos, en especial fosfatidilcolina o lecitina, que intervienen en el metabolismo de este colesterol en nuestro organismo. Si se consume sólo la clara, no existe riesgo de hipercolesterolemia, ya que ésta no contiene lípidos de ningún tipo (todos los lípidos están en la yema).

Por tanto, estamos ante un alimento **rico en proteínas de alto valor biológico** que podemos incorporar a nuestra dieta dos o tres veces por semana.

191. JENGIBRE; UN TUBÉRCULO MUY ESPECIAL

El **jengibre** es una planta tropical de la familiar de las zingiberaceas, conocida como *Zingiber officinale*. Realmente la parte que consumimos en nuestra dieta es el rizoma de esta planta, es decir la raíz de jengibre. Por tanto, es un tubérculo, que se consume tanto en su forma natural como en polvo. Este tubérculo tiene un sabor picante-dulce, cuando lo probamos lo que se debe a un compuesto activo que tiene (**gingerol**), que además es uno de los componentes que le confiere gran parte de sus propiedades saludables.

Desde el punto de vista de su composición nutricional, casi un 90% es agua. El contenido en hidratos de carbono es moderado, unos 8-10 gramos por cada 100, con un aporte de grasas que no llegan a un gramo y un aporte de proteínas también mínimo, no alcanzando los 2 gramos. El aporte de colesterol es nulo. En definitiva, el aporte calórico es muy bajo, entorno a las 50 calorías. Ahora bien, desde el punto de vista nutricional el jengibre es rico en vitaminas, como la vitamina C, la vitamina B9 y la B6 y minerales como el potasio y el magnesio.

Dentro de los minerales, los más importantes son el potasio y el magnesio. El potasio está presente en torno a los 300-400 mg, representado esto casi un 10% de las recomendaciones diarias. El aporte de magnesio es de unos 30-40 mg, representando más de un 10% de las recomendaciones diarias, interviniendo en el normal funcionamiento del sistema nervioso y muscular. En el aporte de vitaminas la que más destaca es la vitamina C, siendo un importante antioxidante que interviene en el fortalecimiento del sistema inmune. En segundo lugar, el ácido fólico es un nutriente importante para el desarrollo y la función cerebral. Otras vitaminas y minerales presentes en el jengibre son la vitamina E y las vitaminas del grupo B (B1, B2, B3, B5 y B6).

Por otra parte, este tubérculo tiene más de 10 componentes bioactivos, entre ellos gingeroles, shogaoles y zingerones. La concentración de estos compuestos puede variar dependiendo del tipo de jengibre que consumamos, y de este modo el jengibre crudo contiene altas concentraciones de gingeroles, mientras que el jengibre seco contiene altas concentraciones de shogaoles. A estos tres compuestos fenólicos se les atribuye muchos beneficios saludables como son efectos anti-inflamatorios, anti-eméticos y anti-espasmódicos, siendo los más potentes los gingeroles.

Como mensaje final, se puede afirmar que estamos ante un alimento con muy poco aporte calórico a expensas fundamentalmente de los hidratos de carbono, pero con un aporte interesante de **magnesio, potasio, vitamina C y E, así como de compuestos fenólicos**.

192. MAÍZ: UN CEREAL QUE LLEGÓ DE AMÉRICA PARA QUEDARSE

Tenemos que remontarnos a las civilizaciones precolombinas para encontrarnos con el **maíz**, que en esos tiempos era el alimento básico de su dieta. Fueron los españoles quienes lo trajeron a Europa tras el Descubrimiento. Ya a principios del siglo XVI su cultivo era habitual en Andalucía y a partir de ahí se extendió por toda España, Europa, norte de África y Asia. Actualmente, el maíz constituye el tercer cereal más cultivado en el mundo, y después del trigo y el arroz es la base de la alimentación de muchos países.

En la actualidad existen distintas variedades de maíz, que se pueden diferenciar en función de su color (amarillo, azul, rojo, blanco, azul, morado y negro) o por el uso alimentario que se hace de él. El maíz más consumido en España es el dulce (se consume crudo, fresco o enlatado), aunque también se utiliza el maíz cristalino (para hacer harinas y sémolas) y el maíz reventón (para preparar palomitas).

En este capítulo vamos a analizar las propiedades nutricionales del maíz dulce, que en su mayor porcentaje es agua (entorno a un 81 %). El componente químico principal del grano de maíz es el **almidón**, aportando unos 11 gramos por 100 y otros azúcares sencillos en forma de glucosa, sacarosa y fructosa, en cantidades que están entorno a los 3-4 gramos. El maíz dulce, como el resto de cereales, aporta también proteínas y grasas. El aporte de proteínas no alcanza los 3 gramos y el de grasas es menor que 1,5 gramos, con un contenido nulo de colesterol. Con respecto a las proteínas, la más abundante del grano de maíz es la zeína y, aunque contiene casi todos los aminoácidos esenciales, es deficitario en lisina, como todos los cereales, y en triptófano, un aminoácido capaz de transformarse en niacina (vitamina) en nuestro organismo. Un dato relevante es que no contiene gluten, y esto convierte a este alimento en el cereal de elección en los pacientes con enfermedad celiaca. Por último, también es una buena fuente de fibra con casi 4 gramos.

Con respecto a las vitaminas, el maíz es rico en vitamina A, B1, B2, B3, B6, ácido fólico, E y C. Destacan sobre todo como antioxidantes la vitamina A y los carotenos. En referencia a las sales minerales contiene sobre todo potasio, magnesio, hierro, calcio, zinc y fósforo. Destaca su baja cantidad en sodio.

Por tanto, teniendo en cuenta los componentes nutricionales del maíz, este alimento tiene unas importantes acciones antioxidantes, combatiendo los radicales libres y por tanto el envejecimiento celular. También modula el apetito y tiene un importante poder saciante, por su importante contenido en **hidratos de carbono y fibra.**

193. MIEL: EL TESORO EN LAS COLMENAS

La **miel** tiene unas cualidades nutricionales y saludables que ya habían sido apreciadas desde la Antigüedad. En las culturas egipcia y griega consideraban a la miel como un producto sagrado, llegando a ser moneda de cambio para pagar los impuestos. Existen múltiples variedades de miel, teniendo en cuenta la flor de las que es obtenida por las abejas y la climatología de la zona en la que habitan, pudiendo encontrar miel monofloral, multifloral, de la sierra, del desierto, de mielada, de rocío o de bosque.

Sus propiedades nutricionales son muy interesantes para consumirla en nuestra dieta de manera habitual. Su aporte calórico se sitúa alrededor de 300 calorías por

100 gramos a expensas de los hidratos de carbono, aportando muy pocas proteínas y nada de grasa. El contenido en minerales es interesante, siendo los más abundantes el cobre, el hierro, el magnesio, el manganeso, el zinc, el fósforo y el potasio. Dentro de las vitaminas destacan el complejo B y las vitaminas C, D y E. Otros componentes nutricionales que le confieren propiedades terapéuticas son los ácidos orgánicos (ácido acético, ácido cítrico) y los antioxidantes (flavonoides y fenólicos).

Como comentábamos, desde la Antigüedad se le han atribuido múltiples propiedades terapéuticas. Se ha utilizado tópicamente gracias a sus propiedades antimicrobianas y antisépticas, ayudando a la cicatrización y prevención de infecciones en heridas o quemaduras superficiales. Esta propiedad se debe a la elevada concentración de azúcar que posee, destruyendo físicamente a las bacterias por lisis osmótica (hinchándolas con agua que es atraída por los azucares y destruyendo a la bacteria en pedacitos).

Por tanto, la miel no solo presenta excepcionales **propiedades nutritivas,** sino que también puede aportar **propiedades terapéuticas** interesantes para nuestra salud.

194. MOSTAZA: MINERALES Y VITAMINAS

La **mostaza** es una planta de la familia de las crucíferas que crece en toda la ribera mediterránea, existen muchas variedades, destacando la mostaza blanca «*Sinapis alba*», la mostaza negra «*Sinapis nigra*» y la mostaza salvaje «*Sinapis arvensis*». Habitualmente el nombre de mostaza se utiliza para la planta, semilla y la salsa realizada con las semillas que se preparan de diversas formas, el nombre deriva del vocablo latino "*mustum*". Los romanos la utilizaban como planta medicinal, para los dolores de cabeza y digestivo, también se usaba como condimento y en los vinos especiados. En la edad media se extendió su consumo en toda Europa, Cremona en Italia y Dijon en Francia fueron las ciudades que más producían, y esta última sigue siendo la productora del 59% a nivel mundial

En la dieta, la mostaza aporta poco valor nutricional debido a la poca cantidad que utilizamos en nuestros platos. La forma más común de consumo es la salsa de mostaza, y esta tiene un porcentaje de agua elevado (85%), con un aporte calórico bajo, no alcanza las 100 calorías, los macronutrientes por orden de contenido son hidratos de carbono (6 gramos) y lípidos y proteínas casi en la misma proporción (4-5 gramos).

En relación a los minerales destaca el selenio y sodio. El alto contenido de este último hace que sea necesario tener cuidado con su consumo en personas con la tensión arterial alta y en relación a las vitaminas, las hidrosolubles, como son la vitamina C, un potente antioxidante. También aporta vitamina B12, importante para la síntesis de glóbulos rojos y el sistema nervioso.

En resumen, el preparado de mostaza aporta a nuestra dieta **minerales y vitamina**s, con muy poco aporte calórico.

195. PAN: EL CEREAL HECHO ARTE

Desde el punto de vista nutricional la composición del **pan** es sencilla: agua, sal, levadura y harina. El pan aporta en una cantidad importante hidratos de carbono (58 gramos por 100 gramos), que son los que suministran fundamentalmente las calorías de este alimento (alrededor de 270 calorías). Las proteínas que aporta a nuestra dieta son de bajo valor biológico (7,8 gramos). El aporte de grasas es mínimo, alrededor de 1 gramo, y además las grasas son insaturadas (cardiosaludables), fundamentalmente ácido oleico y linoleico, ya que provienen de las semillas del propio cereal.

Con respecto a los micronutrientes, el pan posee algunas trazas de calcio, debido al uso de leche que se utiliza en la elaboración industrial, y también aporta hierro, potasio, fosforo y selenio, sin olvidarnos del sodio, aunque en este último mineral su presencia es muy variable dependiendo del tipo de pan.

Con respecto al aporte de vitaminas, teniendo en cuenta que la harina la obtenemos a partir de un cereal, el germen de este cereal aporta sobre todo dos vitaminas del grupo B, que son: la tiamina (que interviene en el funcionamiento del sistema nervioso) y la niacina (que nos previene de la enfermedad de la pelagra). El pan también aporta ácido fólico y alguna cantidad de carotenoides.

A modo de resumen, el pan no engorda más que cualquier otro alimento que aporte la misma cantidad de calorías, y por ello no debe restringirse en la dieta, ya que aporta **minerales, vitaminas y energía** a nuestro organismo.

196. PIMENTÓN: ORO ROJO

Las especies de *Capsicum* son una planta, de tallo leñoso, que presenta una gran diversidad de formas, tamaños, colores y niveles de picor. En concreto, el **pimentón** es el polvo del pimiento rojo (Capsicum annuum), una vez que éste se ha desecado y molido. A Europa fue traído por las expediciones de Cristóbal Colón como regalo a los Reyes Católicos.

Podemos encontrar tres tipos de pimentón según su sabor: el dulce, el agridulce y el picante, siendo el pimentón dulce el más utilizada en la cocina, para dar un sabor agradable al plato. El pimentón picante se utiliza sobre todo en el chorizo, la chistorra, la sobrasada y como adobo de carnes y pescados. Los dos pimentones más conocidos de España son los de La Vera, en Cáceres, y el de Murcia.

Desde el punto de vista nutricional su consumo en la dieta se produce en unas cantidades muy bajas, casi anecdóticas, por tanto, el aporte nutricional global que puede realizar a un menú convencional es mínimo. No obstante, destaca la presencia de provitamina A o B-caroteno, que en nuestro organismo se transforma en vitamina A la cual contribuye al mantenimiento correcto de la retina y por tanto de la visión en nuestros ojos. También contienen licopeno, (carotenoide sin actividad pro-vitamina A pero con gran poder antioxidante) y capsaicina componente que genera su sabor picante. Revisando las tablas nutricionales 100 gramos aportarían 300 calorías, con un predominio de hidratos de carbono 30 gramos, y presencia de grasas 13 gramos y proteínas 14 gramos, pero su consumo en la dieta se produce en cantidades de miligramos.

En resumen, el **oro rojo** aporta además de color y sabor a nuestra dieta, una buena cantidad de potentes antioxidante.

197. PIMIENTA: ORO NEGRO

La **pimienta** aparece en los mercados en forma de granos o molida, los granos son las bayas del árbol *Piper nigrum,* un árbol trepador que crece en zonas tropicales húmedas. Esta especie es originaria de la India y se cultiva en zonas tropicales de Asia, utilizándose ya en la época grecorromana, su importancia llevo a que se utilizará como moneda, conllevando la búsqueda de Rutas alternativas de navegación para encontrar el acceso por parte de los españoles y portugueses a sus zonas de producción.

Podemos obtener diferentes tipos de pimientas en función del tratamiento que se realiza al grano. La pimienta negra, se cosecha la baya cuando no ha madurado y se seca al sol, se vuelve negra y es la más picante. La pimienta blanca es menos picante y se deshecha su piel sumergiéndola en agua, además se recolecta ya como baya madura. También existe pimienta verde, roja y especies más exóticas como la japonesa y rosada.

Como otras especias, la cantidad que se utiliza en la comida es muy baja (0,25 g) de ahí que su repercusion nutricional sea escasa, no obstante, este alimento tiene unas características nutricionales propias. Es un alimento poco hidratado con un 10% de agua, aportando apenas 80 calorías por 100 gramos. Con respecto a los minerales aporta por este orden de cantidad, el potasio, calcio, magnesio y fosforo. El aporte de vitaminas, es sobre todo de antioxidantes, carotenoides y vitamina C. Contiene una sustancia alcaloide (la piperina) que, además de ser la responsable del sabor picante de la pimienta, estimula la secreción de los jugos digestivos.

La pimienta, aporta además de ese sabor **picante, minerales y vitaminas.**

198. SAL: "AL HABLAR, COMO AL GUISAR, SU GRANITO DE SAL"

La **sal** es uno de los "alimentos" más usados en la cocina desde siempre. La sal común es un elemento básico para dar sabor a las comidas y conservar alimentos y es un mineral necesario para el funcionamiento de los sistemas inmune y cardiovascular. Su origen es marino, y en tiempos romanos era una sustancia de tanto valor que se empleaba como moneda.

Como hemos comentado, la sal natural proviene del mar, no obstante, en la actualidad podemos encontrarnos varios tipos de sal. Por un lado, tenemos la **sal de mesa** que es la sal más consumida, y que es básicamente cloruro de sodio, necesario para nuestro sistema cardiovascular. En algunos casos la industria ha añadido flúor o yodo a la sal de mesa. De este modo podemos enriquecer la dieta con alguno de estos dos nutrientes, el primero relevante para la salud dental y el segundo muy importante para el correcto funcionamiento de la glándula tiroidea. Otro tipo de sal es **la sal marina sin refinar**, este tipo de sal se obtiene a través de la evaporación del agua del mar. Por ultimo tenemos la **sal del Himalaya** que es de color rosa y que se utiliza no solo en la gastronomía, sino también en productos de maquillaje.

Desde el punto de vista nutricional, la sal es un producto sin calorías, que aporta iones cloro y iones sodio, siendo un 40 % de su peso sodio. Un adulto sano precisa 2,3 gramos de sodio al día, pero en un adulto hipertenso se debe limitar el consumo a 1,5 gramos al día. Una cucharada de sal de 5 gramos contiene 2,3 gramos de sodio. La sal no aporta ningún macronutriente, como hidratos de carbono, grasas o proteínas. El aporte de vitaminas es nulo. Sin embargo, si que aporta algún otro mineral, como son el magnesio (290 mg), el yodo (44 ug) y el calcio (29 mg).

Aunque la sal es importante para dar sabor a nuestros platos, y todos nosotros necesitamos el ion sodio para poder mantener nuestras funciones vitales a nivel del metabolismo celular, es necesario tener en cuenta que un exceso de sal en la dieta puede ser perjudicial para nuestra salud, ya que puede generar una elevación de los niveles de tensión arterial, retención de líquidos (edemas) y problemas cardiovasculares.

Por último, es necesario tener también en cuenta que el consumo de sal diario es aportado en un 15-20% a través de la sal de mesa que usamos con nuestro salero, el resto (75-80%) lo aportan los alimentos que ingerimos en la dieta. **Los alimentos procesados aportan más sal** que los alimentos naturales, siendo necesario restringir en las personas hipertensas el consumo de alimentos enlatados, alimentos en salazón y cualquier tipo de alimento procesado.

199. TOMILLO: SABOR

El **Tomillo** es el nombre con el que denominamos a las plantas del género *Thymus*. Probablemente el más conocido es el *Thymus vulgaris*, que se emplea como condimento alimenticio y como planta medicinal, típicamente localizado en toda la Ribera Mediterránea. A pesar de ser un arbusto pequeño de no más de 30 cm, su uso y difusión es muy importante. Ha tenido en la antigüedad múltiples usos, más allá del culinario, por ejemplo, embalsamamientos, en baños, incienso en sus templos, purificador de viviendas y un largo etc.

Desde el punto de vista culinario, se le utiliza como potenciador de sabor de carnes, verduras, etc. Le sucede como al resto de especies que utilizamos en nuestra cocina, su consumo no alcanza los 0,25 gramos por ello su aporte nutricional en la dieta es escaso, aun así, tiene una serie de características interesantes. Contiene menos de un 8% de agua, por ello el aporte energético es alto, mayor de 300 calorías a expensas de hidratos de carbono, proteínas y grasas. Con respecto a los minerales, por unidad de peso es muy rico en calcio, más de 1 gramo por 100 gramos, superior a la leche, aunque hemos comentado que su consumo en la dieta es tan bajo que el aporte neto de calcio es bajo. Son muy importantes los aceites esenciales que contienen; timol, anetol y borneol, que están presentes en las hojas del tomillo. El tomillo también aporta ácidos como el oleico, palmítico, nicotínico y linoleico; aceites esenciales como el carvacrol y el cineol.

El **tomillo**, además de **sabor**, aporta en nuestra dieta **aceites esenciales y calcio**.

200. VINAGRE: AROMA EN NUESTRA DIETA

El **vinagre** es un condimento muy usado en la cocina, confiere a los alimentos un sabor y un aroma especial. Se utiliza desde antiguo, tanto en la cocina como en la industria alimentaria, como conservante, al impedir la proliferación de microorganismos, aumentando así la vida del alimento. Se cree que la palabra vinagre deriva de las palabras francesas vinagre acre o "vinaigre", o también del latín "hacer" que también significaba «intenso».

En su elaboración se producen dos fermentaciones: alcohólica y acética. En primer lugar, las levaduras transforman el azúcar de los alimentos (uva, manzana, etc) en alcohol. Cuando estas bebidas alcohólicas se someten a una segunda fermentación, fermentación acética, las bacterias implicadas (acetobacterias) producen ácido acético y otros compuestos volátiles, dando como resultado el vinagre. La cantidad de ácido acetico es del 3 al 5% en el vinagre, y en menor proporción de ácido tartárico y ácido cítrico.

Desde el punto de vista nutricional su contenido es poco llamativo, apenas aporta calorías (4 calorias por100 ml), con aportes testimoniales de grasas, hidratos de carbono y proteínas. Es un alimento que no aporta a nuestra dieta vitaminas, y si que tienen alguna cantidad de fósforo, potasio, magnesio y sodio.

En resumen, el vinagre aporta **aroma y sabor** a nuestra dieta con pequeñas cantidades de minerales.

TABLA DE COMPOSICION NUTRICIONAL DE LOS 200 ALIMENTOS, EXTRAIDA DE LA CALCULADORA DE DIETAS DE LA PAGINA DEL CENTRO DE INVESTIGACION WWW.IENVA.ORG.

VERDURAS

ACELGA FRESCA		
Agua		57,5 g
Valor Calórico		29,60 kcal
Proteínas		2 g
Grasas	Lípidos totales	0,40 g
	AGS	0,03 g
	AGM	0,04 g
	AGP	0,07 g
	Omega-3	0,00 g
	Colesterol	0,00 g
Hidratos de Carbono	HCO totales	4,50 g
	Fibra	5,60 g
Minerales	Sodio	147,00 g
	Potasio	550,00 g
	Calcio	113,00 g
	Hierro	3,00 g
	Fósforo	40,00 g
	Yodo	35,00 µg
Vitaminas	Vitamina D	0,00 µg
	Vitamina A	183,00 µg
	Vitamina C	20,00 mg
	Vitamina E	0,03 mg
	Vitamina B1	0,07 mg
	Vitamina B6	0,00 mg
	Vitamina B12	0,00 µg
	Ácido Fólico	140,00 µg

ALGA		
Agua		87,2 g
Valor Calórico		52,5
Proteínas		3 g kcal
Grasas	Lípidos totales	0,64 g
	AGS	0,13 g
	AGM	0,06 g
	AGP	0,22 g
	Omega-3	0 g
	Colesterol	0 mg
Hidratos de Carbono	HCO totales	8,7 g
	Fibra	0,5 g
Minerales	Sodio	872 mg
	Potasio	50 mg
	Calcio	150 mg
	Hierro	2,2 mg
	Fósforo	80 mg
	Yodo	0 µg
Vitaminas	Vitamina D	0 µg
	Vitamina A	36 µg
	Vitamina C	3 mg
	Vitamina E	1 mg
	Vitamina B1	0,06 mg
	Vitamina B6	0 mg
	Vitamina B12	0 µg
	Acido Fólico	196 µg

AJO		
Agua		70,30 g
Valor Calórico		116,00 kcal
Proteínas		5,30 g
Grasas	Lípidos totales	0,30 g
	AGS	0,05 g
	AGM	0,04 g
	AGP	0,15 g
	Omega-3	0,00 g
	Colesterol	0,00 g
Hidratos de Carbono	HCO totales	23,00 g
	Fibra	1,10 g
Minerales	Sodio	19,00 g
	Potasio	529,00 g
	Calcio	14,00 g
	Hierro	1,50 g
	Fósforo	134,00 g
	Yodo	94,00 µg
Vitaminas	Vitamina D	0,00 µg
	Vitamina A	0,00 µg
	Vitamina C	11,00 mg
	Vitamina E	0,01 mg
	Vitamina B1	0,16 mg
	Vitamina B6	0,38 mg
	Vitamina B12	0,00 µg
	Ácido Fólico	5,00 µg

ALCACHOFA FRESCA		
Agua		88,1 g
Valor Calórico		40,10 kcal
Proteínas		2,30 g
Grasas	Lípidos totales	0,10 g
	AGS	0,02 g
	AGM	0,01 g
	AGP	0,05 g
	Omega-3	0,00 g
	Colesterol	0,00 g
Hidratos de Carbono	HCO totales	7,50 g
	Fibra	2,00 g
Minerales	Sodio	47,00 g
	Potasio	430,00 g
	Calcio	45,00 g
	Hierro	1,50 g
	Fósforo	130,00 g
	Yodo	1,00 µg
Vitaminas	Vitamina D	0,00 µg
	Vitamina A	8,00 µg
	Vitamina C	9,00 mg
	Vitamina E	0,20 mg
	Vitamina B1	0,11 mg
	Vitamina B6	0,07 mg
	Vitamina B12	0,00 µg
	Ácido Fólico	13,00 µg

APIO		
Agua		95,40 g
Valor Calórico		12,20 kcal
Proteínas		1,30 g
Grasas	Lípidos totales	0,20 g
	AGS	0,00 g
	AGM	0,00 g
	AGP	0,10 g
	Omega-3	0,00 g
	Colesterol	0,00 g
Hidratos de Carbono	HCO totales	1,30 g
	Fibra	1,80 g
Minerales	Sodio	126,00 g
	Potasio	341,00 g
	Calcio	55,00 g
	Hierro	0,60 g
	Fósforo	32,00 g
	Yodo	0,00 µg
Vitaminas	Vitamina D	0,00 µg
	Vitamina A	95,00 µg
	Vitamina C	7,00 mg
	Vitamina E	0,20 mg
	Vitamina B1	0,04 mg
	Vitamina B6	0,10 mg
	Vitamina B12	0,00 µg
	Acido Folico	12,00 µg

BATATA		
Agua		74,20 g
Valor Calórico		96,20 kcal
Proteínas		1,20 g
Grasas	Lípidos totales	0,60 g
	AGS	0,23 g
	AGM	0,04 g
	AGP	0,20 g
	Omega-3	0,03 g
	Colesterol	0,00 mg
Hidratos de Carbono	HCO totales	21,50 g
	Fibra	2,50 g
Minerales	Sodio	19,00 mg
	Potasio	320,00 mg
	Calcio	22,00 mg
	Hierro	0,70 mg
	Fósforo	60,00 mg
	Yodo	2,00 µg
Vitaminas	Vitamina D	0,00 µg
	Vitamina A	667,00 µg
	Vitamina C	25,00 mg
	Vitamina E	4,00 mg
	Vitamina B1	0,10 mg
	Vitamina B6	0,22 mg
	Vitamina B12	0,00 µg
	Acido Fólico	52,00 µg

BERENJENA		
Agua		93,00 g
Valor Calórico		24,20 kcal
Proteínas		1,20 g
Grasas	Lípidos totales	1,20 g
	AGS	0,05 g
	AGM	0,00 g
	AGP	0,10 g
	Omega-3	0,00 g
	Colesterol	0,00 g
Hidratos de Carbono	HCO totales	4,40 g
	Fibra	1,20 g
Minerales	Sodio	2,00 g
	Potasio	214,00 g
	Calcio	11,00 g
	Hierro	0,70 g
	Fósforo	21,40 g
	Yodo	2,00 µg
Vitaminas	Vitamina D	0,00 µg
	Vitamina A	3,00 µg
	Vitamina C	6,00 mg
	Vitamina E	0,03 mg
	Vitamina B1	0,04 mg
	Vitamina B6	0,08 mg
	Vitamina B12	0,00 µg
	Ácido Fólico	18,00 µg

BERROS		
Agua		92,50 g
Valor Calórico		22,60 kcal
Proteínas		3,00 g
Grasas	Lípidos totales	1,00 g
	AGS	0,30 g
	AGM	0,10 g
	AGP	0,40 g
	Omega-3	0,00 g
	Colesterol	0,00 g
Hidratos de Carbono	HCO totales	0,40 g
	Fibra	3,00 g
Minerales	Sodio	49,00 g
	Potasio	230,00 g
	Calcio	170,00 g
	Hierro	2,20 g
	Fósforo	52,00 g
	Yodo	0,00 µg
Vitaminas	Vitamina D	0,00 µg
	Vitamina A	420,00 µg
	Vitamina C	62,00 mg
	Vitamina E	1,50 mg
	Vitamina B1	0,16 mg
	Vitamina B6	0,23 mg
	Vitamina B12	0,00 µg
	Ácido Fólico	214,00 µg

BERZA		
Agua		90,00 g
Valor Calórico		45,00 kcal
Proteínas		4,30 g
Grasas	Lípidos totales	0,90 g
	AGS	0,40 g
	AGM	0,40 g
	AGP	0,10 g
	Omega-3	0,00 g
	Colesterol	0,00 g
Hidratos de Carbono	HCO totales	4,50 g
	Fibra	4,00 g
Minerales	Sodio	12,00 g
	Potasio	310,00 g
	Calcio	40,00 g
	Hierro	0,80 g
	Fósforo	53,00 g
	Yodo	2,00 µg
Vitaminas	Vitamina D	0,00 µg
	Vitamina A	4,00 µg
	Vitamina C	65,00 mg
	Vitamina E	0,2 mg
	Vitamina B1	0,04 mg
	Vitamina B6	0,08 mg
	Vitamina B12	0,00 µg
	Ácido Fólico	49,00 µg

BORRAJA		
Agua		94.4 g
Valor Calórico		26,00 Kcal
Proteínas		1,80 g
Grasas	Lípidos totales	0,70 g
	AGS	0,17 g
	AGM	0,21 g
	AGP	0,11 g
	Omega-3	0,11 g
	Colesterol	0,00 mg
Hidratos de Carbono	HCO totales	3,10 g
	Fibra	0,90 g
Minerales	Sodio	80,00 mg
	Potasio	470,00 mg
	Calcio	93,00 mg
	Hierro	3,30 mg
	Fósforo	53,00 mg
	Yodo	0,00 µg
Vitaminas	Vitamina D	0,00 µg
	Vitamina A	210,00 µg
	Vitamina C	35,00 mg
	Vitamina E	0,00 mg
	Vitamina B1	0,06 mg
	Vitamina B6	0,08 mg
	Vitamina B12	0,00 µg
	Acido Fólico	13,00 µg

BROCOLI		
Agua		90,30 g
Valor Calórico		38,00 kcal
Proteínas		4,40 g
Grasas	Lípidos totales	0,90 g
	AGS	0,40 g
	AGM	0,10 g
	AGP	0,50 g
	Omega-3	0,00 g
	Colesterol	0,00 g
Hidratos de Carbono	HCO totales	1,80 g
	Fibra	2,60 g
Minerales	Sodio	8,00 g
	Potasio	370,00 g
	Calcio	56,00 g
	Hierro	1,70 g
	Fósforo	87,00 g
	Yodo	2,00 µg
Vitaminas	Vitamina D	0,00 µg
	Vitamina A	69,00 µg
	Vitamina C	65,00 mg
	Vitamina E	87,00 mg
	Vitamina B1	0,1 mg
	Vitamina B6	0,14 mg
	Vitamina B12	0,00 µg
	Ácido Fólico	80,00 µg

CALABACIN		
Agua		96,50 g
Valor Calórico		13,00 kcal
Proteínas		0,60 g
Grasas	Lípidos totales	0,20 g
	AGS	0,00 g
	AGM	0,00 g
	AGP	0,00 g
	Omega-3	0,00 g
	Colesterol	0,00 g
Hidratos de Carbono	HCO totales	2,20 g
	Fibra	0,50 g
Minerales	Sodio	1,00 g
	Potasio	140,00 g
	Calcio	24,00 g
	Hierro	0,40 g
	Fósforo	17,00 g
	Yodo	0,00 µg
Vitaminas	Vitamina D	0,00 µg
	Vitamina A	4,50 µg
	Vitamina C	22,00 mg
	Vitamina E	0,00 mg
	Vitamina B1	0,04 mg
	Vitamina B6	0,06 mg
	Vitamina B12	0,00 µg
	Ácido Fólico	13,00 µg

CALABAZA		
Agua		95,90 g
Valor Calórico		13,40 kcal
Proteínas		0,70 g
Grasas	Lípidos totales	0,20 g
	AGS	0,10 g
	AGM	0,00 g
	AGP	0,00 g
	Omega-3	0,00 g
	Colesterol	0,00 mg
Hidratos de Carbono	HCO totales	2,20 g
	Fibra	1,00 g
Minerales	Sodio	0,00 mg
	Potasio	130,00 mg
	Calcio	29,00 mg
	Hierro	0,40 mg
	Fósforo	19,00 mg
	Yodo	0,00 µg
Vitaminas	Vitamina D	0,00 µg
	Vitamina A	75,00 µg
	Vitamina C	14,00 mg
	Vitamina E	1,10 mg
	Vitamina B1	0,16 mg
	Vitamina B6	0,02 mg
	Vitamina B12	0,00 µg
	Acido Fólico	10,00 µg

CANÓNIGO		
Agua		95,60 g
Valor Calórico		14,00
Proteínas		1,80 g
Grasas	Lípidos totales	0,40 g
	AGS	0,00 g
	AGM	0,00 g
	AGP	0,00 g
	Omega-3	0,00 g
	Colesterol	0,00 mg
Hidratos de Carbono	HCO totales	0,70 g
	Fibra	1,50 g
Minerales	Sodio	4,00 mg
	Potasio	421,00 mg
	Calcio	35,00 mg
	Hierro	2,00 mg
	Fósforo	49,00 mg
	Yodo	33,50 µg
Vitaminas	Vitamina D	0,00 µg
	Vitamina A	650,00
	Vitamina C	35,00 mg
	Vitamina E	1,00 mg
	Vitamina B1	0,07 mg
	Vitamina B6	0,25 mg
	Vitamina B12	0,00 µg
	Acido Fólico	0,00 µg

CARDO		
Agua		93,90 g
Valor Calórico		21,40 kcal
Proteínas		1,40 g
Grasas	Lípidos totales	0,20 g
	AGS	0,00 g
	AGM	0,00 g
	AGP	0,00 g
	Omega-3	0,00 g
	Colesterol	0,00 g
Hidratos de Carbono	HCO totales	3,50 g
	Fibra	1,00 g
Minerales	Sodio	23,00 g
	Potasio	400,00 g
	Calcio	114,00 g
	Hierro	1,50 g
	Fósforo	46,00 g
	Yodo	0,00 µg
Vitaminas	Vitamina D	0,00 µg
	Vitamina A	0,00 µg
	Vitamina C	1,00 mg
	Vitamina E	0,00 mg
	Vitamina B1	0,01 mg
	Vitamina B6	0,00 mg
	Vitamina B12	0,00 µg
	Ácido Fólico	0,00 µg

CEBOLLA		
Agua		92,20 g
Valor Calórico		26,00 kcal
Proteínas		1,40 g
Grasas	Lípidos totales	0,00 g
	AGS	0,00 g
	AGM	0,00 g
	AGP	0,00 g
	Omega-3	0,00 g
	Colesterol	0,00 g
Hidratos de Carbono	HCO totales	5,10 g
	Fibra	1,30 g
Minerales	Sodio	6,00 g
	Potasio	278,00 g
	Calcio	31,00 g
	Hierro	0,80 g
	Fósforo	44,00 g
	Yodo	20,00 µg
Vitaminas	Vitamina D	0,00 µg
	Vitamina A	0,00 µg
	Vitamina C	19,00 mg
	Vitamina E	0,00 mg
	Vitamina B1	0,04 mg
	Vitamina B6	0,10 mg
	Vitamina B12	0,00 µg
	Ácido Fólico	16,00 µg

COLES		
Agua		89,70 g
Valor Calórico		29,50 kcal
Proteínas		3,30 g
Grasas	Lípidos totales	0,30 g
	AGS	0,00 g
	AGM	0,00 g
	AGP	0,10 g
	Omega-3	0,00 g
	Colesterol	0,00 g
Hidratos de Carbono	HCO totales	3,40 g
	Fibra	3,30 g
Minerales	Sodio	12,00 g
	Potasio	310,00 g
	Calcio	40,00 g
	Hierro	0,80 g
	Fósforo	53,00 g
	Yodo	0,00 µg
Vitaminas	Vitamina D	0,00 µg
	Vitamina A	4,00 µg
	Vitamina C	65,00 mg
	Vitamina E	0,20 mg
	Vitamina B1	0,04 mg
	Vitamina B6	0,16 mg
	Vitamina B12	0,00 µg
	Ácido Fólico	79,00 µg

COLIFLOR		
Agua		92,40 g
Valor Calórico		23,00 kcal
Proteínas		2,20 g
Grasas	Lípidos totales	0,20 g
	AGS	0,05 g
	AGM	0,02 g
	AGP	0,10 g
	Omega-3	0,00 g
	Colesterol	0,00 g
Hidratos de Carbono	HCO totales	3,10 g
	Fibra	2,10 g
Minerales	Sodio	8,00 g
	Potasio	350,00 g
	Calcio	22,00 g
	Hierro	1,00 g
	Fósforo	60,00 g
	Yodo	0,00 µg
Vitaminas	Vitamina D	0,00 µg
	Vitamina A	0,00 µg
	Vitamina C	67,00 mg
	Vitamina E	0,20 mg
	Vitamina B1	0,12 mg
	Vitamina B6	0,20 mg
	Vitamina B12	0,00 µg
	Ácido Fólico	69,00 mg

ENDIVIA		
Agua		93,40 g
Valor Calórico		22,60 kcal
Proteínas		1,50 g
Grasas	Lípidos totales	0,24 g
	AGS	0,04 g
	AGM	0,02 g
	AGP	0,13 g
	Omega-3	0,00 g
	Colesterol	0,00 g
Hidratos de Carbono	HCO totales	3,60 g
	Fibra	1,30 g
Minerales	Sodio	10,00 g
	Potasio	322,00 g
	Calcio	58,50 g
	Hierro	0,94 g
	Fósforo	33,00 g
	Yodo	6,00 µg
Vitaminas	Vitamina D	0,00 µg
	Vitamina A	251,00 µg
	Vitamina C	10,00 mg
	Vitamina E	1,00 mg
	Vitamina B1	0,07 mg
	Vitamina B6	0,05 mg
	Vitamina B12	0,00 µg
	Ácido Fólico	115,00 µg

ESCAROLA		
Agua		93,60 g
Valor Calórico		20,70 kcal
Proteínas		1,50 g
Grasas	Lípidos totales	0,30 g
	AGS	0,05 g
	AGM	0,01 g
	AGP	0,10 g
	Omega-3	0,00 g
	Colesterol	0,00 g
Hidratos de Carbono	HCO totales	3,00 g
	Fibra	1,60 g
Minerales	Sodio	10,00 g
	Potasio	387,00 g
	Calcio	67,00 g
	Hierro	1,30 g
	Fósforo	40,00 g
	Yodo	0,00 µg
Vitaminas	Vitamina D	0,00 µg
	Vitamina A	73,00 µg
	Vitamina C	13,00 mg
	Vitamina E	0,00 mg
	Vitamina B1	0,10 mg
	Vitamina B6	0,02 mg
	Vitamina B12	0,00 µg
	Ácido Fólico	267,00 µg

ESPÁRRAGO		
Agua		94,70 g
Valor Calórico		15,20 kcal
Proteínas		2,70 g
Grasas	Lípidos totales	0,00 g
	AGS	0,00 g
	AGM	0,00 g
	AGP	0,00 g
	Omega-3	0,00 g
	Colesterol	0,00 g
Hidratos de Carbono	HCO totales	1,10 g
	Fibra	1,50 g
Minerales	Sodio	4,00 g
	Potasio	207,00 g
	Calcio	22,00 g
	Hierro	1,10 g
	Fósforo	59,00 g
	Yodo	2,00 µg
Vitaminas	Vitamina D	0,00 µg
	Vitamina A	53,00 µg
	Vitamina C	26,00 mg
	Vitamina E	2,50 mg
	Vitamina B1	0,12 mg
	Vitamina B6	0,04 mg
	Vitamina B12	0,00 µg
	Ácido Fólico	30,00 µg

ESPINACAS		
Agua		89,60 g
Valor Calórico		17,90 kcal
Proteínas		2,60 g
Grasas	Lípidos totales	0,30 g
	AGS	0,03 g
	AGM	0,02 g
	AGP	0,18 g
	Omega-3	0,15 g
	Colesterol	0,00 g
Hidratos de Carbono	HCO totales	1,20 g
	Fibra	6,30 g
Minerales	Sodio	81,00 g
	Potasio	423,00 g
	Calcio	90,00 g
	Hierro	4,00 g
	Fósforo	55,00 g
	Yodo	2,00 µg
Vitaminas	Vitamina D	0,00 µg
	Vitamina A	242,00 µg
	Vitamina C	30,00 mg
	Vitamina E	2,00 mg
	Vitamina B1	0,08 mg
	Vitamina B6	0,18 mg
	Vitamina B12	0,00 µg
	Ácido Fólico	140,00 µg

GRELOS		
Agua		93,30 g
Valor Calórico		11,20 kcal
Proteínas		2,70 g
Grasas	Lípidos totales	0,00 g
	AGS	0,00 g
	AGM	0,00 g
	AGP	0,00 g
	Omega-3	0,00 g
	Colesterol	0,00 mg
Hidratos de Carbono	HCO totales	0,10 g
	Fibra	3,90 g
Minerales	Sodio	7,00 mg
	Potasio	78,00 mg
	Calcio	98,00 mg
	Hierro	3,10 mg
	Fósforo	35,00 mg
	Yodo	2,00 µg
Vitaminas	Vitamina D	0,00 µg
	Vitamina A	1000,00 µg
	Vitamina C	40,00 mg
	Vitamina E	1,00 mg
	Vitamina B1	0,06 mg
	Vitamina B6	0,16 mg
	Vitamina B12	0,00 µg
	Acido Fólico	110,00 µg

GUISANTES		
Agua		76,50 g
Valor Calórico		80,0 kcal
Proteínas		5,3 g
Grasas	Lípidos totales	0,40 g
	AGS	0,15 g
	AGM	0,13 g
	AGP	0,05 g
	Omega-3	0,15 g
	Colesterol	0,00 g
Hidratos de Carbono	HCO totales	10,0 g
	Fibra	7,80 g
Minerales	Sodio	3,00 g
	Potasio	340,00 g
	Calcio	25,00 g
	Hierro	1,50 g
	Fósforo	122,00 g
	Yodo	0,00 µg
Vitaminas	Vitamina D	0,00 µg
	Vitamina A	50,00 µg
	Vitamina C	18,00 mg
	Vitamina E	0,00 mg
	Vitamina B1	0,1 mg
	Vitamina B6	0,1 mg
	Vitamina B12	0,00 µg
	Ácido Fólico	78,00 µg

JUDÍAS VERDES		
Agua		89,60 g
Valor Calórico		31,00 kcal
Proteínas		2,30 g
Grasas	Lípidos totales	0,20 g
	AGS	0,04 g
	AGM	0,01 g
	AGP	0,11 g
	Omega-3	0,06 g
	Colesterol	0,00 g
Hidratos de Carbono	HCO totales	5,00 g
	Fibra	2,90 g
Minerales	Sodio	2,00 g
	Potasio	280,00 g
	Calcio	40,00 g
	Hierro	0,90 g
	Fósforo	44,00 g
	Yodo	32,00 µg
Vitaminas	Vitamina D	0,00 µg
	Vitamina A	28,00 µg
	Vitamina C	24,00 mg
	Vitamina E	0,00 mg
	Vitamina B1	0,06 mg
	Vitamina B6	0,00 mg
	Vitamina B12	0,00 µg
	Ácido Fólico	60,00 µg

LECHUGA		
Agua		95,30 g
Valor Calórico		14,30 kcal
Proteínas		1,50 g
Grasas	Lípidos totales	0,30 g
	AGS	0,00 g
	AGM	0,00 g
	AGP	0,00 g
	Omega-3	0,00 g
	Colesterol	0,00 g
Hidratos de Carbono	HCO totales	1,40 g
	Fibra	1,50 g
Minerales	Sodio	9,00 g
	Potasio	240,00 g
	Calcio	40,00 g
	Hierro	0,60 g
	Fósforo	30,00 g
	Yodo	5,00 µg
Vitaminas	Vitamina D	0,00 µg
	Vitamina A	29,00 µg
	Vitamina C	12,00 mg
	Vitamina E	0,50 mg
	Vitamina B1	0,06 mg
	Vitamina B6	0,07 mg
	Vitamina B12	0,00 µg
	Ácido Fólico	34,00 µg

LOMBARDA		
Agua		92,40 g
Valor Calórico		21,90 Kcal
Proteínas		1,10 g
Grasas	Lípidos totales	0,30 g
	AGS	0,00 g
	AGM	0,00 g
	AGP	0,00 g
	Omega-3	0,00 g
	Colesterol	0,00 mg
Hidratos de Carbono	HCO totales	3,70 g
	Fibra	2,50 g
Minerales	Sodio	8,00 mg
	Potasio	250,00 mg
	Calcio	60,00 mg
	Hierro	0,40 mg
	Fósforo	37,00 mg
	Yodo	2,00 µg
Vitaminas	Vitamina D	0,00 µg
	Vitamina A	0,00 µg
	Vitamina C	55,00 mg
	Vitamina E	0,20 mg
	Vitamina B1	0,02 mg
	Vitamina B6	0,09 mg
	Vitamina B12	0,00 µg
	Acido Fólico	39,00 µg

NABO		
Agua		91,10 g
Valor Calórico		25,90 kcal
Proteínas		0,80 g
Grasas	Lípidos totales	0,30 g
	AGS	0,04 g
	AGM	0,03 g
	AGP	0,18 g
	Omega-3	0,14 g
	Colesterol	0,00 mg
Hidratos de Carbono	HCO totales	5,00 g
	Fibra	2,80 g
Minerales	Sodio	58,00 mg
	Potasio	240,00 mg
	Calcio	59,00 mg
	Hierro	0,40 mg
	Fósforo	34,00 mg
	Yodo	20,00 µg
Vitaminas	Vitamina D	0,00 µg
	Vitamina A	0,00 µg
	Vitamina C	31,00 mg
	Vitamina E	0,00 mg
	Vitamina B1	0,05 mg
	Vitamina B6	0,11 mg
	Vitamina B12	0,00 µg
	Acido Fólico	20,00 µg

PATATA		
Agua		77,30 g
Valor Calórico		83,80 kcal
Proteínas		2,50 g
Grasas	Lípidos totales	0,20 g
	AGS	0,04 g
	AGM	0,01 g
	AGP	0,12 g
	Omega-3	0,03 g
	Colesterol	0,00 g
Hidratos de Carbono	HCO totales	18,00 g
	Fibra	2,00 g
Minerales	Sodio	7,00 g
	Potasio	570,00 g
	Calcio	9,00 g
	Hierro	0,60 g
	Fósforo	50,00 g
	Yodo	3,00 µg
Vitaminas	Vitamina D	0,00 µg
	Vitamina A	0,00 µg
	Vitamina C	18,00 mg
	Vitamina E	0,10 mg
	Vitamina B1	0,10 mg
	Vitamina B6	0,25 mg
	Vitamina B12	0,00 µg
	Ácido Fólico	12,00 µg

PEPINO		
Agua		96,70 g
Valor Calórico		12,20 kcal
Proteínas		0,70 g
Grasas	Lípidos totales	0,20 g
	AGS	0,07 g
	AGM	0,01 g
	AGP	0,09 g
	Omega-3	0,06 g
	Colesterol	0,04 g
Hidratos de Carbono	HCO totales	1,90 g
	Fibra	0,50 g
Minerales	Sodio	3,00 g
	Potasio	140,00 g
	Calcio	17,00 g
	Hierro	0,30 g
	Fósforo	20,00 g
	Yodo	1,00 µg
Vitaminas	Vitamina D	0,00 µg
	Vitamina A	2,00 µg
	Vitamina C	10,00 mg
	Vitamina E	0,07 mg
	Vitamina B1	0,03 mg
	Vitamina B6	0,04 mg
	Vitamina B12	0,00 µg
	Ácido Fólico	16,00 µg

PEREJIL		
Agua		88,00 g
Valor Calórico		45,00 kcal
Proteínas		3,00 g
Grasas	Lípidos totales	1,30 g
	AGS	0,40 g
	AGM	0,40 g
	AGP	0,50 g
	Omega-3	0,00 g
	Colesterol	0,00 g
Hidratos de Carbono	HCO totales	2,70 g
	Fibra	5,00 g
Minerales	Sodio	33,00 g
	Potasio	780,00 g
	Calcio	200,00 g
	Hierro	7,00 g
	Fósforo	64,00 g
	Yodo	0,00 µg
Vitaminas	Vitamina D	0,00 µg
	Vitamina A	673,00 µg
	Vitamina C	190,00 mg
	Vitamina E	1,70 mg
	Vitamina B1	0,33 mg
	Vitamina B6	0,09 mg
	Vitamina B12	0,00 µg
	Ácido Fólico	11,00 µg

PIMIENTO		
Agua		94,00 g
Valor Calórico		20,20 kcal
Proteínas		0,90 g
Grasas	Lípidos totales	0,20 g
	AGS	0,04 g
	AGM	0,01 g
	AGP	0,11 g
	Omega-3	0,02 g
	Colesterol	0,00 g
Hidratos de Carbono	HCO totales	3,70 g
	Fibra	1,20 g
Minerales	Sodio	2,00 g
	Potasio	210,00 g
	Calcio	12,00 g
	Hierro	0,50 g
	Fósforo	25,00 g
	Yodo	1,00 µg
Vitaminas	Vitamina D	0,00 µg
	Vitamina A	34,00 µg
	Vitamina C	131,00 mg
	Vitamina E	0,80 mg
	Vitamina B1	0,05 mg
	Vitamina B6	0,17 mg
	Vitamina B12	0,00 µg
	Ácido Fólico	11,00 µg

PUERRO		
Agua		87,17 g
Valor Calórico		41,60 kcal
Proteínas		2,00 g
Grasas	Lípidos totales	0,40 g
	AGS	0,10 g
	AGM	0,00 g
	AGP	0,20 g
	Omega-3	0,00 g
	Colesterol	0,00 g
Hidratos de Carbono	HCO totales	7,50 g
	Fibra	3,00 g
Minerales	Sodio	26,00 g
	Potasio	260,00 g
	Calcio	60,00 g
	Hierro	1,00 g
	Fósforo	50,00 g
	Yodo	10,00 µg
Vitaminas	Vitamina D	0,00 µg
	Vitamina A	123,00 µg
	Vitamina C	20,00 mg
	Vitamina E	0,70 mg
	Vitamina B1	0,05 mg
	Vitamina B6	0,25 mg
	Vitamina B12	0,00 µg
	Ácido Fólico	127,00 µg

RÁBANO		
Agua		95,30 g
Valor Calórico		14,80 kcal
Proteínas		1,00 g
Grasas	Lípidos totales	0,00 g
	AGS	0,00 g
	AGM	0,00 g
	AGP	0,00 g
	Omega-3	0,00 g
	Colesterol	0,00 mg
Hidratos de Carbono	HCO totales	2,70 g
	Fibra	1,00 g
Minerales	Sodio	59,00 mg
	Potasio	240,00 mg
	Calcio	34,00 mg
	Hierro	1,30 mg
	Fósforo	31,00 mg
	Yodo	16,00 µg
Vitaminas	Vitamina D	0,00 µg
	Vitamina A	0,00 µg
	Vitamina C	20,00 mg
	Vitamina E	0,00 mg
	Vitamina B1	0,04 mg
	Vitamina B6	0,10 mg
	Vitamina B12	0,00 µg
	Acido Fólico	24,00 µg

REMOLACHA		
Agua		89,20 g
Valor Calórico		30,80 kcal
Proteínas		1,30 g
Grasas	Lípidos totales	0,00 g
	AGS	0,00 g
	AGM	0,00 g
	AGP	0,00 g
	Omega-3	0,00 g
	Colesterol	0,00 mg
Hidratos de Carbono	HCO totales	6,40 g
	Fibra	3,10 g
Minerales	Sodio	84,00 mg
	Potasio	300,00 mg
	Calcio	23,00 mg
	Hierro	0,80 mg
	Fósforo	31,00 mg
	Yodo	0,00 µg
Vitaminas	Vitamina D	0,00 µg
	Vitamina A	0,00 µg
	Vitamina C	10,00 mg
	Vitamina E	0,00 mg
	Vitamina B1	0,03 mg
	Vitamina B6	0,05 mg
	Vitamina B12	0,00 µg
	Acido Fólico	90,00 µg

REPOLLO		
Agua		89,70 g
Valor Calórico		29,50 kcal
Proteínas		3,30 g
Grasas	Lípidos totales	0,30 g
	AGS	0,00 g
	AGM	0,00 g
	AGP	0,10 g
	Omega-3	0,00 g
	Colesterol	0,00 mg
Hidratos de Carbono	HCO totales	3,40 g
	Fibra	3,30 g
Minerales	Sodio	12,00 mg
	Potasio	310,00 mg
	Calcio	40,00 mg
	Hierro	0,80 mg
	Fósforo	53,00 mg
	Yodo	0,00 µg
Vitaminas	Vitamina D	0,00 µg
	Vitamina A	4,00 µg
	Vitamina C	65,00 mg
	Vitamina E	0,20 mg
	Vitamina B1	0,04 mg
	Vitamina B6	0,16 mg
	Vitamina B12	0,00 µg
	Acido Fólico	79,00 µg

SETAS		
Agua		91,40 g
Valor Calórico		25,90 kcal
Proteínas		1,80 g
Grasas	Lípidos totales	0,30 g
	AGS	0,07 g
	AGM	0,00 g
	AGP	0,17 g
	Omega-3	0,13 g
	Colesterol	0,00 g
Hidratos de Carbono	HCO totales	4,00 g
	Fibra	2,50 g
Minerales	Sodio	5,00 g
	Potasio	470,00 g
	Calcio	9,00 g
	Hierro	1,00 g
	Fósforo	115,00 g
	Yodo	3,00 µg
Vitaminas	Vitamina D	0,00 µg
	Vitamina A	217,00 µg
	Vitamina C	4,00 mg
	Vitamina E	0,12 mg
	Vitamina B1	0,10 mg
	Vitamina B6	0,10 mg
	Vitamina B12	0,00 µg
	Ácido Fólico	23,00 µg

TOMATE		
Agua		93,90 g
Valor Calórico		19,00 kcal
Proteínas		1,00 g
Grasas	Lípidos totales	0,11 g
	AGS	0,00 g
	AGM	0,00 g
	AGP	0,11 g
	Omega-3	0,00 g
	Colesterol	0,00 g
Hidratos de Carbono	HCO totales	3,50 g
	Fibra	1,40 g
Minerales	Sodio	3,00 g
	Potasio	2900,00 g
	Calcio	11,00 g
	Hierro	0,60 g
	Fósforo	27,00 g
	Yodo	7,00 µg
Vitaminas	Vitamina D	0,00 µg
	Vitamina A	94,00 µg
	Vitamina C	26,00 mg
	Vitamina E	1,20 mg
	Vitamina B1	0,06 mg
	Vitamina B6	0,11 mg
	Vitamina B12	0,00 µg
	Ácido Fólico	28,00 µg

ZANAHORIA		
Agua		88,70 g
Valor Calórico		34,60 kcal
Proteínas		0,90 g
Grasas	Lípidos totales	0,20 g
	AGS	0,00 g
	AGM	0,00 g
	AGP	0,00 g
	Omega-3	0,00 g
	Colesterol	0,00 g
Hidratos de Carbono	HCO totales	7,30 g
	Fibra	2,90 g
Minerales	Sodio	77,00 g
	Potasio	255,00 g
	Calcio	41,00 g
	Hierro	0,70 g
	Fósforo	37,00 g
	Yodo	9,00 µg
Vitaminas	Vitamina D	0,00 µg
	Vitamina A	1346,00 µg
	Vitamina C	6,00 mg
	Vitamina E	0,50 mg
	Vitamina B1	0,05 mg
	Vitamina B6	0,15 mg
	Vitamina B12	0,00 µg
	Ácido Fólico	10,00 µg

LEGUMBRES

ALTRAMUCES		
Agua		g
Valor Calórico		371,00 kcal
Proteínas		36,00 g
Grasas	Lípidos totales	10,00 g
	AGS	g
	AGM	g
	AGP	g
	Omega-3	g
	Colesterol	0,00 mg
Hidratos de Carbono	HCO totales	40,00 g
	Fibra	19,00 g
Minerales	Sodio	15,00 mg
	Potasio	1013,00 mg
	Calcio	176,00 mg
	Hierro	4,40 mg
	Fósforo	mg
	Yodo	µg
Vitaminas	Vitamina D	µg
	Vitamina A	µg
	Vitamina C	4,80 mg
	Vitamina E	mg
	Vitamina B1	mg
	Vitamina B6	0,40 mg
	Vitamina B12	0,00 µg
	Acido Fólico	µg

ALUBIAS		
Agua		1,70 g
Valor Calórico		299,00 kcal
Proteínas		19,00 g
Grasas	Lípidos totales	1,40 g
	AGS	0,00 g
	AGM	0,00 g
	AGP	0,00 g
	Omega-3	0,00 g
	Colesterol	0,00 g
Hidratos de Carbono	HCO totales	52,50 g
	Fibra	25,40 g
Minerales	Sodio	43,00 g
	Potasio	1160,00 g
	Calcio	128,00 g
	Hierro	6,70 g
	Fósforo	400,00 g
	Yodo	2,00 µg
Vitaminas	Vitamina D	0,00 µg
	Vitamina A	0,00 µg
	Vitamina C	0,00 mg
	Vitamina E	0,00 mg
	Vitamina B1	0,50 mg
	Vitamina B6	0,56 mg
	Vitamina B12	0,00 µg
	Ácido Fólico	0,00 µg

FRIJOL		
Agua		1,70 g
Valor Calórico		328,00 kcal
Proteínas		22,70 g
Grasas	Lípidos totales	1,60 g
	AGS	0,29 g
	AGM	0,10 g
	AGP	0,27 g
	Omega-3	0,00 g
	Colesterol	0,00 mg
Hidratos de Carbono	HCO totales	55,60 g
	Fibra	18,40 g
Minerales	Sodio	8,00 mg
	Potasio	1464,00 mg
	Calcio	134,00 mg
	Hierro	7,10 mg
	Fósforo	415,00 mg
	Yodo	0,00 µg
Vitaminas	Vitamina D	0,00 µg
	Vitamina A	0,00 µg
	Vitamina C	1,00 mg
	Vitamina E	0,00 mg
	Vitamina B1	0,47 mg
	Vitamina B6	0,53 mg
	Vitamina B12	0,00 µg
	Acido Fólico	463,00 µg

GARBANZOS		
Agua		5,60 g
Valor Calórico		343,00 kcal
Proteínas		19,40 g
Grasas	Lípidos totales	5,00 g
	AGS	0,00 g
	AGM	2,10 g
	AGP	2,10 g
	Omega-3	0,00 g
	Colesterol	0,00 g
Hidratos de Carbono	HCO totales	55,00 g
	Fibra	15,00 g
Minerales	Sodio	26,00 g
	Potasio	797,00 g
	Calcio	145,00 g
	Hierro	6,70 g
	Fósforo	375,00 g
	Yodo	0,00 µg
Vitaminas	Vitamina D	0,00 µg
	Vitamina A	32,00 µg
	Vitamina C	4,00 mg
	Vitamina E	2,90 mg
	Vitamina B1	0,40 mg
	Vitamina B6	0,53 mg
	Vitamina B12	0,00 µg
	Ácido Fólico	180,00 µg

LENTEJAS		
Agua		8,70 g
Valor Calórico		327,00 kcal
Proteínas		23,80 g
Grasas	Lípidos totales	1,80 g
	AGS	0,33 g
	AGM	0,00 g
	AGP	1,00 g
	Omega-3	0,00 g
	Colesterol	0,00 g
Hidratos de Carbono	HCO totales	54,00 g
	Fibra	11,70 g
Minerales	Sodio	12,00 g
	Potasio	737,00 g
	Calcio	56,00 g
	Hierro	7,10 g
	Fósforo	240,00 g
	Yodo	2,00 µg
Vitaminas	Vitamina D	0,00 µg
	Vitamina A	10,00 µg
	Vitamina C	3,00 mg
	Vitamina E	0,00 mg
	Vitamina B1	0,50 mg
	Vitamina B6	0,60 mg
	Vitamina B12	0,00 µg
	Ácido Fólico	35,00 µg

SOJA		
Agua		14,00 g
Valor Calórico		374,00 kcal
Proteínas		35,90 g
Grasas	Lípidos totales	18,60 g
	AGS	2,30 g
	AGM	3,50 g
	AGP	9,10 g
	Omega-3	0,00 g
	Colesterol	0,00 g
Hidratos de Carbono	HCO totales	15,80 g
	Fibra	15,70 g
Minerales	Sodio	5,00 g
	Potasio	1730,00 g
	Calcio	240,00 g
	Hierro	9,70 g
	Fósforo	660,00 g
	Yodo	6,00 µg
Vitaminas	Vitamina D	0,00 µg
	Vitamina A	2,00 µg
	Vitamina C	0,00 mg
	Vitamina E	2,90 mg
	Vitamina B1	0,61 mg
	Vitamina B6	0,38 mg
	Vitamina B12	0,00 µg
	Ácido Fólico	370,00 µg

CARNES

AVESTRUZ		
Agua		74,50 g
Valor Calórico		117,00 kcal
Proteínas		22,10 g
Grasas	Lípidos totales	3,19 g
	AGS	1,17 g
	AGM	1,23 g
	AGP	0,75 g
	Omega-3	0,00 g
	Colesterol	80,00 mg
Hidratos de Carbono	HCO totales	0,00 g
	Fibra	0,00 g
Minerales	Sodio	86,00 mg
	Potasio	320,00 mg
	Calcio	6,00 mg
	Hierro	4,88 mg
	Fósforo	220,00 mg
	Yodo	- µg
Vitaminas	Vitamina D	- µg
	Vitamina A	0,00 µg
	Vitamina C	0,00 mg
	Vitamina E	- mg
	Vitamina B1	0,20 mg
	Vitamina B6	0,52 mg
	Vitamina B12	5,03 µg
	Acido Fólico	8,00 µg

CABALLO		
Agua		78,00 g
Valor Calórico		93,00 kcal
Proteínas		21,00 g
Grasas	Lípidos totales	1,00 g
	AGS	0,32 g
	AGM	0,25 g
	AGP	0,13 g
	Omega-3	0,06 g
	Colesterol	0,00 mg
Hidratos de Carbono	HCO totales	0,00 g
	Fibra	0,00 g
Minerales	Sodio	44,00 mg
	Potasio	332,00 mg
	Calcio	12,00 mg
	Hierro	7,00 mg
	Fósforo	200,00 mg
	Yodo	0,00 µg
Vitaminas	Vitamina D	0,00 µg
	Vitamina A	0,00 µg
	Vitamina C	0,00 mg
	Vitamina E	0,00 mg
	Vitamina B1	0,07 mg
	Vitamina B6	0,00 mg
	Vitamina B12	0,00 µg
	Acido Fólico	0,00 µg

CABRITO		
Agua		76,70 g
Valor Calórico		113,00 kcal
Proteínas		19,30 g
Grasas	Lípidos totales	4,00 g
	AGS	1,20 g
	AGM	1,80 g
	AGP	0,31 g
	Omega-3	0,03 g
	Colesterol	56,00 mg
Hidratos de Carbono	HCO totales	0,00 g
	Fibra	0,00 g
Minerales	Sodio	82,00 mg
	Potasio	385,00 mg
	Calcio	9,00 mg
	Hierro	0,90 mg
	Fósforo	220,00 mg
	Yodo	0,00 µg
Vitaminas	Vitamina D	0,00 µg
	Vitamina A	0,00 µg
	Vitamina C	0,00 mg
	Vitamina E	0,00 mg
	Vitamina B1	0,32 mg
	Vitamina B6	0,00 mg
	Vitamina B12	0,00 µg
	Acido Fólico	0,00 µg

CAPÓN		
Agua		58,70 g
Valor Calórico		221,00 kcal
Proteínas		29,00 g
Grasas	Lípidos totales	11,70 g
	AGS	- g
	AGM	- g
	AGP	- g
	Omega-3	- g
	Colesterol	86,00 mg
Hidratos de Carbono	HCO totales	0,00 g
	Fibra	0,00 g
Minerales	Sodio	49,00 mg
	Potasio	255,00 mg
	Calcio	14,00 mg
	Hierro	1,49 mg
	Fósforo	246,00 mg
	Yodo	- µg
Vitaminas	Vitamina D	0,00 µg
	Vitamina A	20,00 µg
	Vitamina C	0,00 mg
	Vitamina E	0,00 mg
	Vitamina B1	0,07 mg
	Vitamina B6	0,43 mg
	Vitamina B12	0,33 µg
	Acido Fólico	6,00 µg

CECINA		
Agua		45,00 g
Valor Calórico		252,00 kcal
Proteínas		39,00 g
Grasas	Lípidos totales	9,50 g
	AGS	4,40 g
	AGM	3,90 g
	AGP	0,50 g
	Omega-3	0,50 g
	Colesterol	120,00 g
Hidratos de Carbono	HCO totales	0,00 g
	Fibra	0,00 g
Minerales	Sodio	2100,00 g
	Potasio	621,00 g
	Calcio	48,00 g
	Hierro	9,80 g
	Fósforo	321,00 g
	Yodo	4,90 µg
Vitaminas	Vitamina D	0,00 µg
	Vitamina A	21,00 µg
	Vitamina C	0,00 mg
	Vitamina E	0,00 mg
	Vitamina B1	0,16 mg
	Vitamina B6	0,36 mg
	Vitamina B12	8,80 µg
	Ácido Fólico	0,00 µg

CERDO		
Agua		71,70 g
Valor Calórico		155,00 kcal
Proteínas		20,00 g
Grasas	Lípidos totales	8,30 g
	AGS	2,70 g
	AGM	3,50 g
	AGP	1,30 g
	Omega-3	0,08 g
	Colesterol	69,00 g
Hidratos de Carbono	HCO totales	0,00 g
	Fibra	0,00 g
Minerales	Sodio	76,00 g
	Potasio	370,00 g
	Calcio	8,00 g
	Hierro	1,50 g
	Fósforo	170,00 g
	Yodo	0,00 µg
Vitaminas	Vitamina D	0,00 µg
	Vitamina A	0,00 µg
	Vitamina C	0,00 mg
	Vitamina E	0,00 mg
	Vitamina B1	0,89 mg
	Vitamina B6	0,45 mg
	Vitamina B12	3,00 µg
	Ácido Fólico	5,00 µg

CHORIZO		
Agua		43,90 g
Valor Calórico		385,00 kcal
Proteínas		22,00 g
Grasas	Lípidos totales	32,10 g
	AGS	12,10 g
	AGM	13,90 g
	AGP	4,30 g
	Omega-3	0,23 g
	Colesterol	72,00 g
Hidratos de Carbono	HCO totales	2,00 g
	Fibra	0,00 g
Minerales	Sodio	1060,00 g
	Potasio	207,00 g
	Calcio	21,00 g
	Hierro	2,40 g
	Fósforo	160,00 g
	Yodo	0,00 µg
Vitaminas	Vitamina D	0,00 µg
	Vitamina A	0,00 µg
	Vitamina C	0,00 mg
	Vitamina E	0,28 mg
	Vitamina B1	0,30 mg
	Vitamina B6	0,15 mg
	Vitamina B12	1,00 µg
	Ácido Fólico	1,00 µg

CIERVO		
Agua		74,40 g
Valor Calórico		103,00 kcal
Proteínas		22,20 g
Grasas	Lípidos totales	1,60 g
	AGS	0,80 g
	AGM	0,40 g
	AGP	0,40 g
	Omega-3	- g
	Colesterol	50,00 mg
Hidratos de Carbono	HCO totales	0,00 g
	Fibra	0,00 g
Minerales	Sodio	55,00 mg
	Potasio	340,00 mg
	Calcio	5,00 mg
	Hierro	3,30 mg
	Fósforo	210,00 mg
	Yodo	- μg
Vitaminas	Vitamina D	- μg
	Vitamina A	0,00 μg
	Vitamina C	0,00 mg
	Vitamina E	0,20 mg
	Vitamina B1	0,22 mg
	Vitamina B6	0,37 mg
	Vitamina B12	6,31 μg
	Acido Fólico	4,00 μg

COCHINILLO		
Agua		80,70 g
Valor Calórico		135,00 kcal
Proteínas		17,00 g
Grasas	Lípidos totales	8,00 g
	AGS	3,70 g
	AGM	2,50 g
	AGP	1,30 g
	Omega-3	0,08 g
	Colesterol	80,00 g
Hidratos de Carbono	HCO totales	0,00 g
	Fibra	0,00 g
Minerales	Sodio	76,00 g
	Potasio	370,00 g
	Calcio	8,00 g
	Hierro	1,50 g
	Fósforo	170,00 g
	Yodo	0,00 µg
Vitaminas	Vitamina D	0,00 µg
	Vitamina A	0,00 µg
	Vitamina C	0,00 mg
	Vitamina E	0,00 mg
	Vitamina B1	0,89 mg
	Vitamina B6	0,45 mg
	Vitamina B12	3,00 µg
	Ácido Fólico	5,00 µg

CODORNIZ		
Agua		75,40 g
Valor Calórico		106,00 kcal
Proteínas		23,00 g
Grasas	Lípidos totales	1,60 g
	AGS	0,00 g
	AGM	0,00 g
	AGP	0,00 g
	Omega-3	0,00 g
	Colesterol	43,80 g
Hidratos de Carbono	HCO totales	0,00 g
	Fibra	0,00 g
Minerales	Sodio	40,00 g
	Potasio	175,00 g
	Calcio	46,00 g
	Hierro	7,70 g
	Fósforo	179,00 g
	Yodo	0,00 µg
Vitaminas	Vitamina D	0,00 µg
	Vitamina A	0,00 µg
	Vitamina C	0,00 mg
	Vitamina E	0,00 mg
	Vitamina B1	0,13 mg
	Vitamina B6	0,67 mg
	Vitamina B12	0,00 µg
	Ácido Fólico	0,00 µg

CONEJO		
Agua		72,40 g
Valor Calórico		133,00 kcal
Proteínas		23,00 g
Grasas	Lípidos totales	4,60 g
	AGS	1,60 g
	AGM	1,10 g
	AGP	0,92 g
	Omega-3	0,17 g
	Colesterol	71,00 g
Hidratos de Carbono	HCO totales	0,00 g
	Fibra	0,00 g
Minerales	Sodio	67,00 g
	Potasio	360,00 g
	Calcio	22,00 g
	Hierro	1,00 g
	Fósforo	220,00 g
	Yodo	0,00 µg
Vitaminas	Vitamina D	0,00 µg
	Vitamina A	0,00 µg
	Vitamina C	0,00 mg
	Vitamina E	0,13 mg
	Vitamina B1	0,10 mg
	Vitamina B6	0,50 mg
	Vitamina B12	10,00 µg
	Ácido Fólico	5,00 µg

CORDERO		
Agua		65,00 g
Valor Calórico		225,00 kcal
Proteínas		18,00 g
Grasas	Lípidos totales	17,00 g
	AGS	7,90 g
	AGM	5,90 g
	AGP	0,91 g
	Omega-3	0,06 g
	Colesterol	78,00 g
Hidratos de Carbono	HCO totales	0,00 g
	Fibra	0,00 g
Minerales	Sodio	61,00 g
	Potasio	230,00 g
	Calcio	9,00 g
	Hierro	1,90 g
	Fósforo	170,00 g
	Yodo	0,00 µg
Vitaminas	Vitamina D	0,00 µg
	Vitamina A	0,00 µg
	Vitamina C	0,00 mg
	Vitamina E	0,10 mg
	Vitamina B1	0,09 mg
	Vitamina B6	0,22 mg
	Vitamina B12	1,00 µg
	Ácido Fólico	3,00 µg

FAISÁN		
Agua		68,90 g
Valor Calórico		160,00 kcal
Proteínas		23,80 g
Grasas	Lípidos totales	6,60 g
	AGS	1,80 g
	AGM	3,30 g
	AGP	1,50 g
	Omega-3	0,00 g
	Colesterol	- mg
Hidratos de Carbono	HCO totales	0,00 g
	Fibra	0,00 g
Minerales	Sodio	40,00 mg
	Potasio	243,00 mg
	Calcio	11,00 mg
	Hierro	0,40 mg
	Fósforo	251,00 mg
	Yodo	8,69 µg
Vitaminas	Vitamina D	0,00 µg
	Vitamina A	45,00 µg
	Vitamina C	2,90 mg
	Vitamina E	0,00 mg
	Vitamina B1	0,09 mg
	Vitamina B6	0,66 mg
	Vitamina B12	0,80 µg
	Acido Fólico	10,30 µg

GALLINA		
Agua		70,30 g
Valor Calórico		167,00 kcal
Proteínas		20,00 g
Grasas	Lípidos totales	9,70 g
	AGS	2,60 g
	AGM	4,40 g
	AGP	1,80 g
	Omega-3	0,24 g
	Colesterol	110,00 mg
Hidratos de Carbono	HCO totales	0,00 g
	Fibra	0,00 g
Minerales	Sodio	64,00 mg
	Potasio	248,00 mg
	Calcio	13,00 mg
	Hierro	1,10 mg
	Fósforo	198,00 mg
	Yodo	0,00 µg
Vitaminas	Vitamina D	0,00 µg
	Vitamina A	0,00 µg
	Vitamina C	0,00 mg
	Vitamina E	0,00 mg
	Vitamina B1	0,10 mg
	Vitamina B6	0,30 mg
	Vitamina B12	0,00 µg
	Acido Fólico	10,00 µg

JABALÍ		
Agua		77,10 g
Valor Calórico		109,00 kcal
Proteínas		19,50 g
Grasas	Lípidos totales	3,40 g
	AGS	0,00 g
	AGM	0,00 g
	AGP	0,00 g
	Omega-3	0,00 g
	Colesterol	0,00 mg
Hidratos de Carbono	HCO totales	0,00 g
	Fibra	0,00 g
Minerales	Sodio	94,00 mg
	Potasio	359,00 mg
	Calcio	0,00 mg
	Hierro	0,00 mg
	Fósforo	167,00 mg
	Yodo	0,00 µg
Vitaminas	Vitamina D	0,00 µg
	Vitamina A	0,00 µg
	Vitamina C	0,00 mg
	Vitamina E	0,00 mg
	Vitamina B1	0,00 mg
	Vitamina B6	0,00 mg
	Vitamina B12	0,00 µg
	Acido Fólico	0,00 µg

JAMON SERRANO		
Agua		55,90 g
Valor Calórico		241,00 kcal
Proteínas		31,00 g
Grasas	Lípidos totales	13,00 g
	AGS	4,40 g
	AGM	5,10 g
	AGP	1,30 g
	Omega-3	0,06 g
	Colesterol	70,00 g
Hidratos de Carbono	HCO totales	0,00 g
	Fibra	0,00 g
Minerales	Sodio	1110,00 g
	Potasio	160,00 g
	Calcio	12,70 g
	Hierro	2,30 g
	Fósforo	180,00 g
	Yodo	0,00 µg
Vitaminas	Vitamina D	0,00 µg
	Vitamina A	0,00 µg
	Vitamina C	0,00 mg
	Vitamina E	0,08 mg
	Vitamina B1	0,57 mg
	Vitamina B6	0,41 mg
	Vitamina B12	0,00 µg
	Ácido Fólico	0,00 µg

LACÓN		
Agua		49,30 g
Valor Calórico		349,00 kcal
Proteínas		21,50 g
Grasas	Lípidos totales	29,20 g
	AGS	9,40 g
	AGM	12,20 g
	AGP	4,50 g
	Omega-3	0,29 g
	Colesterol	69,00 mg
Hidratos de Carbono	HCO totales	0,00 g
	Fibra	0,00 g
Minerales	Sodio	965,00 mg
	Potasio	270,00 mg
	Calcio	13,00 mg
	Hierro	1,80 mg
	Fósforo	160,00 mg
	Yodo	0,00 µg
Vitaminas	Vitamina D	0,00 µg
	Vitamina A	0,00 µg
	Vitamina C	0,00 mg
	Vitamina E	0,00 mg
	Vitamina B1	0,65 mg
	Vitamina B6	0,00 mg
	Vitamina B12	0,00 µg
	Acido Fólico	0,00 µg

PATO		
Agua		63,50 g
Valor Calórico		214,00 kcal
Proteínas		22,00 g
Grasas	Lípidos totales	14,00 g
	AGS	3,90 g
	AGM	5,80 g
	AGP	2,90 g
	Omega-3	0,00 g
	Colesterol	75,00 mg
Hidratos de Carbono	HCO totales	0,00 g
	Fibra	0,00 g
Minerales	Sodio	80,00 mg
	Potasio	280,00 mg
	Calcio	10,00 mg
	Hierro	2,00 mg
	Fósforo	200,00 mg
	Yodo	0,00 µg
Vitaminas	Vitamina D	0,00 µg
	Vitamina A	24,00 µg
	Vitamina C	3,00 mg
	Vitamina E	0,00 mg
	Vitamina B1	0,10 mg
	Vitamina B6	0,34 mg
	Vitamina B12	3,00 µg
	Acido Fólico	25,00 µg

PAVO		
Agua		77,20 g
Valor Calórico		96,10 kcal
Proteínas		21,80 g
Grasas	Lípidos totales	0,99 g
	AGS	0,36 g
	AGM	0,24 g
	AGP	0,24 g
	Omega-3	0,00 g
	Colesterol	45,00 g
Hidratos de Carbono	HCO totales	0,00 g
	Fibra	0,00 g
Minerales	Sodio	43,00 g
	Potasio	320,00 g
	Calcio	6,00 g
	Hierro	0,50 g
	Fósforo	200,00 g
	Yodo	0,00 µg
Vitaminas	Vitamina D	0,00 µg
	Vitamina A	0,00 µg
	Vitamina C	0,00 mg
	Vitamina E	0,00 mg
	Vitamina B1	0,08 mg
	Vitamina B6	0,59 mg
	Vitamina B12	1,00 µg
	Ácido Fólico	8,00 µg

PERDIZ		
Agua		75,40 g
Valor Calórico		106,00 kcal
Proteínas		23,00 g
Grasas	Lípidos totales	1,60 g
	AGS	0,00 g
	AGM	0,00 g
	AGP	0,00 g
	Omega-3	0,00 g
	Colesterol	43,80 mg
Hidratos de Carbono	HCO totales	0,00 g
	Fibra	0,00 g
Minerales	Sodio	40,00 mg
	Potasio	175,00 mg
	Calcio	46,00 mg
	Hierro	7,70 mg
	Fósforo	179,00 mg
	Yodo	0,00 µg
Vitaminas	Vitamina D	0,00 µg
	Vitamina A	0,00 µg
	Vitamina C	0,00 mg
	Vitamina E	0,00 mg
	Vitamina B1	0,13 mg
	Vitamina B6	0,67 mg
	Vitamina B12	0,00 µg
	Acido Fólico	0,00 µg

POLLO		
Agua		70,30 g
Valor Calórico		167,00 kcal
Proteínas		20,00 g
Grasas	Lípidos totales	9,70 g
	AGS	2,60 g
	AGM	4,40 g
	AGP	1,80 g
	Omega-3	0,24 g
	Colesterol	110,00 g
Hidratos de Carbono	HCO totales	0,00 g
	Fibra	0,00 g
Minerales	Sodio	64,00 g
	Potasio	248,00 g
	Calcio	13,00 g
	Hierro	1,10 g
	Fósforo	198,00 g
	Yodo	0,00 µg
Vitaminas	Vitamina D	0,00 µg
	Vitamina A	0,00 µg
	Vitamina C	0,00 mg
	Vitamina E	0,00 mg
	Vitamina B1	0,10 mg
	Vitamina B6	0,30 mg
	Vitamina B12	0,00 µg
	Ácido Fólico	10,00 µg

SALCHICHÓN		
Agua		34,10 g
Valor Calórico		454,00 kcal
Proteínas		25,80 g
Grasas	Lípidos totales	38,10 g
	AGS	12,30 g
	AGM	15,90 g
	AGP	5,80 g
	Omega-3	0,38 g
	Colesterol	72,00 g
Hidratos de Carbono	HCO totales	2,00 g
	Fibra	0,00 g
Minerales	Sodio	1060,00 g
	Potasio	207,00 g
	Calcio	15,00 g
	Hierro	2,40 g
	Fósforo	260,00 g
	Yodo	0,00 µg
Vitaminas	Vitamina D	0,00 µg
	Vitamina A	0,00 µg
	Vitamina C	0,00 mg
	Vitamina E	0,28 mg
	Vitamina B1	0,20 mg
	Vitamina B6	0,15 mg
	Vitamina B12	1,00 µg
	Ácido Fólico	3,00 µg

TERNERA		
Agua		73,90 g
Valor Calórico		131,00 kcal
Proteínas		20,70 g
Grasas	Lípidos totales	5,40 g
	AGS	2,20 g
	AGM	2,40 g
	AGP	0,35 g
	Omega-3	0,02 g
	Colesterol	59,00 g
Hidratos de Carbono	HCO totales	0,00 g
	Fibra	0,00 g
Minerales	Sodio	61,00 g
	Potasio	350,00 g
	Calcio	8,00 g
	Hierro	2,10 g
	Fósforo	170,00 g
	Yodo	0,00 µg
Vitaminas	Vitamina D	0,00 µg
	Vitamina A	0,00 µg
	Vitamina C	0,00 mg
	Vitamina E	0,15 mg
	Vitamina B1	0,06 mg
	Vitamina B6	0,32 mg
	Vitamina B12	2,00 µg
	Ácido Fólico	8,00 µg

PESCADOS

ABADEJO		
Agua		81,90 g
Valor Calórico		76,40 kcal
Proteínas		17,40 g
Grasas	Lípidos totales	0,75 g
	AGS	0,13 g
	AGM	0,08 g
	AGP	0,50 g
	Omega-3	0,00 g
	Colesterol	50,00 mg
Hidratos de Carbono	HCO totales	0,00 g
	Fibra	0,00 g
Minerales	Sodio	77,00 mg
	Potasio	320,00 mg
	Calcio	16,00 mg
	Hierro	0,30 mg
	Fósforo	132,00 mg
	Yodo	30,00 µg
Vitaminas	Vitamina D	0,00 µg
	Vitamina A	0,00 µg
	Vitamina C	0,00 mg
	Vitamina E	0,44 mg
	Vitamina B1	0,08 mg
	Vitamina B6	0,33 mg
	Vitamina B12	2,00 µg
	Acido Fólico	12,00 µg

ALMEJA		
Agua		88,80 g
Valor Calórico		47,30 kcal
Proteínas		10,70 g
Grasas	Lípidos totales	0,50 g
	AGS	0,05 g
	AGM	0,03 g
	AGP	0,13 g
	Omega-3	0,00 g
	Colesterol	40,00 mg
Hidratos de Carbono	HCO totales	0,00 g
	Fibra	0,00 g
Minerales	Sodio	56,00 mg
	Potasio	314,00 mg
	Calcio	128,00 mg
	Hierro	24,00 mg
	Fósforo	130,00 mg
	Yodo	160,00 µg
Vitaminas	Vitamina D	0,00 µg
	Vitamina A	250,00 µg
	Vitamina C	0,00 mg
	Vitamina E	0,40 mg
	Vitamina B1	0,04 mg
	Vitamina B6	0,14 mg
	Vitamina B12	0,00 µg
	Acido Fólico	16,00 µg

ANCHOA		
Agua		76,10 g
Valor Calórico		127,00 kcal
Proteínas		17,60 g
Grasas	Lípidos totales	6,30 g
	AGS	1,70 g
	AGM	1,30 g
	AGP	2,20 g
	Omega-3	0,12 g
	Colesterol	69,00 g
Hidratos de Carbono	HCO totales	0,00 g
	Fibra	0,00 g
Minerales	Sodio	116,00 g
	Potasio	331,00 g
	Calcio	30,00 g
	Hierro	1,00 g
	Fósforo	182,00 g
	Yodo	0,00 µg
Vitaminas	Vitamina D	8,00 µg
	Vitamina A	47,00 µg
	Vitamina C	0,00 mg
	Vitamina E	0,02 mg
	Vitamina B1	0,06 mg
	Vitamina B6	1,10 mg
	Vitamina B12	1,90 µg
	Ácido Fólico	8,70 µg

ANGUILA		
Agua		68,20 g
Valor Calórico		205,00 kcal
Proteínas		16,30 g
Grasas	Lípidos totales	15,50 g
	AGS	3,20 g
	AGM	9,90 g
	AGP	1,50 g
	Omega-3	0,57 g
	Colesterol	50,00 mg
Hidratos de Carbono	HCO totales	0,00 g
	Fibra	0,00 g
Minerales	Sodio	89,00 mg
	Potasio	270,00 mg
	Calcio	30,00 mg
	Hierro	1,00 mg
	Fósforo	170,00 mg
	Yodo	10,00 µg
Vitaminas	Vitamina D	110,00 µg
	Vitamina A	1000,00 µg
	Vitamina C	0,00 mg
	Vitamina E	4,10 mg
	Vitamina B1	0,17 mg
	Vitamina B6	0,30 mg
	Vitamina B12	1,00 µg
	Acido Fólico	13,00 µg

ARENQUE		
Agua		73,00 g
Valor Calórico		153,00 kcal
Proteínas		18,00 g
Grasas	Lípidos totales	9,00 g
	AGS	1,80 g
	AGM	4,50 g
	AGP	2,40 g
	Omega-3	0,19 g
	Colesterol	70,00 mg
Hidratos de Carbono	HCO totales	0,00 g
	Fibra	0,00 g
Minerales	Sodio	67,00 mg
	Potasio	340,00 mg
	Calcio	20,00 mg
	Hierro	1,00 mg
	Fósforo	223,00 mg
	Yodo	20,00 µg
Vitaminas	Vitamina D	22,50 µg
	Vitamina A	83,00 µg
	Vitamina C	0,00 mg
	Vitamina E	0,21 mg
	Vitamina B1	0,02 mg
	Vitamina B6	0,45 mg
	Vitamina B12	6,00 µg
	Acido Fólico	5,00 µg

ATÚN		
Agua		65,00 g
Valor Calórico		200,00 kcal
Proteínas		23,00 g
Grasas	Lípidos totales	12,00 g
	AGS	3,10 g
	AGM	2,70 g
	AGP	3,60 g
	Omega-3	0,16 g
	Colesterol	38 mg
Hidratos de Carbono	HCO totales	0,00 g
	Fibra	0,00 g
Minerales	Sodio	43,00 mg
	Potasio	40,00 mg
	Calcio	38,00 mg
	Hierro	1,30 mg
	Fósforo	200,00 mg
	Yodo	8,00 µg
Vitaminas	Vitamina D	25,00 µg
	Vitamina A	60,00 µg
	Vitamina C	0,00 mg
	Vitamina E	1,00 mg
	Vitamina B1	0,05 mg
	Vitamina B6	0,46 mg
	Vitamina B12	5,00 µg
	Acido Fólico	15,00 µg

BACALAO		
Agua		81,90 g
Valor Calórico		74,40 kcal
Proteínas		17,70 g
Grasas	Lípidos totales	0,40 g
	AGS	0,09 g
	AGM	0,05 g
	AGP	0,20 g
	Omega-3	0,00 g
	Colesterol	50,00 g
Hidratos de Carbono	HCO totales	0,00 g
	Fibra	0,00 g
Minerales	Sodio	89,00 g
	Potasio	274,00 g
	Calcio	24,00 g
	Hierro	0,44 g
	Fósforo	180,00 g
	Yodo	9,00 µg
Vitaminas	Vitamina D	1,30 µg
	Vitamina A	40,00 µg
	Vitamina C	2,00 mg
	Vitamina E	0,26 mg
	Vitamina B1	0,08 mg
	Vitamina B6	0,33 mg
	Vitamina B12	0,53 µg
	Ácido Fólico	13,00 µg

BERBERECHO		
Agua		88,80 g
Valor Calórico		47,30 kcal
Proteínas		10,70 g
Grasas	Lípidos totales	0,50 g
	AGS	0,05 g
	AGM	0,03 g
	AGP	0,13 g
	Omega-3	0,00 g
	Colesterol	40,00 mg
Hidratos de Carbono	HCO totales	0,00 g
	Fibra	0,00 g
Minerales	Sodio	56,00 mg
	Potasio	314,00 mg
	Calcio	128,00 mg
	Hierro	24,00 mg
	Fósforo	130,00 mg
	Yodo	160,00 µg
Vitaminas	Vitamina D	0,00 µg
	Vitamina A	250,00 µg
	Vitamina C	0,00 mg
	Vitamina E	0,40 mg
	Vitamina B1	0,04 mg
	Vitamina B6	0,10 mg
	Vitamina B12	0,00 µg
	Acido Fólico	17,00 µg

BESUGO		
Agua		81,00 g
Valor Calórico		86,00 kcal
Proteínas		17,00 g
Grasas	Lípidos totales	2,00 g
	AGS	0,44 g
	AGM	0,67 g
	AGP	0,33 g
	Omega-3	0,02 g
	Colesterol	56,50 g
Hidratos de Carbono	HCO totales	0,00 g
	Fibra	0,00 g
Minerales	Sodio	23,00 g
	Potasio	310,00 g
	Calcio	30,00 g
	Hierro	0,80 g
	Fósforo	210,00 g
	Yodo	0,00 µg
Vitaminas	Vitamina D	0,19 µg
	Vitamina A	9,00 µg
	Vitamina C	0,00 mg
	Vitamina E	1,50 mg
	Vitamina B1	0,06 mg
	Vitamina B6	0,05 mg
	Vitamina B12	2,90 µg
	Ácido Fólico	10,40 µg

BÍGARO		
Agua		68,30 g
Valor Calórico		94,00 kcal
Proteínas		20,80 g
Grasas	Lípidos totales	1,20 g
	AGS	0,20 g
	AGM	0,20 g
	AGP	0,40 g
	Omega-3	0,00 g
	Colesterol	105,00 mg
Hidratos de Carbono	HCO totales	Tr g
	Fibra	0,00 g
Minerales	Sodio	875,00 mg
	Potasio	260,00 mg
	Calcio	130,00 mg
	Hierro	11,60 mg
	Fósforo	200,00 mg
	Yodo	0,00 µg
Vitaminas	Vitamina D	Tr µg
	Vitamina A	84,00 µg
	Vitamina C	Tr mg
	Vitamina E	3,90 mg
	Vitamina B1	0,17 mg
	Vitamina B6	0,38 mg
	Vitamina B12	27,00 µg
	Acido Fólico	11,00 µg

BOGAVANTE		
Agua		79,70 g
Valor Calórico		91,20 kcal
Proteínas		18,30 g
Grasas	Lípidos totales	2,00 g
	AGS	0,24 g
	AGM	0,38 g
	AGP	0,74 g
	Omega-3	0,06 g
	Colesterol	150,00 mg
Hidratos de Carbono	HCO totales	0,00 g
	Fibra	0,00 g
Minerales	Sodio	270,00 mg
	Potasio	220,00 mg
	Calcio	60,00 mg
	Hierro	0,70 mg
	Fósforo	261,00 mg
	Yodo	37,00 µg
Vitaminas	Vitamina D	0,00 µg
	Vitamina A	0,00 µg
	Vitamina C	0,00 mg
	Vitamina E	1,50 mg
	Vitamina B1	0,12 mg
	Vitamina B6	0,06 mg
	Vitamina B12	1,00 µg
	Acido Fólico	17,00 µg

BOQUERON		
Agua		76,10 g
Valor Calórico		127,00 kcal
Proteínas		17,60 g
Grasas	Lípidos totales	6,30 g
	AGS	1,70 g
	AGM	1,30 g
	AGP	2,20 g
	Omega-3	0,12 g
	Colesterol	69,00 mg
Hidratos de Carbono	HCO totales	0,00 g
	Fibra	0,00 g
Minerales	Sodio	116,00 mg
	Potasio	331,00 mg
	Calcio	30,00 mg
	Hierro	1,00 mg
	Fósforo	182,00 mg
	Yodo	0,00 µg
Vitaminas	Vitamina D	8,00 µg
	Vitamina A	47,00 µg
	Vitamina C	0,00 mg
	Vitamina E	0,02 mg
	Vitamina B1	0,06 mg
	Vitamina B6	1,10 mg
	Vitamina B12	1,90 µg
	Acido Fólico	8,70 µg

BUEY DE MAR		
Agua		72,50 g
Valor Calórico		86,00 kcal
Proteínas		18,00 g
Grasas	Lípidos totales	1,00 g
	AGS	0,10 g
	AGM	0,20 g
	AGP	0,30 g
	Omega-3	0,00 g
	Colesterol	59,00 mg
Hidratos de Carbono	HCO totales	0,70 g
	Fibra	0,00 g
Minerales	Sodio	295,00 mg
	Potasio	354,00 mg
	Calcio	46,00 mg
	Hierro	0,40 mg
	Fósforo	182,00 mg
	Yodo	0,00 µg
Vitaminas	Vitamina D	0,00 µg
	Vitamina A	25,00 µg
	Vitamina C	0,00 mg
	Vitamina E	- mg
	Vitamina B1	0,47 mg
	Vitamina B6	0,35 mg
	Vitamina B12	0,00 µg
	Acido Fólico	20,00 µg

CABALLA		
Agua		75,00 g
Valor Calórico		150,00 kcal
Proteínas		15,00 g
Grasas	Lípidos totales	10,00 g
	AGS	2,90 g
	AGM	3,10 g
	AGP	2,40 g
	Omega-3	0,10 g
	Colesterol	80,00 mg
Hidratos de Carbono	HCO totales	0,00 g
	Fibra	0,00 g
Minerales	Sodio	130,00 mg
	Potasio	360,00 mg
	Calcio	17,00 mg
	Hierro	1,00 mg
	Fósforo	239,00 mg
	Yodo	10,00 µg
Vitaminas	Vitamina D	16,00 µg
	Vitamina A	36,00 µg
	Vitamina C	0,00 mg
	Vitamina E	1,30 mg
	Vitamina B1	0,09 mg
	Vitamina B6	0,70 mg
	Vitamina B12	10,00 µg
	Acido Fólico	1,20 µg

CABRACHO		
Agua		79,30 g
Valor Calórico		91,00 kcal
Proteínas		19,00 g
Grasas	Lípidos totales	1,70 g
	AGS	0,40 g
	AGM	0,30 g
	AGP	0,50 g
	Omega-3	0,00 g
	Colesterol	35,00 mg
Hidratos de Carbono	HCO totales	0,00 g
	Fibra	0,00 g
Minerales	Sodio	60,00 mg
	Potasio	405,00 mg
	Calcio	9,00 mg
	Hierro	0,40 mg
	Fósforo	178,00 mg
	Yodo	3,00 µg
Vitaminas	Vitamina D	0,00 µg
	Vitamina A	57,00 µg
	Vitamina C	0,00 mg
	Vitamina E	0,00 mg
	Vitamina B1	0,04 mg
	Vitamina B6	0,01 mg
	Vitamina B12	3,80 µg
	Acido Fólico	3,00 µg

CALAMAR		
Agua		81,70 g
Valor Calórico		79,70 kcal
Proteínas		17,00 g
Grasas	Lípidos totales	1,30 g
	AGS	0,34 g
	AGM	0,10 g
	AGP	0,48 g
	Omega-3	0,00 g
	Colesterol	200,00 mg
Hidratos de Carbono	HCO totales	0,00 g
	Fibra	0,00 g
Minerales	Sodio	425,00 mg
	Potasio	93,00 mg
	Calcio	78,00 mg
	Hierro	1,70 mg
	Fósforo	185,00 mg
	Yodo	64,00 µg
Vitaminas	Vitamina D	0,00 µg
	Vitamina A	70,00 µg
	Vitamina C	0,00 mg
	Vitamina E	2,70 mg
	Vitamina B1	0,07 mg
	Vitamina B6	0,03 mg
	Vitamina B12	1,30 µg
	Acido Fólico	5,10 µg

CANGREJO DE MAR		
Agua		75,40 g
Valor Calórico		124,00 kcal
Proteínas		19,50 g
Grasas	Lípidos totales	5,10 g
	AGS	0,77 g
	AGM	1,26 g
	AGP	2,42 g
	Omega-3	0,00 g
	Colesterol	100,00 mg
Hidratos de Carbono	HCO totales	0,00 g
	Fibra	0,00 g
Minerales	Sodio	370,00 mg
	Potasio	270,00 mg
	Calcio	30,00 mg
	Hierro	1,30 mg
	Fósforo	176,00 mg
	Yodo	40,00 µg
Vitaminas	Vitamina D	Tr µg
	Vitamina A	Tr µg
	Vitamina C	Tr mg
	Vitamina E	2,30 mg
	Vitamina B1	0,10 mg
	Vitamina B6	0,35 mg
	Vitamina B12	Tr µg
	Acido Fólico	20,00 µg

CANGREJO DE RIO		
Agua		76,40 g
Valor Calórico		124,00 kcal
Proteínas		19,50 g
Grasas	Lípidos totales	5,10 g
	AGS	0,77 g
	AGM	1,30 g
	AGP	2,40 g
	Omega-3	0,00 g
	Colesterol	100,00 g
Hidratos de Carbono	HCO totales	0,00 g
	Fibra	0,00 g
Minerales	Sodio	370,00 g
	Potasio	270,00 g
	Calcio	30,00 g
	Hierro	1,30 g
	Fósforo	176,00 g
	Yodo	40,00 µg
Vitaminas	Vitamina D	0,00 µg
	Vitamina A	0,00 µg
	Vitamina C	0,00 mg
	Vitamina E	2,30 mg
	Vitamina B1	0,10 mg
	Vitamina B6	0,35 mg
	Vitamina B12	0,00 µg
	Ácido Fólico	20,00 µg

CAVIAR		
Agua		73,90 g
Valor Calórico		113,00 kcal
Proteínas		24,30 g
Grasas	Lípidos totales	1,80 g
	AGS	0,32 g
	AGM	0,36 g
	AGP	0,57 g
	Omega-3	0,00 g
	Colesterol	500,00 mg
Hidratos de Carbono	HCO totales	0,00 g
	Fibra	0,00 g
Minerales	Sodio	1500,00 mg
	Potasio	181,00 mg
	Calcio	17,00 mg
	Hierro	1,60 mg
	Fósforo	300,00 mg
	Yodo	0,00 µg
Vitaminas	Vitamina D	2,00 µg
	Vitamina A	140,00 µg
	Vitamina C	20,00 mg
	Vitamina E	5,80 mg
	Vitamina B1	1,00 mg
	Vitamina B6	0,32 mg
	Vitamina B12	20,00 µg
	Acido Fólico	30,00 µg

CAZÓN		
Agua		78,50 g
Valor Calórico		82,00 kcal
Proteínas		18,70 g
Grasas	Lípidos totales	0,90 g
	AGS	0,20 g
	AGM	0,20 g
	AGP	0,30 g
	Omega-3	0,18 g
	Colesterol	51,00 mg
Hidratos de Carbono	HCO totales	0,00 g
	Fibra	0,00 g
Minerales	Sodio	79,00 mg
	Potasio	160,00 mg
	Calcio	34,00 mg
	Hierro	0,80 mg
	Fósforo	210,00 mg
	Yodo	0,00 µg
Vitaminas	Vitamina D	0,00 µg
	Vitamina A	70,00 µg
	Vitamina C	0,00 mg
	Vitamina E	0,00 mg
	Vitamina B1	0,04 mg
	Vitamina B6	0,00 mg
	Vitamina B12	1,49 µg
	Acido Fólico	0,00 µg

JUREL O CHICHARRO		
Agua		77,5 g
Valor Calórico		124 kcal
Proteínas		15,7 g
Grasas	Lípidos totales	6,80 g
	AGS	0,00 g
	AGM	0,00 g
	AGP	0,00 g
	Omega-3	0,00 g
	Colesterol	0,00 mg
Hidratos de Carbono	HCO totales	0,00 g
	Fibra	0,00 g
Minerales	Sodio	64,00 mg
	Potasio	360,00 mg
	Calcio	17,00 mg
	Hierro	1,00 mg
	Fósforo	239,00 mg
	Yodo	10,00 µg
Vitaminas	Vitamina D	16,00 µg
	Vitamina A	36,00 µg
	Vitamina C	0,00 mg
	Vitamina E	2,60 mg
	Vitamina B1	0,09 mg
	Vitamina B6	0,63 mg
	Vitamina B12	10,00 µg
	Acido Fólico	1,20 µg

CIGALA		
Agua		78,50 g
Valor Calórico		93,00 kcal
Proteínas		20,10 g
Grasas	Lípidos totales	1,40 g
	AGS	0,22 g
	AGM	0,30 g
	AGP	0,45 g
	Omega-3	0,01 g
	Colesterol	200,00 mg
Hidratos de Carbono	HCO totales	0,00 g
	Fibra	0,00 g
Minerales	Sodio	146,00 mg
	Potasio	266,00 mg
	Calcio	220,00 mg
	Hierro	1,90 mg
	Fósforo	259,00 mg
	Yodo	90,00 µg
Vitaminas	Vitamina D	0,00 µg
	Vitamina A	9,00 µg
	Vitamina C	0,00 mg
	Vitamina E	1,50 mg
	Vitamina B1	0,05 mg
	Vitamina B6	0,10 mg
	Vitamina B12	1,00 µg
	Acido Fólico	17,00 µg

CONGRIO		
Agua		78,20 g
Valor Calórico		101,00 kcal
Proteínas		19,00 g
Grasas	Lípidos totales	2,80 g
	AGS	0,55 g
	AGM	0,91 g
	AGP	0,37 g
	Omega-3	0,07 g
	Colesterol	40,00 mg
Hidratos de Carbono	HCO totales	0,00 g
	Fibra	0,00 g
Minerales	Sodio	50,00 mg
	Potasio	340,00 mg
	Calcio	30,00 mg
	Hierro	0,70 mg
	Fósforo	202,00 mg
	Yodo	4,00 µg
Vitaminas	Vitamina D	22,00 µg
	Vitamina A	500,00 µg
	Vitamina C	0,00 mg
	Vitamina E	4,10 mg
	Vitamina B1	0,17 mg
	Vitamina B6	0,28 mg
	Vitamina B12	1,00 µg
	Acido Fólico	13,00 µg

DORADA		
Agua		82,00 g
Valor Calórico		77,00 kcal
Proteínas		17,00 g
Grasas	Lípidos totales	1,00 g
	AGS	0,33 g
	AGM	0,30 g
	AGP	0,27 g
	Omega-3	0,01 g
	Colesterol	50,00 g
Hidratos de Carbono	HCO totales	0,00 g
	Fibra	0,00 g
Minerales	Sodio	31,00 g
	Potasio	446,00 g
	Calcio	30,00 g
	Hierro	0,90 g
	Fósforo	244,00 g
	Yodo	3,00 µg
Vitaminas	Vitamina D	1,50 µg
	Vitamina A	9,00 µg
	Vitamina C	0,00 mg
	Vitamina E	15,80 mg
	Vitamina B1	0,06 mg
	Vitamina B6	0,28 mg
	Vitamina B12	2,30 µg
	Ácido Fólico	13,40 µg

FLETAN		
Agua		76,60 g
Valor Calórico		103,00 kcal
Proteínas		21,50 g
Grasas	Lípidos totales	1,90 g
	AGS	0,00 g
	AGM	0,00 g
	AGP	0,00 g
	Omega-3	0,00 g
	Colesterol	35,00 mg
Hidratos de Carbono	HCO totales	0,00 g
	Fibra	0,00 g
Minerales	Sodio	60,00 mg
	Potasio	410,00 mg
	Calcio	29,00 mg
	Hierro	0,50 mg
	Fósforo	200,00 mg
	Yodo	40,00 µg
Vitaminas	Vitamina D	0,00 µg
	Vitamina A	30,00 µg
	Vitamina C	0,00 mg
	Vitamina E	0,85 mg
	Vitamina B1	0,07 mg
	Vitamina B6	0,38 mg
	Vitamina B12	1,00 µg
	Acido Fólico	9,00 µg

GALLO		
Agua		82,30 g
Valor Calórico		80,30 kcal
Proteínas		15,80 g
Grasas	Lípidos totales	1,90 g
	AGS	0,33 g
	AGM	0,39 g
	AGP	0,61 g
	Omega-3	0,00 g
	Colesterol	62,20 mg
Hidratos de Carbono	HCO totales	0,00 g
	Fibra	0,00 g
Minerales	Sodio	150,00 mg
	Potasio	250,00 mg
	Calcio	33,60 mg
	Hierro	0,96 mg
	Fósforo	260,00 mg
	Yodo	16,00 µg
Vitaminas	Vitamina D	0,00 µg
	Vitamina A	0,00 µg
	Vitamina C	0,00 mg
	Vitamina E	0,00 mg
	Vitamina B1	0,08 mg
	Vitamina B6	0,38 mg
	Vitamina B12	1,10 µg
	Acido Fólico	11,20 µg

GAMBA		
Agua		78,50 g
Valor Calórico		93,00 kcal
Proteínas		20,10 g
Grasas	Lípidos totales	1,40 g
	AGS	0,22 g
	AGM	0,30 g
	AGP	0,45 g
	Omega-3	0,01 g
	Colesterol	200,00 mg
Hidratos de Carbono	HCO totales	0,00 g
	Fibra	0,00 g
Minerales	Sodio	146,00 mg
	Potasio	266,00 mg
	Calcio	220,00 mg
	Hierro	1,90 mg
	Fósforo	259,00 mg
	Yodo	90,00 µg
Vitaminas	Vitamina D	0,00 µg
	Vitamina A	9,00 µg
	Vitamina C	0,00 mg
	Vitamina E	1,50 mg
	Vitamina B1	0,05 mg
	Vitamina B6	0,10 mg
	Vitamina B12	1,00 µg
	Acido Fólico	5,00 µg

LANGOSTA		
Agua		79,70 g
Valor Calórico		91,20 kcal
Proteínas		18,30 g
Grasas	Lípidos totales	2,00 g
	AGS	0,24 g
	AGM	0,38 g
	AGP	0,74 g
	Omega-3	0,06 g
	Colesterol	150,00 mg
Hidratos de Carbono	HCO totales	0,00 g
	Fibra	0,00 g
Minerales	Sodio	270,00 mg
	Potasio	220,00 mg
	Calcio	60,00 mg
	Hierro	0,70 mg
	Fósforo	261,00 mg
	Yodo	37,00 µg
Vitaminas	Vitamina D	0,00 µg
	Vitamina A	0,00 µg
	Vitamina C	0,00 mg
	Vitamina E	1,50 mg
	Vitamina B1	0,12 mg
	Vitamina B6	0,06 mg
	Vitamina B12	1,00 µg
	Acido Fólico	17,00 µg

LANGOSTINO		
Agua		78,50 g
Valor Calórico		93,00 kcal
Proteínas		20,10 g
Grasas	Lípidos totales	1,40 g
	AGS	0,22 g
	AGM	0,30 g
	AGP	0,45 g
	Omega-3	0,01 g
	Colesterol	200,00 mg
Hidratos de Carbono	HCO totales	0,00 g
	Fibra	0,00 g
Minerales	Sodio	146,00 mg
	Potasio	266,00 mg
	Calcio	220,00 mg
	Hierro	1,90 mg
	Fósforo	259,00 mg
	Yodo	90,00 µg
Vitaminas	Vitamina D	0,00 µg
	Vitamina A	9,00 µg
	Vitamina C	0,00 mg
	Vitamina E	1,50 mg
	Vitamina B1	0,05 mg
	Vitamina B6	0,10 mg
	Vitamina B12	1,00 µg
	Acido Fólico	2,00 µg

LENGUADO		
Agua		82,20 g
Valor Calórico		77,70 kcal
Proteínas		16,50 g
Grasas	Lípidos totales	1,30 g
	AGS	0,18 g
	AGM	0,27 g
	AGP	0,43 g
	Omega-3	0,01 g
	Colesterol	60,00 g
Hidratos de Carbono	HCO totales	0,00 g
	Fibra	0,00 g
Minerales	Sodio	100,00 g
	Potasio	230,00 g
	Calcio	30,00 g
	Hierro	0,70 g
	Fósforo	260,00 g
	Yodo	3,00 µg
Vitaminas	Vitamina D	0,00 µg
	Vitamina A	0,00 µg
	Vitamina C	0,00 mg
	Vitamina E	1,10 mg
	Vitamina B1	0,10 mg
	Vitamina B6	0,43 mg
	Vitamina B12	1,00 µg
	Ácido Fólico	11,00 µg

LUBINA		
Agua		80,70 g
Valor Calórico		83,70 kcal
Proteínas		18,00 g
Grasas	Lípidos totales	1,30 g
	AGS	0,27 g
	AGM	0,48 g
	AGP	0,36 g
	Omega-3	0,04 g
	Colesterol	68,00 mg
Hidratos de Carbono	HCO totales	0,00 g
	Fibra	0,00 g
Minerales	Sodio	69,00 mg
	Potasio	340,00 mg
	Calcio	20,00 mg
	Hierro	1,10 mg
	Fósforo	410,00 mg
	Yodo	7,00 µg
Vitaminas	Vitamina D	0,00 µg
	Vitamina A	0,00 µg
	Vitamina C	0,00 mg
	Vitamina E	0,50 mg
	Vitamina B1	0,11 mg
	Vitamina B6	0,20 mg
	Vitamina B12	4,00 µg
	Acido Fólico	3,00 µg

MERLUZA		
Agua		81,30 g
Valor Calórico		88,80 kcal
Proteínas		15,90 g
Grasas	Lípidos totales	2,80 g
	AGS	0,50 g
	AGM	0,52 g
	AGP	0,80 g
	Omega-3	0,07 g
	Colesterol	67,00 mg
Hidratos de Carbono	HCO totales	0,00 g
	Fibra	0,00 g
Minerales	Sodio	74,00 mg
	Potasio	363,00 mg
	Calcio	28,00 mg
	Hierro	0,80 mg
	Fósforo	190,00 mg
	Yodo	2,00 µg
Vitaminas	Vitamina D	0,00 µg
	Vitamina A	0,00 µg
	Vitamina C	0,00 mg
	Vitamina E	0,35 mg
	Vitamina B1	0,08 mg
	Vitamina B6	0,16 mg
	Vitamina B12	1,00 µg
	Acido Fólico	13,00 µg

MERO		
Agua		79,90 g
Valor Calórico		91,90 kcal
Proteínas		17,80 g
Grasas	Lípidos totales	2,30 g
	AGS	0,52 g
	AGM	0,39 g
	AGP	0,70 g
	Omega-3	0,02 g
	Colesterol	37,00 mg
Hidratos de Carbono	HCO totales	0,00 g
	Fibra	0,00 g
Minerales	Sodio	80,00 mg
	Potasio	255,00 mg
	Calcio	30,00 mg
	Hierro	0,40 mg
	Fósforo	199,00 mg
	Yodo	7,00 µg
Vitaminas	Vitamina D	0,00 µg
	Vitamina A	0,00 µg
	Vitamina C	0,00 mg
	Vitamina E	0,80 mg
	Vitamina B1	0,08 mg
	Vitamina B6	0,32 mg
	Vitamina B12	2,00 µg
	Acido Fólico	11,00 µg

MEJILLONES		
Agua		87,30 g
Valor Calórico		60,30 kcal
Proteínas		10,80 g
Grasas	Lípidos totales	1,90 g
	AGS	0,41 g
	AGM	0,35 g
	AGP	0,52 g
	Omega-3	0,02 g
	Colesterol	58,00 mg
Hidratos de Carbono	HCO totales	0,00 g
	Fibra	0,00 g
Minerales	Sodio	210,00 mg
	Potasio	92,00 mg
	Calcio	80,00 mg
	Hierro	4,50 mg
	Fósforo	236,00 mg
	Yodo	35,00 µg
Vitaminas	Vitamina D	0,00 µg
	Vitamina A	0,00 µg
	Vitamina C	0,00 mg
	Vitamina E	0,90 mg
	Vitamina B1	0,10 mg
	Vitamina B6	0,08 mg
	Vitamina B12	8,00 µg
	Acido Fólico	33,00 µg

OSTRAS		
Agua		88,40 g
Valor Calórico		53,40 kcal
Proteínas		10,20 g
Grasas	Lípidos totales	1,40 g
	AGS	0,31 g
	AGM	0,15 g
	AGP	0,45 g
	Omega-3	0,02 g
	Colesterol	50,00 mg
Hidratos de Carbono	HCO totales	0,00 g
	Fibra	0,00 g
Minerales	Sodio	510,00 mg
	Potasio	260,00 mg
	Calcio	130,00 mg
	Hierro	6,50 mg
	Fósforo	172,00 mg
	Yodo	18,00 µg
Vitaminas	Vitamina D	0,00 µg
	Vitamina A	88,00 µg
	Vitamina C	0,00 mg
	Vitamina E	0,85 mg
	Vitamina B1	0,15 mg
	Vitamina B6	0,03 mg
	Vitamina B12	15,00 µg
	Acido Fólico	15,00 µg

PALOMETA		
Agua		75,00 g
Valor Calórico		125,00 kcal
Proteínas		20,00 g
Grasas	Lípidos totales	5,00 g
	AGS	0,70 g
	AGM	0,30 g
	AGP	0,80 g
	Omega-3	0,00 g
	Colesterol	79,00 mg
Hidratos de Carbono	HCO totales	0,00 g
	Fibra	0,00 g
Minerales	Sodio	110,00 mg
	Potasio	430,00 mg
	Calcio	25,00 mg
	Hierro	0,70 mg
	Fósforo	250,00 mg
	Yodo	48,00 µg
Vitaminas	Vitamina D	16,00 µg
	Vitamina A	36,00 µg
	Vitamina C	0,00 mg
	Vitamina E	2,60 mg
	Vitamina B1	0,05 mg
	Vitamina B6	0,63 mg
	Vitamina B12	10,00 µg
	Acido Fólico	1,20 µg

PERCEBES		
Agua		85,90 g
Valor Calórico		58,90 kcal
Proteínas		13,60 g
Grasas	Lípidos totales	0,50 g
	AGS	0,01 g
	AGM	0,01 g
	AGP	0,01 g
	Omega-3	0,00 g
	Colesterol	14,00 mg
Hidratos de Carbono	HCO totales	0,00 g
	Fibra	0,00 g
Minerales	Sodio	18,00 mg
	Potasio	330,00 mg
	Calcio	126,00 mg
	Hierro	0,30 mg
	Fósforo	157,00 mg
	Yodo	58,00 µg
Vitaminas	Vitamina D	0,00 µg
	Vitamina A	0,00 µg
	Vitamina C	0,00 mg
	Vitamina E	0,85 mg
	Vitamina B1	0,30 mg
	Vitamina B6	0,22 mg
	Vitamina B12	15,00 µg
	Acido Fólico	7,00 µg

PESCADILLA		
Agua		83,40 g
Valor Calórico		69,40 kcal
Proteínas		16,00 g
Grasas	Lípidos totales	0,60 g
	AGS	0,09 g
	AGM	0,17 g
	AGP	0,15 g
	Omega-3	0,00 g
	Colesterol	31,00 mg
Hidratos de Carbono	HCO totales	0,00 g
	Fibra	0,00 g
Minerales	Sodio	86,00 mg
	Potasio	200,00 mg
	Calcio	48,00 mg
	Hierro	0,80 mg
	Fósforo	163,00 mg
	Yodo	10,00 µg
Vitaminas	Vitamina D	0,00 µg
	Vitamina A	0,00 µg
	Vitamina C	0,00 mg
	Vitamina E	0,50 mg
	Vitamina B1	0,09 mg
	Vitamina B6	0,22 mg
	Vitamina B12	1,00 µg
	Acido Fólico	13,00 µg

PEZ ESPADA		
Agua		78,70 g
Valor Calórico		107,00 kcal
Proteínas		17,00 g
Grasas	Lípidos totales	4,30 g
	AGS	1,20 g
	AGM	1,40 g
	AGP	0,99 g
	Omega-3	0,20 g
	Colesterol	39,00 mg
Hidratos de Carbono	HCO totales	0,00 g
	Fibra	0,00 g
Minerales	Sodio	102,00 mg
	Potasio	342,00 mg
	Calcio	19,00 mg
	Hierro	0,90 mg
	Fósforo	506,00 mg
	Yodo	0,00 µg
Vitaminas	Vitamina D	7,20 µg
	Vitamina A	500,00 µg
	Vitamina C	0,00 mg
	Vitamina E	1,00 mg
	Vitamina B1	0,05 mg
	Vitamina B6	0,51 mg
	Vitamina B12	5,00 µg
	Acido Fólico	15,00 µg

PULPO		
Agua		88,40 g
Valor Calórico		51,40 kcal
Proteínas		10,60 g
Grasas	Lípidos totales	1,00 g
	AGS	0,21 g
	AGM	0,14 g
	AGP	0,36 g
	Omega-3	0,00 g
	Colesterol	48,00 mg
Hidratos de Carbono	HCO totales	0,00 g
	Fibra	0,00 g
Minerales	Sodio	363,00 mg
	Potasio	230,00 mg
	Calcio	144,00 mg
	Hierro	1,70 mg
	Fósforo	170,00 mg
	Yodo	64,00 µg
Vitaminas	Vitamina D	0,00 µg
	Vitamina A	70,00 µg
	Vitamina C	0,00 mg
	Vitamina E	2,10 mg
	Vitamina B1	0,08 mg
	Vitamina B6	0,36 mg
	Vitamina B12	3,00 µg
	Acido Fólico	13,00 µg

RAPE		
Agua		81,00 g
Valor Calórico		77,50 kcal
Proteínas		18,70 g
Grasas	Lípidos totales	0,30 g
	AGS	0,08 g
	AGM	0,05 g
	AGP	0,14 g
	Omega-3	0,00 g
	Colesterol	25,00 mg
Hidratos de Carbono	HCO totales	0,00 g
	Fibra	0,00 g
Minerales	Sodio	109,00 mg
	Potasio	235,00 mg
	Calcio	30,00 mg
	Hierro	1,00 mg
	Fósforo	330,00 mg
	Yodo	0,00 µg
Vitaminas	Vitamina D	0,00 µg
	Vitamina A	0,00 µg
	Vitamina C	0,00 mg
	Vitamina E	0,85 mg
	Vitamina B1	0,08 mg
	Vitamina B6	0,10 mg
	Vitamina B12	2,00 µg
	Acido Fólico	11,00 µg

RAYA		
Agua		82,00 g
Valor Calórico		76,50 kcal
Proteínas		17,10 g
Grasas	Lípidos totales	0,90 g
	AGS	0,20 g
	AGM	0,20 g
	AGP	0,37 g
	Omega-3	0,00 g
	Colesterol	65,00 mg
Hidratos de Carbono	HCO totales	0,00 g
	Fibra	0,00 g
Minerales	Sodio	161,00 mg
	Potasio	274,00 mg
	Calcio	26,00 mg
	Hierro	1,00 mg
	Fósforo	155,00 mg
	Yodo	3,00 µg
Vitaminas	Vitamina D	0,00 µg
	Vitamina A	14,00 µg
	Vitamina C	0,00 mg
	Vitamina E	0,00 mg
	Vitamina B1	0,06 mg
	Vitamina B6	0,37 mg
	Vitamina B12	6,00 µg
	Acido Fólico	3,00 µg

RODABALLO		
Agua		80,30 g
Valor Calórico		96,80 kcal
Proteínas		16,10 g
Grasas	Lípidos totales	3,60 g
	AGS	1,10 g
	AGM	0,83 g
	AGP	1,20 g
	Omega-3	0,28 g
	Colesterol	25,00 mg
Hidratos de Carbono	HCO totales	0,00 g
	Fibra	0,00 g
Minerales	Sodio	114,00 g
	Potasio	290,00 mg
	Calcio	22,00 mg
	Hierro	1,00 mg
	Fósforo	192,00 mg
	Yodo	16,00 µg
Vitaminas	Vitamina D	0,00 µg
	Vitamina A	14,00 µg
	Vitamina C	0,00 mg
	Vitamina E	0,40 mg
	Vitamina B1	0,06 mg
	Vitamina B6	0,15 mg
	Vitamina B12	2,00 µg
	Acido Fólico	10,00 µg

SALMÓN		
Agua		69,60 g
Valor Calórico		182,00 kcal
Proteínas		18,40 g
Grasas	Lípidos totales	12,00 g
	AGS	2,20 g
	AGM	5,40 g
	AGP	1,70 g
	Omega-3	0,09 g
	Colesterol	50,00 mg
Hidratos de Carbono	HCO totales	0,00 g
	Fibra	0,00 g
Minerales	Sodio	98,00 mg
	Potasio	310,00 mg
	Calcio	27,00 mg
	Hierro	0,70 mg
	Fósforo	250,00 mg
	Yodo	28,30 µg
Vitaminas	Vitamina D	8,00 µg
	Vitamina A	13,00 µg
	Vitamina C	0,00 mg
	Vitamina E	2,00 mg
	Vitamina B1	0,20 mg
	Vitamina B6	0,75 mg
	Vitamina B12	5,00 µg
	Acido Fólico	26,00 µg

SARDINA		
Agua		74,40 g
Valor Calórico		140,00 kcal
Proteínas		18,10 g
Grasas	Lípidos totales	7,50 g
	AGS	2,60 g
	AGM	1,80 g
	AGP	2,30 g
	Omega-3	0,23 g
	Colesterol	100,00 mg
Hidratos de Carbono	HCO totales	0,00 g
	Fibra	0,00 g
Minerales	Sodio	100,00 mg
	Potasio	24,00 mg
	Calcio	43,00 mg
	Hierro	1,10 mg
	Fósforo	475,00 mg
	Yodo	16,00 µg
Vitaminas	Vitamina D	8,00 µg
	Vitamina A	64,00 µg
	Vitamina C	0,00 mg
	Vitamina E	1,60 mg
	Vitamina B1	0,12 mg
	Vitamina B6	0,96 mg
	Vitamina B12	8,50 µg
	Acido Fólico	8,00 µg

SEPIA		
Agua		83,20 g
Valor Calórico		70,70 kcal
Proteínas		16,10 g
Grasas	Lípidos totales	0,70 g
	AGS	0,20 g
	AGM	0,10 g
	AGP	0,20 g
	Omega-3	0,00 g
	Colesterol	110,00 mg
Hidratos de Carbono	HCO totales	0,00 g
	Fibra	0,00 g
Minerales	Sodio	370,00 mg
	Potasio	310,00 mg
	Calcio	59,00 mg
	Hierro	3,40 mg
	Fósforo	270,00 mg
	Yodo	64,00 µg
Vitaminas	Vitamina D	0,00 µg
	Vitamina A	0,00 µg
	Vitamina C	0,00 mg
	Vitamina E	2,40 mg
	Vitamina B1	0,04 mg
	Vitamina B6	0,39 mg
	Vitamina B12	2,00 µg
	Acido Fólico	13,00 µg

TRUCHA		
Agua		81,30 g
Valor Calórico		89,80 kcal
Proteínas		15,70 g
Grasas	Lípidos totales	3,00 g
	AGS	0,43 g
	AGM	0,74 g
	AGP	1,80 g
	Omega-3	0,11 g
	Colesterol	80,00 mg
Hidratos de Carbono	HCO totales	0,00 g
	Fibra	0,00 g
Minerales	Sodio	58,00 mg
	Potasio	250,00 mg
	Calcio	26,00 mg
	Hierro	1,00 mg
	Fósforo	208,00 mg
	Yodo	3,00 µg
Vitaminas	Vitamina D	2,10 µg
	Vitamina A	14,00 µg
	Vitamina C	0,00 mg
	Vitamina E	1,50 mg
	Vitamina B1	0,08 mg
	Vitamina B6	0,43 mg
	Vitamina B12	5,20 µg
	Acido Fólico	9,40 µg

VIEIRA		
Agua		80,10 g
Valor Calórico		84,00 kcal
Proteínas		19,00 g
Grasas	Lípidos totales	0,90 g
	AGS	0,23 g
	AGM	0,09 g
	AGP	0,23 g
	Omega-3	0,00 g
	Colesterol	40,00 mg
Hidratos de Carbono	HCO totales	0,00 g
	Fibra	0,00 g
Minerales	Sodio	270,00 mg
	Potasio	480,00 mg
	Calcio	120,00 mg
	Hierro	2,40 mg
	Fósforo	315,00 mg
	Yodo	58,00 µg
Vitaminas	Vitamina D	Tr µg
	Vitamina A	49,00 µg
	Vitamina C	Tr mg
	Vitamina E	0,40 mg
	Vitamina B1	0,04 mg
	Vitamina B6	0,14 mg
	Vitamina B12	1,80 µg
	Acido Fólico	17,00 µg

FRUTAS

AGUACATE		
Agua		78,80 g
Valor Calórico		138,00 kcal
Proteínas		1,50 g
Grasas	Lípidos totales	12,00 g
	AGS	1,40 g
	AGM	9,00 g
	AGP	1,00 g
	Omega-3	0,05 g
	Colesterol	0,00 mg
Hidratos de Carbono	HCO totales	5,90 g
	Fibra	1,80 g
Minerales	Sodio	2,00 mg
	Potasio	400,00 mg
	Calcio	16,00 mg
	Hierro	0,70 mg
	Fósforo	28,00 mg
	Yodo	2,00 µg
Vitaminas	Vitamina D	0,00 µg
	Vitamina A	19,00 µg
	Vitamina C	17,00 mg
	Vitamina E	3,20 mg
	Vitamina B1	0,09 mg
	Vitamina B6	0,42 mg
	Vitamina B12	0,00 µg
	Acido Fólico	11,00 µg

ALBARICOQUE		
Agua		87,6 g
Valor Calórico		41,2 kcal
Proteínas		0,8 g
Grasas	Lípidos totales	0 g
	AGS	0 g
	AGM	0 g
	AGP	0 g
	Omega-3	0 g
	Colesterol	0 mg
Hidratos de Carbono	HCO totales	9,5 g
	Fibra	2,1 g
Minerales	Sodio	1 mg
	Potasio	293 mg
	Calcio	17 mg
	Hierro	0,5 mg
	Fósforo	24 mg
	Yodo	0 µg
Vitaminas	Vitamina D	0 µg
	Vitamina A	27 µg
	Vitamina C	7 mg
	Vitamina E	0 mg
	Vitamina B1	0,05 mg
	Vitamina B6	0,07 mg
	Vitamina B12	0 µg
	Acido Fólico	5 µg

ARANDANO		
Agua		87,80 g
Valor Calórico		32,00 kcal
Proteínas		0,60 g
Grasas	Lípidos totales	0,60 g
	AGS	0,00 g
	AGM	0,00 g
	AGP	0,00 g
	Omega-3	0,00 g
	Colesterol	0,00 mg
Hidratos de Carbono	HCO totales	6,10 g
	Fibra	4,90 g
Minerales	Sodio	1,00 mg
	Potasio	78,00 mg
	Calcio	10,00 mg
	Hierro	0,70 mg
	Fósforo	13,00 mg
	Yodo	1,00 µg
Vitaminas	Vitamina D	0,00 µg
	Vitamina A	5,70 µg
	Vitamina C	22,00 mg
	Vitamina E	1,90 mg
	Vitamina B1	0,02 mg
	Vitamina B6	0,06 mg
	Vitamina B12	0,00 µg
	Acido Folico	10,00 µg

CAQUI		
Agua		81,40 g
Valor Calórico		69,50 kcal
Proteínas		0,70 g
Grasas	Lípidos totales	0,30 g
	AGS	0,00 g
	AGM	0,00 g
	AGP	0,00 g
	Omega-3	0,00 g
	Colesterol	0,00 mg
Hidratos de Carbono	HCO totales	16,00 g
	Fibra	1,60 g
Minerales	Sodio	4,00 mg
	Potasio	190,00 mg
	Calcio	8,00 mg
	Hierro	0,24 mg
	Fósforo	22,00 mg
	Yodo	0,00 µg
Vitaminas	Vitamina D	0,00 µg
	Vitamina A	158,00 µg
	Vitamina C	16,00 mg
	Vitamina E	0,00 mg
	Vitamina B1	0,02 mg
	Vitamina B6	0,00 mg
	Vitamina B12	0,00 µg
	Acido Fólico	7,00 µg

CEREZAS		
Agua		83,70 g
Valor Calórico		61,70 kcal
Proteínas		0,80 g
Grasas	Lípidos totales	0,50 g
	AGS	0,00 g
	AGM	0,00 g
	AGP	0,00 g
	Omega-3	0,00 g
	Colesterol	0,00 mg
Hidratos de Carbono	HCO totales	13,50 g
	Fibra	1,50 g
Minerales	Sodio	2,00 mg
	Potasio	255,00 mg
	Calcio	16,00 mg
	Hierro	0,40 mg
	Fósforo	21,00 mg
	Yodo	2,00 µg
Vitaminas	Vitamina D	0,00 µg
	Vitamina A	3,00 µg
	Vitamina C	8,00 mg
	Vitamina E	0,10 mg
	Vitamina B1	0,05 mg
	Vitamina B6	0,05 mg
	Vitamina B12	0,00 µg
	Acido Fólico	8,00 µg

CHIRIMOYA		
Agua		76,90 g
Valor Calórico		85,80 kcal
Proteínas		1,00 g
Grasas	Lípidos totales	0,20 g
	AGS	0,00 g
	AGM	0,00 g
	AGP	0,00 g
	Omega-3	0,00 g
	Colesterol	0,00 mg
Hidratos de Carbono	HCO totales	20,00 g
	Fibra	1,90 g
Minerales	Sodio	4,00 mg
	Potasio	382,00 mg
	Calcio	30,00 mg
	Hierro	0,60 mg
	Fósforo	21,00 mg
	Yodo	0,00 µg
Vitaminas	Vitamina D	0,00 µg
	Vitamina A	0,00 µg
	Vitamina C	18,00 mg
	Vitamina E	0,00 mg
	Vitamina B1	0,08mg
	Vitamina B6	0,00 mg
	Vitamina B12	0,00 µg
	Acido Fólico	0,00 µg

CIRUELA		
Agua		86,30 g
Valor Calórico		46,40 kcal
Proteínas		0,60 g
Grasas	Lípidos totales	0,00 g
	AGS	0,00 g
	AGM	0,00 g
	AGP	0,00 g
	Omega-3	0,00 g
	Colesterol	0,00 mg
Hidratos de Carbono	HCO totales	11,00 g
	Fibra	2,10 g
Minerales	Sodio	2,00 mg
	Potasio	240,00 mg
	Calcio	14,00 mg
	Hierro	0,40 mg
	Fósforo	19,00 mg
	Yodo	2,00 µg
Vitaminas	Vitamina D	0,00 µg
	Vitamina A	49,20 µg
	Vitamina C	3,00 mg
	Vitamina E	0,70 mg
	Vitamina B1	0,07 mg
	Vitamina B6	0,05 mg
	Vitamina B12	0,00 µg
	Acido Fólico	3,00 µg

COCO		
Agua		46,60 g
Valor Calórico		352,00 kcal
Proteínas		3,20 g
Grasas	Lípidos totales	36,00 g
	AGS	30,90 g
	AGM	2,40 g
	AGP	0,61 g
	Omega-3	0,00 g
	Colesterol	0,00 mg
Hidratos de Carbono	HCO totales	3,70 g
	Fibra	10,50 g
Minerales	Sodio	17,00 mg
	Potasio	405,00 mg
	Calcio	13,00 mg
	Hierro	2,10 mg
	Fósforo	94,00 mg
	Yodo	1,00 µg
Vitaminas	Vitamina D	0,00 µg
	Vitamina A	0,00 µg
	Vitamina C	2,00 mg
	Vitamina E	0,73 mg
	Vitamina B1	0,03 mg
	Vitamina B6	0,04 mg
	Vitamina B12	0,00 µg
	Acido Fólico	26,00 µg

DATIL		
Agua		17,70 g
Valor Calórico		296,00 kcal
Proteínas		2,20 g
Grasas	Lípidos totales	0,40 g
	AGS	0,00 g
	AGM	0,00 g
	AGP	0,00 g
	Omega-3	0,00 g
	Colesterol	0,00 mg
Hidratos de Carbono	HCO totales	71,00 g
	Fibra	8,70 g
Minerales	Sodio	5,00 mg
	Potasio	750,00 mg
	Calcio	68,00 mg
	Hierro	2,00 mg
	Fósforo	57,00 mg
	Yodo	0,00 µg
Vitaminas	Vitamina D	0,00 µg
	Vitamina A	7,00 µg
	Vitamina C	0,00 mg
	Vitamina E	0,00 mg
	Vitamina B1	0,08 mg
	Vitamina B6	0,15 mg
	Vitamina B12	0,00 µg
	Acido Fólico	21,00 µg

ENDRINA		
Agua		- g
Valor Calórico		32,00 kcal
Proteínas		0,60 g
Grasas	Lípidos totales	0,60 g
	AGS	0,00 g
	AGM	- g
	AGP	0,00 g
	Omega-3	- g
	Colesterol	- mg
Hidratos de Carbono	HCO totales	6,10 g
	Fibra	4,9 g
Minerales	Sodio	- mg
	Potasio	- mg
	Calcio	10,00 mg
	Hierro	0,70 mg
	Fósforo	- mg
	Yodo	- µg
Vitaminas	Vitamina D	-- µg
	Vitamina A	0,00 µg
	Vitamina C	9,5 mg
	Vitamina E	- mg
	Vitamina B1	- mg
	Vitamina B6	- mg
	Vitamina B12	-- µg
	Acido Fólico	µg

FRAMBUESA		
Agua		87,00 g
Valor Calórico		26,70 kcal
Proteínas		1,40 g
Grasas	Lípidos totales	0,30 g
	AGS	0,10 g
	AGM	0,10 g
	AGP	0,10 g
	Omega-3	0,00 g
	Colesterol	0,00 mg
Hidratos de Carbono	HCO totales	4,60 g
	Fibra	6,70 g
Minerales	Sodio	3,00 mg
	Potasio	170,00 mg
	Calcio	25,00 mg
	Hierro	0,70 mg
	Fósforo	31,00 mg
	Yodo	0,00 µg
Vitaminas	Vitamina D	0,00 µg
	Vitamina A	1,00 µg
	Vitamina C	32,00 mg
	Vitamina E	0,48 mg
	Vitamina B1	0,03 mg
	Vitamina B6	0,06 mg
	Vitamina B12	0,00 µg
	Acido Fólico	33,00 µg

FRESAS		
Agua		89,60 g
Valor Calórico		35,30 kcal
Proteínas		0,70 g
Grasas	Lípidos totales	0,50 g
	AGS	0,00 g
	AGM	0,00 g
	AGP	0,00 g
	Omega-3	0,00 g
	Colesterol	0,00 mg
Hidratos de Carbono	HCO totales	7,00 g
	Fibra	2,20 g
Minerales	Sodio	2,00 mg
	Potasio	190,00 mg
	Calcio	25,00 mg
	Hierro	0,80 mg
	Fósforo	26,00 mg
	Yodo	8,00 µg
Vitaminas	Vitamina D	0,00 µg
	Vitamina A	1,00 µg
	Vitamina C	60,00 mg
	Vitamina E	0,20 mg
	Vitamina B1	0,02 mg
	Vitamina B6	0,06 mg
	Vitamina B12	0,00 µg
	Acido Fólico	20,00 µg

GRANADA		
Agua		91,50 g
Valor Calórico		33,70 kcal
Proteínas		0,70 g
Grasas	Lípidos totales	0,10 g
	AGS	0,00 g
	AGM	0,00 g
	AGP	0,00 g
	Omega-3	0,00 g
	Colesterol	0,00 mg
Hidratos de Carbono	HCO totales	7,50 g
	Fibra	0,20 g
Minerales	Sodio	5,00 mg
	Potasio	275,00 mg
	Calcio	8,00 mg
	Hierro	0,60 mg
	Fósforo	15,00 mg
	Yodo	0,00 µg
Vitaminas	Vitamina D	0,00 µg
	Vitamina A	3,50 µg
	Vitamina C	5,70 mg
	Vitamina E	0,00 mg
	Vitamina B1	0,02 mg
	Vitamina B6	0,11 mg
	Vitamina B12	0,00 µg
	Acido Fólico	0,00 µg

GUAYABA		
Agua		87,60 g
Valor Calórico		31,00 kcal
Proteínas		0,90 g
Grasas	Lípidos totales	0,50 g
	AGS	0,14 g
	AGM	0,05 g
	AGP	0,21 g
	Omega-3	0,06 g
	Colesterol	0,00 mg
Hidratos de Carbono	HCO totales	5,80 g
	Fibra	5,20 g
Minerales	Sodio	1,30 mg
	Potasio	248,00 mg
	Calcio	54,00 mg
	Hierro	0,60 mg
	Fósforo	32,00 mg
	Yodo	1,50 µg
Vitaminas	Vitamina D	0,00 µg
	Vitamina A	122,00 µg
	Vitamina C	273,00 mg
	Vitamina E	1,10 mg
	Vitamina B1	0,03 mg
	Vitamina B6	0,14 mg
	Vitamina B12	0,00 µg
	Acido Fólico	14,00 µg

HIGO		
Agua		80,30 g
Valor Calórico		68,80 kcal
Proteínas		1,20 g
Grasas	Lípidos totales	0,00 g
	AGS	0,00 g
	AGM	0,00 g
	AGP	0,00 g
	Omega-3	0,00 g
	Colesterol	0,00 mg
Hidratos de Carbono	HCO totales	16,00 g
	Fibra	2,50 g
Minerales	Sodio	2,00 mg
	Potasio	270,00 mg
	Calcio	38,00 mg
	Hierro	0,60 mg
	Fósforo	22,50 mg
	Yodo	0,00 µg
Vitaminas	Vitamina D	0,00 µg
	Vitamina A	8,00 µg
	Vitamina C	2,00 mg
	Vitamina E	0,00 mg
	Vitamina B1	0,06 mg
	Vitamina B6	0,11 mg
	Vitamina B12	0,00 µg
	Acido Fólico	0,00 µg

KIWI		
Agua		85,90 g
Valor Calórico		51,30 kcal
Proteínas		1,10 g
Grasas	Lípidos totales	0,50 g
	AGS	0,00 g
	AGM	0,00 g
	AGP	0,00 g
	Omega-3	0,00 g
	Colesterol	0,00 mg
Hidratos de Carbono	HCO totales	10,60 g
	Fibra	1,90 g
Minerales	Sodio	4,00 mg
	Potasio	290,00 mg
	Calcio	25,00 mg
	Hierro	0,40 mg
	Fósforo	35,00 mg
	Yodo	0,00 µg
Vitaminas	Vitamina D	0,00 µg
	Vitamina A	3,00 µg
	Vitamina C	59,00 mg
	Vitamina E	0,00 mg
	Vitamina B1	0,01 mg
	Vitamina B6	0,15 mg
	Vitamina B12	0,00 µg
	Acido Folico	0,00 µg

LIMA		
Agua		94,60 g
Valor Calórico		11,00 kcal
Proteínas		0,50 g
Grasas	Lípidos totales	0,20 g
	AGS	0,02 g
	AGM	0,02 g
	AGP	0,06 g
	Omega-3	0,02 g
	Colesterol	0,00 mg
Hidratos de Carbono	HCO totales	1,90 g
	Fibra	2,80 g
Minerales	Sodio	2,00 mg
	Potasio	82,00 mg
	Calcio	13,00 mg
	Hierro	0,20 mg
	Fósforo	11,00 mg
	Yodo	1,50 µg
Vitaminas	Vitamina D	0,00 µg
	Vitamina A	1,70 µg
	Vitamina C	44,00 mg
	Vitamina E	0,80 mg
	Vitamina B1	0,02 mg
	Vitamina B6	0,04 mg
	Vitamina B12	0,00 µg
	Acido Fólico	10,00 µg

MANDARINA		
Agua		88,30 g
Valor Calórico		39,20 kcal
Proteínas		0,80 g
Grasas	Lípidos totales	0,00 g
	AGS	0,00 g
	AGM	0,00 g
	AGP	0,00 g
	Omega-3	0,00 g
	Colesterol	0,00 mg
Hidratos de Carbono	HCO totales	9,00 g
	Fibra	1,90 g
Minerales	Sodio	2,00 mg
	Potasio	160,00 mg
	Calcio	36,00 mg
	Hierro	0,30 mg
	Fósforo	17,20 mg
	Yodo	0,00 µg
Vitaminas	Vitamina D	0,00 µg
	Vitamina A	106,00 µg
	Vitamina C	35,00 mg
	Vitamina E	0,00 mg
	Vitamina B1	0,07 mg
	Vitamina B6	0,07 mg
	Vitamina B12	0,00 µg
	Acido Fólico	21,00 µg

MANGO		
Agua		82,10g
Valor Calórico		61,00 kcal
Proteínas		0,70 g
Grasas	Lípidos totales	0,20 g
	AGS	0,10 g
	AGM	0,00 g
	AGP	0,00 g
	Omega-3	0,00 g
	Colesterol	0,00 mg
Hidratos de Carbono	HCO totales	14,10 g
	Fibra	2,90 g
Minerales	Sodio	2,00 mg
	Potasio	180,00 mg
	Calcio	12,00 mg
	Hierro	0,70 mg
	Fósforo	16,00 mg
	Yodo	0,00 µg
Vitaminas	Vitamina D	0,00 µg
	Vitamina A	300,00 µg
	Vitamina C	37,00 mg
	Vitamina E	1,10 mg
	Vitamina B1	0,04 mg
	Vitamina B6	0,13 mg
	Vitamina B12	0,00 µg
	Acido Fólico	0,00µg

MANZANA		
Agua		85,70 g
Valor Calórico		49,20 Kcal
Proteínas		0,30 g
Grasas	Lípidos totales	0,00 g
	AGS	0,00 g
	AGM	0,00 g
	AGP	0,00 g
	Omega-3	0,00 g
	Colesterol	0,00 mg
Hidratos de Carbono	HCO totales	12,00 g
	Fibra	2,00 g
Minerales	Sodio	2,00 mg
	Potasio	120,00 mg
	Calcio	6,00 mg
	Hierro	0,40 mg
	Fósforo	8,00 mg
	Yodo	2,00 µg
Vitaminas	Vitamina D	0,00 µg
	Vitamina A	4,00 µg
	Vitamina C	10,00 mg
	Vitamina E	0,20 mg
	Vitamina B1	0,04 mg
	Vitamina B6	0,03 mg
	Vitamina B12	0,00 µg
	Acido Fólico	5,00 µg

MELOCOTÓN		
Agua		89,00 g
Valor Calórico		38,40 kcal
Proteínas		0,60 g
Grasas	Lípidos totales	0,00 g
	AGS	0,00 g
	AGM	0,00 g
	AGP	0,00 g
	Omega-3	0,00 g
	Colesterol	0,00 mg
Hidratos de Carbono	HCO totales	9,00 g
	Fibra	1,40 g
Minerales	Sodio	3,00 mg
	Potasio	260,00 mg
	Calcio	8,00 mg
	Hierro	0,40 mg
	Fósforo	22,00 mg
	Yodo	2,00 µg
Vitaminas	Vitamina D	0,00 µg
	Vitamina A	17,00 µg
	Vitamina C	8,00 mg
	Vitamina E	0,00 mg
	Vitamina B1	0,03 mg
	Vitamina B6	0,02 mg
	Vitamina B12	0,00 µg
	Acido Fólico	3,00 µg

MELÓN		
Agua		92,40 g
Valor Calórico		26,40 kcal
Proteínas		0,60 g
Grasas	Lípidos totales	0,00 g
	AGS	0,00 g
	AGM	0,00 g
	AGP	0,00 g
	Omega-3	0,00 g
	Colesterol	0,00 mg
Hidratos de Carbono	HCO totales	6,00 g
	Fibra	1,00 g
Minerales	Sodio	14,00 mg
	Potasio	320,00 mg
	Calcio	14,00 mg
	Hierro	0,40 mg
	Fósforo	18,00 mg
	Yodo	0,00 µg
Vitaminas	Vitamina D	0,00 µg
	Vitamina A	3,00 µg
	Vitamina C	25,00 mg
	Vitamina E	0,10 mg
	Vitamina B1	0,04 g
	Vitamina B6	0,07 mg
	Vitamina B12	0,00 g
	Acido Fólico	30,00 µg

MEMBRILLO		
Agua		86,40 g
Valor Calórico		28,80 kcal
Proteínas		0,40 g
Grasas	Lípidos totales	0,00 g
	AGS	0,00 g
	AGM	0,00 g
	AGP	0,00 g
	Omega-3	0,00 g
	Colesterol	0,00 mg
Hidratos de Carbono	HCO totales	6,80 g
	Fibra	6,40 g
Minerales	Sodio	3,00 mg
	Potasio	200,00 mg
	Calcio	14,00 mg
	Hierro	0,40 mg
	Fósforo	19,00 mg
	Yodo	0,00 µg
Vitaminas	Vitamina D	0,00 µg
	Vitamina A	0,00 µg
	Vitamina C	13,00 mg
	Vitamina E	0,00 mg
	Vitamina B1	0,02 mg
	Vitamina B6	0,00 mg
	Vitamina B12	0,00 µg
	Acido Fólico	0,00 µg

MORA		
Agua		87,20 g
Valor Calórico		25,80 kcal
Proteínas		0,90 g
Grasas	Lípidos totales	0,20 g
	AGS	0,00 g
	AGM	0,10 g
	AGP	0,10 g
	Omega-3	0,00 g
	Colesterol	0,00 mg
Hidratos de Carbono	HCO totales	5,10 g
	Fibra	6,60 g
Minerales	Sodio	2,00 mg
	Potasio	160,00 mg
	Calcio	41,00 mg
	Hierro	0,70 mg
	Fósforo	31,00 mg
	Yodo	0,00 µg
Vitaminas	Vitamina D	0,00 µg
	Vitamina A	13,30 µg
	Vitamina C	15,00 mg
	Vitamina E	2,40 mg
	Vitamina B1	0,02 mg
	Vitamina B6	0,05 mg
	Vitamina B12	0,00 µg
	Acido Fólico	34,00 µg

NARANJA-LIMON		
Agua		88,60 G
Valor Calórico		37,60 kcal
Proteínas		0,80 G
Grasas	Lípidos totales	0,00 G
	AGS	0,00 G
	AGM	0,00 G
	AGP	0,00 G
	Omega-3	0,00 G
	Colesterol	0,00 mg
Hidratos de Carbono	HCO totales	8,60 G
	Fibra	2,00 G
Minerales	Sodio	3,00 mg
	Potasio	200,00 mg
	Calcio	36,00 mg
	Hierro	0,30 mg
	Fósforo	28,00 mg
	Yodo	2,00 µg
Vitaminas	Vitamina D	0,00 µg
	Vitamina A	49,00 µg
	Vitamina C	50,00 mg
	Vitamina E	0,20 mg
	Vitamina B1	0,10 mg
	Vitamina B6	0,06 mg
	Vitamina B12	0,00 µg
	Acido Fólico	37,00 µg

NECTARINA		
Agua		87,30 g
Valor Calórico		42,50 kcal
Proteínas		1,40 g
Grasas	Lípidos totales	0,10 g
	AGS	0,00 g
	AGM	0,00 g
	AGP	0,00 g
	Omega-3	0,00 g
	Colesterol	0,00 mg
Hidratos de Carbono	HCO totales	9,00 g
	Fibra	2,20 g
Minerales	Sodio	1,00 mg
	Potasio	170,00 mg
	Calcio	7,00 mg
	Hierro	0,40 mg
	Fósforo	22,00 mg
	Yodo	3,00 µg
Vitaminas	Vitamina D	0,00 µg
	Vitamina A	9,70 µg
	Vitamina C	37,00 mg
	Vitamina E	0,80 mg
	Vitamina B1	0,02 mg
	Vitamina B6	0,03 mg
	Vitamina B12	0,00 µg
	Acido Fólico	0,00 µg

NÍSPERO		
Agua		78,30 g
Valor Calórico		48,50 Kcal
Proteínas		0,40 g
Grasas	Lípidos totales	0,50 g
	AGS	0,00 g
	AGM	0,00 g
	AGP	0,00 g
	Omega-3	0,00 g
	Colesterol	0,00 mg
Hidratos de Carbono	HCO totales	10,60 g
	Fibra	10,20 g
Minerales	Sodio	6,00 mg
	Potasio	250,00 mg
	Calcio	30,00 mg
	Hierro	0,40 mg
	Fósforo	28,00 mg
	Yodo	0,00 µg
Vitaminas	Vitamina D	0,00 µg
	Vitamina A	218,00 µg
	Vitamina C	2,00 mg
	Vitamina E	0,10 mg
	Vitamina B1	0,03 mg
	Vitamina B6	0,00 mg
	Vitamina B12	0,00 µg
	Acido Fólico	0,00 µg

PAPAYA		
Agua		88,30 g
Valor Calórico		38,10 kcal
Proteínas		0,50 g
Grasas	Lípidos totales	0,10 g
	AGS	0,00 g
	AGM	0,00 g
	AGP	0,00 g
	Omega-3	0,00 g
	Colesterol	0,00 mg
Hidratos de Carbono	HCO totales	8,80 g
	Fibra	2,30 g
Minerales	Sodio	5,00 mg
	Potasio	200,00 mg
	Calcio	23,00 mg
	Hierro	0,50 mg
	Fósforo	13,00 mg
	Yodo	0,00 µg
Vitaminas	Vitamina D	0,00 µg
	Vitamina A	135,00 µg
	Vitamina C	60,00 mg
	Vitamina E	0,00 mg
	Vitamina B1	0,03 mg
	Vitamina B6	0,03 mg
	Vitamina B12	0,00 µg
	Acido Fólico	1,00 µg

PERA		
Agua		86,70 g
Valor Calórico		44,00 kcal
Proteínas		0,40 g
Grasas	Lípidos totales	0,00 g
	AGS	0,00 g
	AGM	0,00 g
	AGP	0,00 g
	Omega-3	0,00 g
	Colesterol	0,00 mg
Hidratos de Carbono	HCO totales	10,6 0 g
	Fibra	2,30 g
Minerales	Sodio	2,00 mg
	Potasio	130,00 mg
	Calcio	12,00 mg
	Hierro	0,20 mg
	Fósforo	17,50 mg
	Yodo	2,00 µg
Vitaminas	Vitamina D	0.00 µg
	Vitamina A	0.00 µg
	Vitamina C	3,00 mg
	Vitamina E	0,00 mg
	Vitamina B1	0,03 mg
	Vitamina B6	0,02 mg
	Vitamina B12	0,00 µg
	Acido Fólico	11,00 µg

PÉTALOS		
Agua		- g
Valor Calórico		- kcal
Proteínas		- g
Grasas	Lípidos totales	- g
	AGS	- g
	AGM	- g
	AGP	- g
	Omega-3	- g
	Colesterol	- mg
Hidratos de Carbono	HCO totales	- g
	Fibra	- g
Minerales	Sodio	- mg
	Potasio	- mg
	Calcio	- mg
	Hierro	- mg
	Fósforo	- mg
	Yodo	- µg
Vitaminas	Vitamina D	- µg
	Vitamina A	- µg
	Vitamina C	- mg
	Vitamina E	- mg
	Vitamina B1	- mg
	Vitamina B6	- mg
	Vitamina B12	- µg
	Acido Fólico	- µg

PIÑA		
Agua		86,80 g
Valor Calórico		48,00 kcal
Proteínas		0,50 g
Grasas	Lípidos totales	0,00 g
	AGS	0,00 g
	AGM	0,00 g
	AGP	0,00 g
	Omega-3	0,00 g
	Colesterol	0,00 mg
Hidratos de Carbono	HCO totales	11,50 g
	Fibra	1,20 g
Minerales	Sodio	2,00 mg
	Potasio	250,00 mg
	Calcio	12,00 mg
	Hierro	0,50 mg
	Fósforo	11,00 mg
	Yodo	30,00 µg
Vitaminas	Vitamina D	00,0 µg
	Vitamina A	13,00 µg
	Vitamina C	20,00 mg
	Vitamina E	0,10 mg
	Vitamina B1	0,07 mg
	Vitamina B6	0,09 mg
	Vitamina B12	0,00 µg
	Acido Fólico	11,00 µg

PLÁTANO		
Agua		75,10 g
Valor Calórico		87,50 kcal
Proteínas		1,20 g
Grasas	Lípidos totales	0,30 g
	AGS	0,11 g
	AGM	0,04 g
	AGP	0,09 g
	Omega-3	0,05 g
	Colesterol	0,00 mg
Hidratos de Carbono	HCO totales	20,00 g
	Fibra	3,40 g
Minerales	Sodio	1,00 mg
	Potasio	350,00 mg
	Calcio	9,00 mg
	Hierro	0,60 mg
	Fósforo	28,00 mg
	Yodo	2,00 µg
Vitaminas	Vitamina D	0,00 µg
	Vitamina A	18,00 µg
	Vitamina C	10,00 mg
	Vitamina E	0,20 mg
	Vitamina B1	0,06 mg
	Vitamina B6	0,51 mg
	Vitamina B12	0,00 µg
	Acido Fólico	22,00 µg

POMELO		
Agua		90,70 g
Valor Calórico		31,30 kcal
Proteínas		0,80 g
Grasas	Lípidos totales	0,10 g
	AGS	0,00 g
	AGM	0,00 g
	AGP	0,00 g
	Omega-3	0,00 g
	Colesterol	0,00 mg
Hidratos de Carbono	HCO totales	6,80 g
	Fibra	1,60 g
Minerales	Sodio	3,00 mg
	Potasio	200,00 mg
	Calcio	23,00 mg
	Hierro	0,10 mg
	Fósforo	20,00 mg
	Yodo	0,00 µg
Vitaminas	Vitamina D	0,00 µg
	Vitamina A	2,00 µg
	Vitamina C	36,00 mg
	Vitamina E	0,19 mg
	Vitamina B1	0,05 mg
	Vitamina B6	0,03 mg
	Vitamina B12	0,00 µg
	Acido Fólico	26,00 µg

SANDÍA		
Agua		94,80 g
Valor Calórico		19,60 kcal
Proteínas		0,40 g
Grasas	Lípidos totales	0,00 g
	AGS	0,00 g
	AGM	0,00 g
	AGP	0,00 g
	Omega-3	0,00 g
	Colesterol	0,00 mg
Hidratos de Carbono	HCO totales	4,50 g
	Fibra	0,50 g
Minerales	Sodio	4,00 mg
	Potasio	120,00 mg
	Calcio	7,00 mg
	Hierro	0,30 mg
	Fósforo	5,50 mg
	Yodo	0,00 µg
Vitaminas	Vitamina D	0,00 µg
	Vitamina A	18,00 µg
	Vitamina C	5,00 mg
	Vitamina E	0,10 mg
	Vitamina B1	0,02 mg
	Vitamina B6	0,07 mg
	Vitamina B12	0,00 µg
	Acido Fólico	3,00 µg

TAMARINDO PULPA		
Agua		29,00 g
Valor Calórico		267,00 kcal
Proteínas		2,80 g
Grasas	Lípidos totales	0,60 g
	AGS	0,27 g
	AGM	0,18 g
	AGP	0,06 g
	Omega-3	0,00 g
	Colesterol	0,00 mg
Hidratos de Carbono	HCO totales	62,50 g
	Fibra	5,10 g
Minerales	Sodio	28,00 mg
	Potasio	628,00 mg
	Calcio	74,00 mg
	Hierro	2,80 mg
	Fósforo	113,00 mg
	Yodo	0,00 µg
Vitaminas	Vitamina D	0,00 µg
	Vitamina A	2,00 µg
	Vitamina C	3,50 mg
	Vitamina E	0,10 mg
	Vitamina B1	0,43 mg
	Vitamina B6	0,07 mg
	Vitamina B12	0,00 µg
	Acido Fólico	14,00 µg

UVA		
Agua		82,40 g
Valor Calórico		66,80 kcal
Proteínas		0,60 g
Grasas	Lípidos totales	0,00 g
	AGS	0,00 g
	AGM	0,00 g
	AGP	0,00 g
	Omega-3	0,00 g
	Colesterol	0,00 mg
Hidratos de Carbono	HCO totales	16,10 g
	Fibra	0,90 g
Minerales	Sodio	2,00 mg
	Potasio	250,00 mg
	Calcio	17,00 mg
	Hierro	0,40 mg
	Fósforo	22,00 mg
	Yodo	2,00 µg
Vitaminas	Vitamina D	0,00 µg
	Vitamina A	3,00 µg
	Vitamina C	4,00 mg
	Vitamina E	0,00 mg
	Vitamina B1	0,04 mg
	Vitamina B6	0,10 mg
	Vitamina B12	0,00 µg
	Acido Fólico	6,00 µg

FRUTOS SECOS

ALMENDRA		
Agua		8,70 g
Valor Calórico		576,00 kcal
Proteínas		20,00 g
Grasas	Lípidos totales	53,50 g
	AGS	4,20 g
	AGM	36,70 g
	AGP	10,00 g
	Omega-3	0,26 g
	Colesterol	0,00 mg
Hidratos de Carbono	HCO totales	3,50 g
	Fibra	14,30 g
Minerales	Sodio	6,00 mg
	Potasio	860,00 mg
	Calcio	254,00 mg
	Hierro	4,20 mg
	Fósforo	510,00 mg
	Yodo	2,00 µg
Vitaminas	Vitamina D	0,00 µg
	Vitamina A	0,00 µg
	Vitamina C	0,00 mg
	Vitamina E	20,00 mg
	Vitamina B1	0,24 mg
	Vitamina B6	0,10 mg
	Vitamina B12	0,00 µg
	Acido Fólico	96,00 µg

ANACARDO		
Agua		5,40 g
Valor Calórico		578,00 kcal
Proteínas		17,50 g
Grasas	Lípidos totales	42,20 g
	AGS	7,50 g
	AGM	26,40 g
	AGP	3,80 g
	Omega-3	0,17 g
	Colesterol	0,00 mg
Hidratos de Carbono	HCO totales	32,00 g
	Fibra	2,90 g
Minerales	Sodio	14,00 mg
	Potasio	552,00 mg
	Calcio	31,00 mg
	Hierro	2,80 mg
	Fósforo	373,00 mg
	Yodo	11,00 µg
Vitaminas	Vitamina D	0,00 µg
	Vitamina A	10,00 µg
	Vitamina C	0,00 mg
	Vitamina E	5,80 mg
	Vitamina B1	0,63 mg
	Vitamina B6	0,16 mg
	Vitamina B12	0,00 µg
	Acido Fólico	68,00 µg

AVELLANA		
Agua		16,20 g
Valor Calórico		567,00 kcal
Proteínas		14,10 g
Grasas	Lípidos totales	54,40 g
	AGS	3,90 g
	AGM	42,20 g
	AGP	5,70 g
	Omega-3	0,10 g
	Colesterol	0,00 mg
Hidratos de Carbono	HCO totales	5,30 g
	Fibra	10,00 g
Minerales	Sodio	1,00 mg
	Potasio	350,00 mg
	Calcio	192,00 mg
	Hierro	4,00 mg
	Fósforo	401,00 mg
	Yodo	17,00 µg
Vitaminas	Vitamina D	0,00 µg
	Vitamina A	0,00 µg
	Vitamina C	0,00 mg
	Vitamina E	21,00 mg
	Vitamina B1	0,45 mg
	Vitamina B6	0,55 mg
	Vitamina B12	0,00 µg
	Acido Fólico	96,00 µg

CACAHUETE		
Agua		7,40 g
Valor Calórico		583,00 kcal
Proteínas		27,00 g
Grasas	Lípidos totales	49,00 g
	AGS	9,20 g
	AGM	23,40 g
	AGP	14,00 g
	Omega-3	0,38 g
	Colesterol	0,00 mg
Hidratos de Carbono	HCO totales	8,50 g
	Fibra	8,10 g
Minerales	Sodio	6,00 mg
	Potasio	680,00 mg
	Calcio	61,00 mg
	Hierro	2,00 mg
	Fósforo	432,00 mg
	Yodo	20,00 µg
Vitaminas	Vitamina D	0,00 µg
	Vitamina A	0,00 µg
	Vitamina C	0,00 mg
	Vitamina E	8,10 mg
	Vitamina B1	0,30 mg
	Vitamina B6	0,50 mg
	Vitamina B12	0,00 µg
	Acido Fólico	110,00 µg

CASTAÑA		
Agua		47,60 g
Valor Calórico		195,00 kcal
Proteínas		3,00 g
Grasas	Lípidos totales	2,60 g
	AGS	0,38 g
	AGM	0,82 g
	AGP	0,87 g
	Omega-3	0,09 g
	Colesterol	0,00 mg
Hidratos de Carbono	HCO totales	40,00 g
	Fibra	6,80 g
Minerales	Sodio	11,00 mg
	Potasio	500,00 mg
	Calcio	34,00 mg
	Hierro	0,90 mg
	Fósforo	256,00 mg
	Yodo	0,00 µg
Vitaminas	Vitamina D	0,00 µg
	Vitamina A	0,00 µg
	Vitamina C	0,00 mg
	Vitamina E	0,50 mg
	Vitamina B1	0,20 mg
	Vitamina B6	0,33 mg
	Vitamina B12	0,00 µg
	Acido Fólico	0,00 µg

NUEZ		
Agua		18,50 g
Valor Calórico		600,00 kcal
Proteínas		14,00 g
Grasas	Lípidos totales	59,00 g
	AGS	6,40 g
	AGM	9,20 g
	AGP	40,20 g
	Omega-3	0,02 g
	Colesterol	0,00 mg
Hidratos de Carbono	HCO totales	3,30 g
	Fibra	5,20 g
Minerales	Sodio	3,00 mg
	Potasio	690,00 mg
	Calcio	77,00 mg
	Hierro	2,30 mg
	Fósforo	304,00 mg
	Yodo	9,00 µg
Vitaminas	Vitamina D	0,00 µg
	Vitamina A	0,00 µg
	Vitamina C	0,00 mg
	Vitamina E	0,80 mg
	Vitamina B1	0,30 mg
	Vitamina B6	0,73 mg
	Vitamina B12	0,00 µg
	Acido Fólico	66,00 µg

NUEZ DE MACADAMIA SIN CÁSCARA		
Agua		6,20 g
Valor Calórico		733,00 kcal
Proteínas		7,90 g
Grasas	Lípidos totales	75,80 g
	AGS	12,10 g
	AGM	58,90 g
	AGP	1,50 g
	Omega-3	0,21 g
	Colesterol	0,00 mg
Hidratos de Carbono	HCO totales	4,80 g
	Fibra	5,30 g
Minerales	Sodio	280,00 mg
	Potasio	300,00 mg
	Calcio	47,00 mg
	Hierro	1,60 mg
	Fósforo	200,00 mg
	Yodo	0,00 µg
Vitaminas	Vitamina D	0,00 µg
	Vitamina A	0,00 µg
	Vitamina C	1,20 mg
	Vitamina E	1,50 mg
	Vitamina B1	0,28 mg
	Vitamina B6	0,28 mg
	Vitamina B12	0,00 µg
	Acido Fólico	0,00 µg

NUEZ MOSCADA		
Agua		6,20 g
Valor Calórico		350,00 kcal
Proteínas		5,80 g
Grasas	Lípidos totales	36,30 g
	AGS	25,90 g
	AGM	3,20 g
	AGP	0,35 g
	Omega-3	0,00 g
	Colesterol	0,00 mg
Hidratos de Carbono	HCO totals	0,00 g
	Fibra	0,00 g
Minerales	Sodio	16,20 mg
	Potasio	350,00 mg
	Calcio	184,00 mg
	Hierro	3,00 mg
	Fósforo	213,00 mg
	Yodo	0,00 µg
Vitaminas	Vitamina D	0,00 µg
	Vitamina A	10,20 µg
	Vitamina C	3,00 mg
	Vitamina E	2,50 mg
	Vitamina B1	0,35 mg
	Vitamina B6	0,30 mg
	Vitamina B12	0,00 µg
	Acido Fólico	76,00 µg

PASAS		
Agua		25,50 g
Valor Calórico		272,00 kcal
Proteínas		1,4 g
Grasas	Lípidos totales	0,3 g
	AGS	0,1 g
	AGM	0,1 g
	AGP	0,1 g
	Omega-3	0,02 g
	Colesterol	0,00 mg
Hidratos de Carbono	HCO totales	60,00 g
	Fibra	6,80 g
Minerales	Sodio	52,00 mg
	Potasio	800,00 mg
	Calcio	71,00 mg
	Hierro	1,5 mg
	Fósforo	110,00 mg
	Yodo	0,10 mg
Vitaminas	Vitamina D	0,00 µg
	Vitamina A	5,00 µg
	Vitamina C	0,00 mg
	Vitamina E	0,00 mg
	Vitamina B1	0,60 mg
	Vitamina B6	0,30 mg
	Vitamina B12	0,00 µg
	Acido Fólico	4,00 µg

PIÑÓN		
Agua		11,50 g
Valor Calórico		689,00 kcal
Proteínas		14,00 g
Grasas	Lípidos totales	68,60 g
	AGS	4,60 g
	AGM	19,90 g
	AGP	41,10 g
	Omega-3	0,02 g
	Colesterol	0,00 mg
Hidratos de Carbono	HCO totales	4,00 g
	Fibra	1,90 g
Minerales	Sodio	1,00 mg
	Potasio	780,00 mg
	Calcio	11,00 mg
	Hierro	5,60 mg
	Fósforo	650,00 mg
	Yodo	0,00 mg
Vitaminas	Vitamina D	0,00 µg
	Vitamina A	1,60 µg
	Vitamina C	0,00 mg
	Vitamina E	0,60 mg
	Vitamina B1	0,73 mg
	Vitamina B6	0,00 mg
	Vitamina B12	0,00 µg
	Acido Fólico	0,00 µg

PISTACHO		
Agua		8,60 g
Valor Calórico		598,00 kcal
Proteínas		17,60 g
Grasas	Lípidos totales	51,60 g
	AGS	6,80 g
	AGM	31,40 g
	AGP	6,10 g
	Omega-3	0,00 g
	Colesterol	0,00 mg
Hidratos de Carbono	HCO totales	15,70 g
	Fibra	6,50 g
Minerales	Sodio	16,00 mg
	Potasio	811,00 mg
	Calcio	180,00 mg
	Hierro	7,20 mg
	Fósforo	390,00 mg
	Yodo	0,00 µg
Vitaminas	Vitamina D	0,00 µg
	Vitamina A	25,00 µg
	Vitamina C	0,00 mg
	Vitamina E	5,20 mg
	Vitamina B1	0,69 mg
	Vitamina B6	0,00 mg
	Vitamina B12	0,00 µg
	Acido Fólico	58,00 µg

SÉSAMO		
Agua		4,70 g
Valor Calórico		612,00 kcal
Proteínas		18,50 g
Grasas	Lípidos totales	25,00 g
	AGS	8,35 g
	AGM	21,70 g
	AGP	25,5 g
	Omega-3	0,02 g
	Colesterol	0,00 mg
Hidratos de Carbono	HCO totales	0,90 g
	Fibra	7,90 g
Minerales	Sodio	20,00 mg
	Potasio	570,00 mg
	Calcio	670,00 mg
	Hierro	10,00 mg
	Fósforo	720,00 mg
	Yodo	5,30 mg
Vitaminas	Vitamina D	0,00 µg
	Vitamina A	12,00 µg
	Vitamina C	0,00 mg
	Vitamina E	2,50 mg
	Vitamina B1	0,50 mg
	Vitamina B6	0,75 mg
	Vitamina B12	0,00 µg
	Acido Fólico	0,00 µg

LÁCTEOS

CUAJADA		
Agua		83,20 g
Valor Calórico		93,70 kcal
Proteínas		4,80 g
Grasas	Lípidos totales	5,30 g
	AGS	3,30 g
	AGM	1,50 g
	AGP	0,23 g
	Omega-3	0,07 g
	Colesterol	6,60 mg
Hidratos de Carbono	HCO totales	6,70 g
	Fibra	0,00 g
Minerales	Sodio	63,00 mg
	Potasio	217,00 mg
	Calcio	179,00 mg
	Hierro	0,00 mg
	Fósforo	131,00 mg
	Yodo	0,00 µg
Vitaminas	Vitamina D	0,05 µg
	Vitamina A	49,60 µg
	Vitamina C	0,00 mg
	Vitamina E	0,00 mg
	Vitamina B1	0,00 mg
	Vitamina B6	0,00 mg
	Vitamina B12	0,30 µg
	Acido Fólico	5,10 µg

FLAN DE HUEVO		
Agua		71,20 g
Valor Calórico		127,00 kcal
Proteínas		4,90 g
Grasas	Lípidos totales	2,30 g
	AGS	1,00 g
	AGM	0,95 g
	AGP	0,26 g
	Omega-3	0,04 g
	Colesterol	147,00 mg
Hidratos de Carbono	HCO totales	21,60 g
	Fibra	0,00 g
Minerales	Sodio	58,00 mg
	Potasio	118,00 mg
	Calcio	86,00 mg
	Hierro	0,00 mg
	Fósforo	63,00 mg
	Yodo	0,00 µg
Vitaminas	Vitamina D	0,12 µg
	Vitamina A	108,00 µg
	Vitamina C	0,00 mg
	Vitamina E	0,00 mg
	Vitamina B1	0,00 mg
	Vitamina B6	0,00 mg
	Vitamina B12	0,17 µg
	Acido Fólico	7,00 µg

FLAN DE VAINILLA		
Agua		76,10 g
Valor Calórico		105,00 kcal
Proteínas		3,00 g
Grasas	Lípidos totales	1,80 g
	AGS	1,00 g
	AGM	0,53 g
	AGP	0,07 g
	Omega-3	0,01 g
	Colesterol	7,00 mg
Hidratos de Carbono	HCO totales	19,10 g
	Fibra	0,00 g
Minerales	Sodio	48,00 mg
	Potasio	161,00 mg
	Calcio	131,00 mg
	Hierro	0,00 mg
	Fósforo	99,00 mg
	Yodo	0,00 µg
Vitaminas	Vitamina D	0,03 µg
	Vitamina A	27,40 µg
	Vitamina C	0,00 mg
	Vitamina E	0,00 mg
	Vitamina B1	0,00 mg
	Vitamina B6	0,00 mg
	Vitamina B12	0,25 µg
	Acido Fólico	4,20 µg

KÉFIR		
Agua		g
Valor Calórico		64,00 kcal
Proteínas		3,30 g
Grasas	Lípidos totales	3,50 g
	AGS	0,57 g
	AGM	0,26 g
	AGP	0,03 g
	Omega-3	g
	Colesterol	4,00 mg
Hidratos de Carbono	HCO totales	4,80 g
	Fibra	0,00 g
Minerales	Sodio	46,00 mg
	Potasio	160,00 mg
	Calcio	0,00 mg
	Hierro	0,13 mg
	Fósforo	90,00 mg
	Yodo	µg
Vitaminas	Vitamina D	µg
	Vitamina A	0,00 µg
	Vitamina C	0,00 mg
	Vitamina E	mg
	Vitamina B1	0,00 mg
	Vitamina B6	mg
	Vitamina B12	0,00 µg
	Acido Fólico	µg

LECHE DE VACA ENTERA		
Agua		88,10 g
Valor Calórico		65,60 kcal
Proteínas		3,30 g
Grasas	Lípidos totales	3,60 g
	AGS	2,00 g
	AGM	0,93 g
	AGP	0,09 g
	Omega-3	0,02 g
	Colesterol	14,00 mg
Hidratos de Carbono	HCO totales	5,00 g
	Fibra	0,00 g
Minerales	Sodio	50,00 mg
	Potasio	150,00 mg
	Calcio	121,00 mg
	Hierro	0,10 mg
	Fósforo	92,00 mg
	Yodo	90,00 µg
Vitaminas	Vitamina D	0,03 µg
	Vitamina A	46,00 µg
	Vitamina C	1,80 mg
	Vitamina E	0,10 mg
	Vitamina B1	0,04 mg
	Vitamina B6	0,04 mg
	Vitamina B12	0,30 µg
	Acido Fólico	5,00 µg

NATA		
Agua		48,30 g
Valor Calórico		448,00 kcal
Proteínas		1,50 g
Grasas	Lípidos totales	48,20 g
	AGS	26,10 g
	AGM	12,40 g
	AGP	1,20 g
	Omega-3	0,20 g
	Colesterol	140,00 mg
Hidratos de Carbono	HCO totales	2,00 g
	Fibra	0,00 g
Minerales	Sodio	27,00 mg
	Potasio	79,00 mg
	Calcio	50,00 mg
	Hierro	0,20 mg
	Fósforo	60,00 mg
	Yodo	0,00 µg
Vitaminas	Vitamina D	0,28 µg
	Vitamina A	263,00 µg
	Vitamina C	1,00 mg
	Vitamina E	0,05 mg
	Vitamina B1	0,02 mg
	Vitamina B6	0,03 mg
	Vitamina B12	0,10 µg
	Acido Fólico	2,00 µg

NATILLA		
Agua		75,20 g
Valor Calórico		120,00 Kcal
Proteínas		3,80 g
Grasas	Lípidos totales	4,20 g
	AGS	2,50 g
	AGM	1,30 g
	AGP	0,11 g
	Omega-3	0,06 g
	Colesterol	16,00 mg
Hidratos de Carbono	HCO totales	16,80 g
	Fibra	0,00 g
Minerales	Sodio	81,00 mg
	Potasio	160,00 mg
	Calcio	140,00 mg
	Hierro	0,10 mg
	Fósforo	99,00 mg
	Yodo	0,00 µg
Vitaminas	Vitamina D	0,30 µg
	Vitamina A	42,00 µg
	Vitamina C	1,00 mg
	Vitamina E	0,10 mg
	Vitamina B1	0,05 mg
	Vitamina B6	0,06 mg
	Vitamina B12	0,50 µg
	Acido Fólico	5,00 µg

QUESO MANCHEGO SEMICURADO		
Agua		41,80 g
Valor Calórico		376,00 kcal
Proteínas		29,00 g
Grasas	Lípidos totales	28,70 g
	AGS	16,00 g
	AGM	6,30 g
	AGP	0,90 g
	Omega-3	0,02 g
	Colesterol	87,80 mg
Hidratos de Carbono	HCO totales	0,50 g
	Fibra	0,00 g
Minerales	Sodio	670,00 mg
	Potasio	100,00 mg
	Calcio	835,00 mg
	Hierro	0,80 mg
	Fósforo	520,00 mg
	Yodo	0,00 µg
Vitaminas	Vitamina D	0,23 µg
	Vitamina A	283,00 µg
	Vitamina C	0,00 mg
	Vitamina E	0,60 mg
	Vitamina B1	0,03 mg
	Vitamina B6	0,20 mg
	Vitamina B12	1,50 µg
	Acido Fólico	20,00 µg

REQUESÓN		
Agua		80,60 g
Valor Calórico		97,60 kcal
Proteínas		13,60 g
Grasas	Lípidos totales	4,00 g
	AGS	2,20 g
	AGM	1,00 g
	AGP	0,10 g
	Omega-3	0,02 g
	Colesterol	19,00 mg
Hidratos de Carbono	HCO totales	1,80 g
	Fibra	0,00 g
Minerales	Sodio	415,00 mg
	Potasio	72,00 mg
	Calcio	60,00 mg
	Hierro	0,10 mg
	Fósforo	150,00 mg
	Yodo	0,00 µg
Vitaminas	Vitamina D	0,02 µg
	Vitamina A	41,00 µg
	Vitamina C	0,00 mg
	Vitamina E	0,08 mg
	Vitamina B1	0,02 mg
	Vitamina B6	0,08 mg
	Vitamina B12	0,60 µg
	Acido Fólico	18,00 µg

YOGURT ENTERO NATURAL		
Agua		87,90 g
Valor Calórico		57,00 kcal
Proteínas		3,70 g
Grasas	Lípidos totales	2,70 g
	AGS	1,70 g
	AGM	0,77 g
	AGP	0,11 g
	Omega-3	0,02 g
	Colesterol	12,00 mg
Hidratos de Carbono	HCO totales	4,40 g
	Fibra	0,00 g
Minerales	Sodio	80,00 mg
	Potasio	280,00 mg
	Calcio	142,00 mg
	Hierro	0,09 mg
	Fósforo	170,00 mg
	Yodo	3,70 µg
Vitaminas	Vitamina D	0,06 µg
	Vitamina A	9,80 µg
	Vitamina C	0,70 mg
	Vitamina E	0,04 mg
	Vitamina B1	0,04 mg
	Vitamina B6	0,05 mg
	Vitamina B12	0,20 µg
	Acido Fólico	3,70 µg

BEBIDAS

AGUA		
Agua		100,00 g
Valor Calórico		0,00 kcal
Proteínas		0,00 g
Grasas	Lípidos totales	0,00 g
	AGS	0,00 g
	AGM	0,00 g
	AGP	0,00 g
	Omega-3	0,00 g
	Colesterol	0,00 mg
Hidratos de Carbono	HCO totales	0,00 g
	Fibra	0,00 g
Minerales	Sodio	1,10 mg
	Potasio	0,30 mg
	Calcio	8,00 mg
	Hierro	0,00 mg
	Fósforo	0,00 mg
	Yodo	0,00 µg
Vitaminas	Vitamina D	0,00 µg
	Vitamina A	0,00 µg
	Vitamina C	0,00 mg
	Vitamina E	0,00 mg
	Vitamina B1	0,00 mg
	Vitamina B6	0,00 mg
	Vitamina B12	0,00 µg
	Acido Fólico	0,00 µg

CAFÉ INFUSIÓN		
Agua		98,90 g
Valor Calórico		4,40 kcal
Proteínas		0,30 g
Grasas	Lípidos totales	0,00 g
	AGS	0,00 g
	AGM	0,00 g
	AGP	0,00 g
	Omega-3	0,00 g
	Colesterol	0,00 mg
Hidratos de Carbono	HCO totales	0,80 g
	Fibra	0,00 g
Minerales	Sodio	3,50 mg
	Potasio	66,00 mg
	Calcio	5,00 mg
	Hierro	0,20 mg
	Fósforo	5,00 mg
	Yodo	0,00 µg
Vitaminas	Vitamina D	0,00 µg
	Vitamina A	0,00 µg
	Vitamina C	0,00 mg
	Vitamina E	0,00 mg
	Vitamina B1	0,01 mg
	Vitamina B6	0,00 mg
	Vitamina B12	0,00 µg
	Acido Fólico	0,00 µg

CERVEZA		
Agua		97,30 g
Valor Calórico		32,50 kcal
Proteínas		0,30 g
Grasas	Lípidos totales	0,00 g
	AGS	0,00 g
	AGM	0,00 g
	AGP	0,00 g
	Omega-3	0,00 g
	Colesterol	0,00 mg
Hidratos de Carbono	HCO totales	2,40 g
	Fibra	0,00 g
Minerales	Sodio	11,00 mg
	Potasio	43,00 mg
	Calcio	7,00 mg
	Hierro	0,01 mg
	Fósforo	20,00 mg
	Yodo	0,00 µg
Vitaminas	Vitamina D	0,00 µg
	Vitamina A	0,00 µg
	Vitamina C	0,00 mg
	Vitamina E	0,00 mg
	Vitamina B1	0,00 mg
	Vitamina B6	0,00 mg
	Vitamina B12	0,14 µg
	Acido Fólico	4,10 µg

TÉ, INFUSIONES (SIN AZÚCAR)		
Agua		99,90 g
Valor Calórico		0,40 kcal
Proteínas		0,10 g
Grasas	Lípidos totales	0,00 g
	AGS	0,00 g
	AGM	0,00 g
	AGP	0,00 g
	Omega-3	0,00 g
	Colesterol	0,00 mg
Hidratos de Carbono	HCO totales	0,00 g
	Fibra	0,00 g
Minerales	Sodio	0,00 mg
	Potasio	17,00 mg
	Calcio	0,00 mg
	Hierro	0,00 mg
	Fósforo	1,00 mg
	Yodo	0,00 µg
Vitaminas	Vitamina D	0,00 µg
	Vitamina A	0,00 µg
	Vitamina C	0,00 mg
	Vitamina E	0,00 mg
	Vitamina B1	0,00 mg
	Vitamina B6	0,00 mg
	Vitamina B12	0,00 µg
	Acido Fólico	0,00 µg

SIDRA		
Agua		96,00 g
Valor Calórico		43,30 kcal
Proteínas		0,00 g
Grasas	Lípidos totales	0,00 g
	AGS	0,00 g
	AGM	0,00 g
	AGP	0,00 g
	Omega-3	0,00 g
	Colesterol	0,00 mg
Hidratos de Carbono	HCO totales	4,00 g
	Fibra	0,00 g
Minerales	Sodio	7,00 mg
	Potasio	72,00 mg
	Calcio	6,00 mg
	Hierro	0,30 mg
	Fósforo	0,00 mg
	Yodo	0,00 µg
Vitaminas	Vitamina D	0,00 µg
	Vitamina A	0,00 µg
	Vitamina C	0,00 mg
	Vitamina E	0,00 mg
	Vitamina B1	0,00 mg
	Vitamina B6	0,00 mg
	Vitamina B12	0,00 µg
	Acido Fólico	2,00 µg

VINO		
Agua		98,80 g
Valor Calórico		92,30 kcal
Proteínas		0,10 g
Grasas	Lípidos totales	0,00 g
	AGS	0,00 g
	AGM	0,00 g
	AGP	0,00 g
	Omega-3	0,00 g
	Colesterol	0,00 mg
Hidratos de Carbono	HCO totales	1,10 g
	Fibra	0,00 g
Minerales	Sodio	7,00 mg
	Potasio	110,00 mg
	Calcio	8,70 mg
	Hierro	0,70 mg
	Fósforo	10,00 mg
	Yodo	0,00 mg
Vitaminas	Vitamina D	0,00 µg
	Vitamina A	0,00 µg
	Vitamina C	0,00 mg
	Vitamina E	0,00 mg
	Vitamina B1	0,00 mg
	Vitamina B6	0,03 mg
	Vitamina B12	0,00 µg
	Acido Fólico	0,10 µg

OTROS ALIMENTOS

ACEITE DE GIRASOL		
Agua		0,1 g
Valor Calórico		899 kcal
Proteínas		0 g
Grasas	Lípidos totales	99,9 g
	AGS	12,3 g
	AGM	25,2 g
	AGP	62,3 g
	Omega-3	0,06 g
	Colesterol	0 mg
Hidratos de Carbono	HCO totales	0 g
	Fibra	0 g
Minerales	Sodio	0 mg
	Potasio	0 mg
	Calcio	0 mg
	Hierro	0 mg
	Fósforo	0 mg
	Yodo	0 µg
Vitaminas	Vitamina D	0 µg
	Vitamina A	0 µg
	Vitamina C	0 mg
	Vitamina E	49,2 mg
	Vitamina B1	0 mg
	Vitamina B6	0 mg
	Vitamina B12	0 µg
	Acido Fólico	0 µg

ACEITE DE OLIVA		
Agua		0,10 g
Valor Calórico		899,0 kcal
Proteínas		0,00 g
Grasas	Lípidos totales	99,90 g
	AGS	16,60 g
	AGM	71,00 g
	AGP	10,50 g
	Omega-3	0,55 g
	Colesterol	0,00 mg
Hidratos de Carbono	HCO totales	0,00 g
	Fibra	0,00 g
Minerales	Sodio	0,00 mg
	Potasio	0,00 mg
	Calcio	0,00 mg
	Hierro	0,40 mg
	Fósforo	1,00 mg
	Yodo	0,00 µg
Vitaminas	Vitamina D	0,00 µg
	Vitamina A	0,00 µg
	Vitamina C	0,00 mg
	Vitamina E	0,00 mg
	Vitamina B1	0,00 mg
	Vitamina B6	0,00 mg
	Vitamina B12	0,00 µg
	Acido Fólico	0,00 µg

ACEITUNAS		
Agua		73,80 g
Valor Calórico		187,00 kcal
Proteínas		0,80 g
Grasas	Lípidos totales	20,00 g
	AGS	2,80 g
	AGM	14,00 g
	AGP	2,20 g
	Omega-3	0,13 g
	Colesterol	0,00 mg
Hidratos de Carbono	HCO totales	1,00 g
	Fibra	4,40 g
Minerales	Sodio	2250,00 mg
	Potasio	91,00 mg
	Calcio	63,00 mg
	Hierro	1,50 mg
	Fósforo	17,00 mg
	Yodo	1,00 µg
Vitaminas	Vitamina D	0,00 µg
	Vitamina A	22,00 µg
	Vitamina C	0,00 mg
	Vitamina E	2,00 mg
	Vitamina B1	0,03 mg
	Vitamina B6	0,02 mg
	Vitamina B12	0,00 µg
	Acido Fólico	0,00 µg

ARROZ		
Agua		5,90 g
Valor Calórico		380,00 kcal
Proteínas		7,00 g
Grasas	Lípidos totales	0,90 g
	AGS	0,21 g
	AGM	0,23 g
	AGP	0,32 g
	Omega-3	0,01 g
	Colesterol	0,00 mg
Hidratos de Carbono	HCO totales	86,00 g
	Fibra	0,20 g
Minerales	Sodio	6,00 mg
	Potasio	110,00 mg
	Calcio	10,00 mg
	Hierro	0,50 mg
	Fósforo	100,00 mg
	Yodo	2,00 µg
Vitaminas	Vitamina D	0,00 µg
	Vitamina A	0,00 µg
	Vitamina C	0,00 mg
	Vitamina E	0,30 mg
	Vitamina B1	0,05 mg
	Vitamina B6	0,30 mg
	Vitamina B12	0,00 µg
	Acido Fólico	20,00 µg

AZAFRÁN		
Agua		11,90 g
Valor Calórico		345,00 kcal
Proteínas		11,40 g
Grasas	Lípidos totales	5,90 g
	AGS	0,00 g
	AGM	0,00 g
	AGP	0,00 g
	Omega-3	0,00 g
	Colesterol	0,00 mg
Hidratos de Carbono	HCO totales	61,50 g
	Fibra	0,00 g
Minerales	Sodio	150,00 mg
	Potasio	1720,00 mg
	Calcio	110,00 mg
	Hierro	11,10 mg
	Fósforo	250,00 mg
	Yodo	0,00 µg
Vitaminas	Vitamina D	0,00 µg
	Vitamina A	0,00 µg
	Vitamina C	0,00 mg
	Vitamina E	0,00 mg
	Vitamina B1	0,00 mg
	Vitamina B6	0,00 mg
	Vitamina B12	0,00 µg
	Acido Fólico	0,00 µg

CANELA		
Agua		9,50 g
Valor Calórico		44,40 kcal
Proteínas		3,90 g
Grasas	Lípidos totales	3,20 g
	AGS	0,65 g
	AGM	0,48 g
	AGP	0,53 g
	Omega-3	0,00 g
	Colesterol	0,00 mg
Hidratos de Carbono	HCO totales	0,00 g
	Fibra	0,00 g
Minerales	Sodio	26,3 mg
	Potasio	500,00 mg
	Calcio	1228,00 mg
	Hierro	38,10 mg
	Fósforo	61,4 mg
	Yodo	0,00 µg
Vitaminas	Vitamina D	0,00 µg
	Vitamina A	25,80 µg
	Vitamina C	28,50 mg
	Vitamina E	0,00 mg
	Vitamina B1	0,08 mg
	Vitamina B6	0,25 mg
	Vitamina B12	0,00 µg
	Acido Fólico	29,00 µg

CHIA		
Agua		5,8 g
Valor Calórico		486 kcal
Proteínas		16,5 g
Grasas	Lípidos totales	30,7 g
	AGS	3,33 g
	AGM	2,31 g
	AGP	23,7 g
	Omega-3	17,8 g
	Colesterol	0 mg
Hidratos de Carbono	HCO totales	42,1 g
	Fibra	34,4 g
Minerales	Sodio	16 mg
	Potasio	407 mg
	Calcio	631 mg
	Hierro	7,72 mg
	Fósforo	860 mg
	Yodo	"-" µg
Vitaminas	Vitamina D	0 µg
	Vitamina A	54 µg
	Vitamina C	1,6 mg
	Vitamina E	0,5 mg
	Vitamina B1	0,87 mg
	Vitamina B6	0 mg
	Vitamina B12	0 µg
	Acido Fólico	49 µg

CHOCOLATE		
Agua		5,20 g
Valor Calórico		532,00 kcal
Proteínas		7,80 g
Grasas	Lípidos totales	30,60 g
	AGS	18,90 g
	AGM	10,10 g
	AGP	0,98 g
	Omega-3	0,05 g
	Colesterol	9,00 mg
Hidratos de Carbono	HCO totales	56,40 g
	Fibra	0,00 g
Minerales	Sodio	11,00 mg
	Potasio	300,00 mg
	Calcio	38,00 mg
	Hierro	2,40 mg
	Fósforo	411,00 mg
	Yodo	0,00 µg
Vitaminas	Vitamina D	0,00 µg
	Vitamina A	6,60 µg
	Vitamina C	0,00 mg
	Vitamina E	0,85 mg
	Vitamina B1	0,07 mg
	Vitamina B6	0,07 mg
	Vitamina B12	0,00 µg
	Acido Fólico	10,00 µg

GALLETA		
Agua		4,00 g
Valor Calórico		404,00 kcal
Proteínas		7,00 g
Grasas	Lípidos totales	8,00 g
	AGS	3,10 g
	AGM	3,50 g
	AGP	1,00 g
	Omega-3	0,07 g
	Colesterol	65,90 mg
Hidratos de Carbono	HCO totales	76,00 g
	Fibra	5,00 g
Minerales	Sodio	410,00 mg
	Potasio	140,00 mg
	Calcio	115,00 mg
	Hierro	2,00 mg
	Fósforo	190,00 mg
	Yodo	0,00 µg
Vitaminas	Vitamina D	0,00 µg
	Vitamina A	0,00 µg
	Vitamina C	0,00 mg
	Vitamina E	0,00 mg
	Vitamina B1	0,13 mg
	Vitamina B6	0,06 mg
	Vitamina B12	0,00 µg
	Acido Fólico	0,00 µg

HELADO		
Agua		60,00 g
Valor Calórico		211,00 kcal
Proteínas		4,50 g
Grasas	Lípidos totales	10,10 g
	AGS	8,50 g
	AGM	0,76 g
	AGP	0,19 g
	Omega-3	0,00 g
	Colesterol	31,00 mg
Hidratos de Carbono	HCO totales	25,40 g
	Fibra	0,00 g
Minerales	Sodio	69,00 mg
	Potasio	160,00 mg
	Calcio	150,00 mg
	Hierro	0,20 mg
	Fósforo	120,00 mg
	Yodo	0,00 mg
Vitaminas	Vitamina D	0,00 µg
	Vitamina A	48,00 µg
	Vitamina C	1,00 mg
	Vitamina E	0,21 mg
	Vitamina B1	0,05 mg
	Vitamina B6	0,08 mg
	Vitamina B12	0,00 µg
	Acido Fólico	2,00 µg

HUEVO DE GALLINA		
Agua		67,23 g
Valor Calórico		132,00 kcal
Proteínas		11,00 g
Grasas	Lípidos totales	9,77 g
	AGS	2,73 g
	AGM	3,52 g
	AGP	1,50 g
	Omega-3	0,12 g
	Colesterol	338,80 mg
Hidratos de Carbono	HCO totales	0,00 g
	Fibra	0,00 g
Minerales	Sodio	123,20 mg
	Potasio	114,40 mg
	Calcio	50,16 mg
	Hierro	1,67 mg
	Fósforo	176,00 mg
	Yodo	46,64 µg
Vitaminas	Vitamina D	1,58 µg
	Vitamina A	167,2 µg
	Vitamina C	0,00 mg
	Vitamina E	0,97 mg
	Vitamina B1	0,08 mg
	Vitamina B6	0,11 mg
	Vitamina B12	2,20 µg
	Acido Fólico	44,00 µg

JENGIBRE		
Agua		82,81 g
Valor Calórico		47,94 kcal
Proteínas		1,60 g
Grasas	Lípidos totales	0,66 g
	AGS	0,19 g
	AGM	0,14 g
	AGP	0,14 g
	Omega-3	0,03 g
	Colesterol	0,00 mg
Hidratos de Carbono	HCO totales	8,93 g
	Fibra	1,88 g
Minerales	Sodio	10,34 mg
	Potasio	310,20 mg
	Calcio	15,98 mg
	Hierro	0,56 mg
	Fósforo	25,38 mg
	Yodo	0,00 µg
Vitaminas	Vitamina D	0,00 µg
	Vitamina A	5,45 µg
	Vitamina C	3,76 mg
	Vitamina E	0,24 mg
	Vitamina B1	0,02 mg
	Vitamina B6	0,15 mg
	Vitamina B12	0,00 µg
	Acido Fólico	10,34 µg

MAIZ DESGRANADO EN CONSERVA		
Agua		81,30 g
Valor Calórico		65,20 kcal
Proteínas		2,90 g
Grasas	Lípidos totales	1,20 g
	AGS	0,20 g
	AGM	0,30 g
	AGP	0,50 g
	Omega-3	0,00 g
	Colesterol	0,00 mg
Hidratos de Carbono	HCO totales	10,70 g
	Fibra	3,90 g
Minerales	Sodio	270,00 mg
	Potasio	220,00 mg
	Calcio	4,00 mg
	Hierro	0,50 mg
	Fósforo	79,00 mg
	Yodo	0,00 µg
Vitaminas	Vitamina D	0,00 µg
	Vitamina A	18,30 µg
	Vitamina C	1,00 mg
	Vitamina E	0,46 mg
	Vitamina B1	0,04 mg
	Vitamina B6	0,13 mg
	Vitamina B12	0,00 µg
	Acido Fólico	8,00 µg

MIEL		
Agua		21,5 g
Valor Calórico		314,00 kcal
Proteínas		0,50 g
Grasas	Lípidos totales	0,00 g
	AGS	0,00 g
	AGM	0,00 g
	AGP	0,00 g
	Omega-3	0,00 g
	Colesterol	0,00 mg
Hidratos de Carbono	HCO totales	78,00 g
	Fibra	0,00 g
Minerales	Sodio	11,00 mg
	Potasio	51,00 mg
	Calcio	5,00 mg
	Hierro	0,40 mg
	Fósforo	17,00 mg
	Yodo	0,00 µg
Vitaminas	Vitamina D	0,00 µg
	Vitamina A	0,00 µg
	Vitamina C	0,00 mg
	Vitamina E	0,00 mg
	Vitamina B1	0,01 mg
	Vitamina B6	0,00 mg
	Vitamina B12	0,00 µ g
	Acido Fólico	0,00 µg

MOSTAZA		
Agua		84,50 g
Valor Calórico		84,00 kcal
Proteínas		4,70 g
Grasas	Lípidos totales	4,40 g
	AGS	0,66 g
	AGM	2,50 g
	AGP	0,76 g
	Omega-3	0,00 g
	Colesterol	0,00 mg
Hidratos de Carbono	HCO totales	6,40 g
	Fibra	0,00 g
Minerales	Sodio	1252,00 mg
	Potasio	130,00 mg
	Calcio	84,00 mg
	Hierro	2,00 mg
	Fósforo	73,00 mg
	Yodo	0,00 µg
Vitaminas	Vitamina D	0,00 µg
	Vitamina A	80,00 µg
	Vitamina C	52,50 mg
	Vitamina E	0,00 mg
	Vitamina B1	0,10 mg
	Vitamina B6	0,00 mg
	Vitamina B12	1,00 µg
	Acido Fólico	14,00 µg

PAN		
Agua		31g
Valor Calórico		272,00 kcal
Proteínas		7,80 g
Grasas	Lípidos totales	1,00 g
	AGS	0,20 g
	AGM	0,13 g
	AGP	0,33 g
	Omega-3	0,02 g
	Colesterol	0,00 mg
Hidratos de Carbono	HCO totales	58,00 g
	Fibra	2,20 g
Minerales	Sodio	540,00 mg
	Potasio	100 ,00 mg
	Calcio	19,0 mg
	Hierro	1,70 mg
	Fósforo	91,00 mg
	Yodo	1,00 µg
Vitaminas	Vitamina D	0,00 µg
	Vitamina A	0,00 µg
	Vitamina C	0 ,00 mg
	Vitamina E	0,00 mg
	Vitamina B1	0,12 mg
	Vitamina B6	0,04 mg
	Vitamina B12	0,00 µg
	Acido Fólico	0,00 µg

PIMENTÓN		
Agua		9,50 g
Valor Calórico		316,00 kcal
Proteínas		14,80 g
Grasas	Lípidos totales	13,00 g
	AGS	1,90 g
	AGM	1,40 g
	AGP	7,10 g
	Omega-3	0,00 g
	Colesterol	0,00 mg
Hidratos de Carbono	HCO totales	34,90 g
	Fibra	0,00 g
Minerales	Sodio	34,00 mg
	Potasio	2340,00 mg
	Calcio	180,00 mg
	Hierro	23,60 mg
	Fósforo	350,00 mg
	Yodo	0,00 µg
Vitaminas	Vitamina D	0,00 µg
	Vitamina A	6042,00 µg
	Vitamina C	0,00 mg
	Vitamina E	0,00 mg
	Vitamina B1	0,65 mg
	Vitamina B6	0,00 mg
	Vitamina B12	0,00 µg
	Acido Fólico	0,00 µg

PIMIENTA NEGRA		
Agua		10,50 g
Valor Calórico		73,10 kcal
Proteínas		11,00 g
Grasas	Lípidos totales	3,30 g
	AGS	0,98 g
	AGM	1,00 g
	AGP	1,10 g
	Omega-3	0,16 g
	Colesterol	0,00 mg
Hidratos de Carbono	HCO totales	0,00 g
	Fibra	0,00 g
Minerales	Sodio	44,00 mg
	Potasio	1259,00 mg
	Calcio	437,00 mg
	Hierro	28,90 mg
	Fósforo	173,00 mg
	Yodo	0,00 µg
Vitaminas	Vitamina D	0,00 µg
	Vitamina A	19,00 µg
	Vitamina C	21,00 mg
	Vitamina E	1,00 mg
	Vitamina B1	0,11 mg
	Vitamina B6	0,34 mg
	Vitamina B12	0,00 µg
	Acido Fólico	10,00 µg

SAL		
Agua		20 g
Valor Calórico		0,00 kcal
Proteínas		0,00 g
Grasas	Lípidos totales	0,00 g
	AGS	0,00 g
	AGM	0,00 g
	AGP	0,00 g
	Omega-3	0,020 g
	Colesterol	0,00 mg
Hidratos de Carbono	HCO totales	0,00 g
	Fibra	0,00 g
Minerales	Sodio	38,70 mg
	Potasio	0 ,00 mg
	Calcio	99,0 mg
	Hierro	0,00 mg
	Fósforo	0,00 mg
	Yodo	44,00 µg
Vitaminas	Vitamina D	0,00 µg
	Vitamina A	0,00 µg
	Vitamina C	0 ,00 mg
	Vitamina E	0,00 mg
	Vitamina B1	0,12 mg
	Vitamina B6	0,04 mg
	Vitamina B12	0,00 µg
	Acido Fólico	0,00 µg

TOMILLO		
Agua		7,80 g
Valor Calórico		331,00 kcal
Proteínas		9,10 g
Grasas	Lípidos totales	7,40 g
	AGS	2,70 g
	AGM	0,47 g
	AGP	1,20 g
	Omega-3	0,69 g
	Colesterol	0,00 mg
Hidratos de Carbono	HCO totales	57,10 g
	Fibra	18,60 g
Minerales	Sodio	55,00 mg
	Potasio	814,00 mg
	Calcio	1890,00 mg
	Hierro	124,00 mg
	Fósforo	201,00 mg
	Yodo	0,00 µg
Vitaminas	Vitamina D	0,00 µg
	Vitamina A	380,00 µg
	Vitamina C	0,00 mg
	Vitamina E	0,00 mg
	Vitamina B1	0,51 mg
	Vitamina B6	0,00 mg
	Vitamina B12	0,00 µg
	Acido Fólico	0,00 µg

VINAGRE		
Agua		99,00 g
Valor Calórico		4,00 kcal
Proteínas		0,40 g
Grasas	Lípidos totales	0,00 g
	AGS	0,00 g
	AGM	0,00 g
	AGP	0,00 g
	Omega-3	0,00 g
	Colesterol	0,00 mg
Hidratos de Carbono	HCO totales	0,60 g
	Fibra	0,00 g
Minerales	Sodio	20,00 mg
	Potasio	89,00 mg
	Calcio	15,00 mg
	Hierro	0,50 mg
	Fósforo	32,00 mg
	Yodo	0,00 µg
Vitaminas	Vitamina D	0,00 µg
	Vitamina A	0,00 µg
	Vitamina C	0,00 mg
	Vitamina E	0,00 mg
	Vitamina B1	0,00 mg
	Vitamina B6	0,00 mg
	Vitamina B12	0,00 µg
	Acido Fólico	0,00 µg

EJEMPLO DIETA EQUILIBRADA CON SUS ALIMENTOS

Recomendaciones generales:

- Es muy importante que se realicen **seis comidas al día**, de esta forma **evitaremos picoteos**, y ansiedad a la hora de las comidas principales.

- **Mastique bien y coma despacio.** Procure no comer con la televisión encendida, es importante que sea consciente de lo que come, y que lo haga lentamente. Se recomienda al principio que apoye el tenedor o cuchara en la mesa después de cada bocado.

- **No permanezca en la cocina** mientras se prepara la comida, reducirá la tentación de picotear entre horas. Sería recomendable llevar la comida servida en el plato a la mesa para evitar la repetición.

- Es muy importante realizar **ejercicio físico moderado diario**. Salir a andar, hacer bicicleta, bailar, etc. El mínimo ejercicio efectivo sería treinta minutos al día, o bien 60 minutos cada dos días.

- **Beba abundantes líquidos** (6-8 vasos/día): agua, infusiones (té, tila, manzanilla, menta-poleo), café normal o descafeinado antes y después de las comidas.

- **No conviene consumir zumos ni bebidas azucaradas.** Ocasionalmente se pueden consumir gaseosas o colas elaboradas con sacarina o edulcorantes artificiales (bebidas light, "casera" natural, etc).

- Es posible el **uso discreto de edulcorantes artificiales** tipo sacarina o aspartamo.

- **Reduzca la grasa de la dieta**, con lácteos desnatados, carnes magras (lomos, solomillos, pechugas), técnicas culinarias que utilicen pequeña cantidad de aceite en la elaboración de platos: cocción en agua o al vapor, asado (horno), plancha, papillote, microondas, etc. Por lo tanto, se evitarán las frituras, rebozados, guisos y platos precocinados.

- **Modere el consumo de sal en la dieta.** En la **condimentación** de las comidas puede utilizarse limón, laurel, mostaza, perejil, ajo. Evitar el consumo de pastillas de caldo precocinadas.

- No tome ningún suplemento ni preparado si su médico no se lo ha ordenado.

Recomendaciones dietéticas semanales:

DESAYUNO: Estará basado en:
- Una ración de *lácteos*, que podrá ser un vaso de leche o dos yogures;
- Una ración de *cereal* de aproximadamente 20g que podrá ser
    o galletas tipo maría (2 unidades)
    o pan blanco (de dos dedos de grosor), así como pan de molde blanco (una rebanada), o tipo biscotte (dos rebanadas);
- Una pieza de *fruta*.

MEDIA MAÑANA: Incorporaremos a) una ración de *lácteos*: un vaso de leche, un yogur; b) **o** una pieza de *fruta; c)* **o** 20 gramos de pan blanco (dos dedos de grosor) con 50 gramos (1 loncha) de alimento magro (jamón york; pavo o queso fresco).

COMIDA: Se basará en:
- Primer plato basado principalmente en verduras o en legumbres.
    o 3 días a la semana *verduras*, que no será necesario pesarlas. Preferentemente acompañadas de 100 gramos de *patata, ó* 150 gramos de *guisante, haba verde, zanahoria o calabaza.*
    o 3 días a la semana *legumbres*, elaboradas en forma de ensalada o estofadas con verduras. El peso por ración de estas será de aproximadamente 50 gramos en crudo (100 gramos en cocido, por lo que puede pesarlo los primeros días y tomar una medida casera de referencia (un vaso, una taza, etc.)).
    o 1 día a la semana se consumirá *pasta o arroz*, procurando elaborarla con alimentos vegetales, y si utilizamos alimentos proteicos como carnes, pescados o lácteos, incorporaremos como segundo plato una ensalada, ya que la ración necesaria de proteínas, ya estará incorporada con el primer plato. El peso por ración será de aproximadamente 50 gramos en crudo (100 gramos en cocinado).
- Segundo plato, incorporaremos *carne o pescado*. El peso medio de estos alimentos será de aproximadamente 150g. Es muy importante que estos platos sean acompañados por una *guarnición de verdura*. Utilizaremos como guarnición: lechuga, escarola, berros, tomate, champiñones, guisantes, espárragos, pimientos...
- El postre para todas las comidas será una pieza de fruta.

MERIENDA: Como media mañana

CENA: Se basará en:

- <u>Primer plato</u> basado principalmente en verduras en forma de cremas, purés o sopas. También podemos consumirla en crudo, a través de ensaladas.

- <u>Segundo plato</u>, incorporaremos principalmente pescado (150g) o huevos (una unidad, con un máximo de 3-4/semana). El huevo lo elaboraremos en tortilla, cocido, escalfado, pasado por agua, o en revuelto. Es importante que estos platos posean una guarnición de verdura.

- El <u>postre</u> para todas las cenas será una pieza de fruta o 1 yogur desnatado.

Respecto a la ración de **PAN**, será de 80 gramos para todo el día. La cantidad máxima de **ACEITE** serán 30 ml (3 cucharadas soperas) de aceite (preferentemente de oliva) al día. No se recomiendan más de 3 piezas medianas (12 unidades en el caso de cereza y uvas) de **FRUTA** al día.